看護手順と疾患ガイド

見てわかる
腎・泌尿器ケア

監修：道又元裕
編集：奴田原紀久雄
　　　山田　明
　　　坂口真紀子
　　　則竹敬子

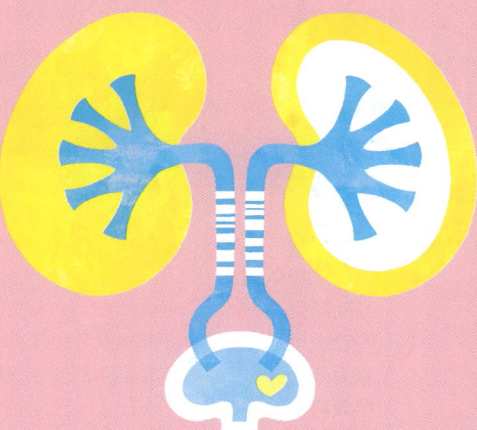

照林社

編著者一覧

■監修

道又元裕　　　　元・杏林大学医学部付属病院 看護部長
　　　　　　　　一般社団法人Critical Care Research Institute (CCRI) 代表理事

■編集

奴田原紀久雄　　杏林大学医学部付属病院 泌尿器科 名誉教授
山田明　　　　　杏林大学医学部付属病院 腎臓内科 客員教授
坂口真紀子　　　杏林大学医学部付属病院 看護部 看護師長
則竹敬子　　　　杏林大学医学部付属病院 看護部 元看護師長

■執筆（執筆順）

五十嵐麻衣子　　元・杏林大学医学部付属病院 看護部
池谷紀子　　　　杏林大学医学部付属病院 腎臓内科 医局長
板谷直　　　　　武蔵野徳洲会病院 泌尿器科 副部長
大槻幸恵　　　　元・杏林大学医学部付属病院 看護部
小川寿恵　　　　杏林大学医学部付属病院 看護部
小俣朋菜　　　　杏林大学医学部付属病院 看護部
甲田すみれ　　　元・杏林大学医学部付属病院 看護部
齋藤督芸　　　　西新井駅前さくら参道内科クリニック 院長
坂口真紀子　　　杏林大学医学部付属病院 看護部 看護師長
佐々木直美　　　杏林大学医学部付属病院 看護部
清水英樹　　　　船橋市立医療センター 腎臓内科、リウマチ膠原病内科 部長
小路仁　　　　　杏林大学医学部付属病院 腎臓内科
関本琴恵　　　　杏林大学医学部付属病院 看護部
竹内利加子　　　杏林大学医学部付属病院 看護部
多武保光宏　　　杏林大学医学部付属病院 泌尿器科 病棟医長
中村雄　　　　　前・杏林大学医学部付属病院 泌尿器科
庭山由香　　　　杏林大学医学部付属病院 看護部
奴田原紀久雄　　杏林大学医学部付属病院 泌尿器科 名誉教授
野間康央　　　　おおたかの森病院 泌尿器科 医長
則竹敬子　　　　杏林大学医学部付属病院 看護部 看護師長
原秀彦　　　　　東京西徳洲会病院 泌尿器科 部長
早坂真美　　　　杏林大学医学部付属病院 看護部
林静香　　　　　元・杏林大学医学部付属病院 看護部
平山千登勢　　　杏林大学医学部付属病院 看護部
星友里　　　　　元・杏林大学医学部付属病院 看護部
茂木しのぶ　　　元・杏林大学医学部付属病院 看護部
森川泰如　　　　元・杏林大学医学部付属病院 泌尿器科
柳田賀恵　　　　元・杏林大学医学部付属病院 看護部
山口剛　　　　　国際医療福祉大学医学部附属病院 腎泌尿器外科 教授
山下真未　　　　元・杏林大学医学部付属病院 看護部
嘉村有美　　　　元・杏林大学医学部付属病院 看護部

はじめに

　臨床看護実践の鉄則は、医療サービスを受ける対象者に安全かつ安心な看護を提供することである。この鉄則は、いくつかのエレメント（要素）によって実現される。それは、患者の立場に立脚したアドボカシーのスタンスを前提とした患者の自然治癒力の促進、セルフケア能力の向上、ストレスに対する適応の援助、日常生活の整備・調整、安全の保障である。そのうえで、患者が有する健康問題の反応を的確に見極め、適切なケアを実践することが重要である。

　適切なケアを実践するためには患者のエモーショナルな側面の理解と支援はもちろんであるが、患者が有する疾病構造とそれに対する治療や検査について正しい理解、科学的根拠に裏打ちされたケアと医療情報の知識が不可欠となる。

　そこで、各科別の「看護手順」と「疾患の知識」を写真とイラストでわかりやすく身につけてもらいたいという意図で企画したのがこの「見てわかる」シリーズである。

　本書『見てわかる　腎・泌尿器ケア』では、Part 1「ナースが行うケアと処置」として、尿道留置カテーテルのケアやドレーン管理など日常的にナースが行う処置をはじめ、尿失禁ケアや腹膜透析管理などについて解説した。また、画像診断や尿検査・生検など、腎・泌尿器領域で行われる各種検査の基本的知識をPart2として紹介している。医師の執筆によるpart3「よく見る腎泌尿器疾患の知識」では、腫瘍や結石、腎不全や腎炎など、代表的な疾患とその治療法について、わかりやすく解説していただいている。また、Part4「ナースが知っておきたい手術」では、上部尿路・下部尿路・生殖器の3つに分類し、開放手術だけでなく、近年発展著しい腹腔鏡下手術についても網羅し、まさに新人ナースからベテランナースまでが満足いただける内容に仕上げたつもりである。

　ただ、わが国の看護ケア技術に、しっかりとエビデンスに基づいたゴールデンスタンダードが確立されていない以上、日本中のすべての病院でまったく同一の標準的な看護が展開されているわけでないことは確かであろう。そこで、あえて杏林大学医学部付属病院での現在の実践を、第一線で患者に日々接している看護師に執筆していただいた。こうした1つの病院の実践がベースとなって、読者の皆さんから多くの意見を頂戴し、やがてはエビデンスに基づいたベスト・プラクティスができあがっていくことを期待したい。

　医師担当領域を編集してくださった泌尿器科教授・奴田原紀久雄先生、腎臓内科客員教授・山田明先生、看護師担当部分を編集いただいた坂口真紀子看護師長ならびに則竹敬子看護師長に、深甚なる敬意を表します。

2015年5月

道又元裕

CONTENTS

Part1　ナースが行う処置とケア

- 尿道留置カテーテル管理 ……………………………………………… 竹内利加子　2
- 導尿 ……………………………………………………………………… 竹内利加子　11
- 膀胱洗浄 ………………………………………………………………… 山下真未　14
- 膀胱持続灌流 …………………………………………………………… 山下真未　16
- 膀胱内注入 ……………………………………………………………… 小川寿恵　19
- 腎瘻のケア ……………………………………………………………… 小川寿恵　22
- 腎盂洗浄・カテーテル交換 …………………………………………… 小川寿恵　26
- 自己導尿の指導 ………………………………………………………… 平山千登勢　30
- 尿失禁ケア ……………………………………………… 庭山由香、嘉村有美　34
- 術創管理・ドレーン管理 ………………………… 五十嵐麻衣子、甲田すみれ　38
- 尿路ストーマケア ……………………………………… 庭山由香、星友里　44
- 腹膜透析（CAPD）の管理 ……………………………………………… 関本琴恵　54
- 血液透析の管理 ………………………………………… 関本琴恵、則竹敬子　66

Part2　ナースがかかわる検査

- 尿流測定・残尿測定 …………………………………………………… 佐々木直美　74
- 台上診（内診） ………………………………………………………… 佐々木直美　76
- 膀胱内圧検査 …………………………………………………………… 佐々木直美　78
- 膀胱鏡検査 ……………………………………………………………… 佐々木直美　82

【腎機能検査】
- 尿検査（検尿）の理解 ………………………………………………… 関本琴恵　85
- 血液生化学検査の理解 ………………………………………………… 早坂真美　87
- 副腎ホルモン検査 ……………………………………………………… 林静香　90
- 超音波検査 ……………………………………………………………… 茂木しのぶ　94
- X線検査（KUBとDIP） ………………………………………………… 茂木しのぶ　96
- 核医学検査（腎シンチグラフィ） ……………………………………… 関本琴恵　99

【生検】
- 腎生検（超音波ガイド下腎生検） ……………………………………… 早坂真美　100
- 前立腺生検（経直腸式前立腺生検） ………………………… 大槻幸恵、小俣朋菜　104
- パッドテスト …………………………………………………………… 平山千登勢　108
- 結石分析 ………………………………………………………………… 柳田賀恵　111

Part3　よく見る腎・泌尿器疾患の知識

【腫瘍】
- 腎がん …………………………………………………………………… 原秀彦　114
- 膀胱がん、腎盂尿管がん ……………………………………………… 森川泰如　117
- 前立腺がん ……………………………………………………………… 奴田原紀久雄　121
- 精巣腫瘍 ………………………………………………………………… 山口剛　127
- 副腎腫瘍 ………………………………………………………………… 奴田原紀久雄　130

- 尿路感染症　　　　　　　　　　　　　　　　　　　　　　　　奴田原紀久雄　135
- 尿路結石　　　　　　　　　　　　　　　　　　　　　　　　　奴田原紀久雄　142
- 排尿機能障害：神経因性膀胱　　　　　　　　　　　　　　　　奴田原紀久雄　146
- 前立腺肥大症　　　　　　　　　　　　　　　　　　　　　　　　　　中村雄　152

【女性泌尿器疾患】
- 骨盤臓器脱（POP）　　　　　　　　　　　　　　　　　　　　　多武保光宏　154
- 尿道カルンクラ　　　　　　　　　　　　　　　　　　　　　　　多武保光宏　158

【先天異常】
- 膀胱尿管逆流症　　　　　　　　　　　　　　　　　　　　　　　　野間康央　159
- 多発性嚢胞腎（ADPKT）　　　　　　　　　　　　　　　　　　奴田原紀久雄　162
- 先天性水腎症　　　　　　　　　　　　　　　　　　　　　　　奴田原紀久雄　164
- 精巣捻転　　　　　　　　　　　　　　　　　　　　　　　　　　　　板谷直　166

【糸球体疾患】
- 腎炎　　　　　　　　　　　　　　　　　　　　　　　　　　　　　　小路仁　168
- ネフローゼ症候群　　　　　　　　　　　　　　　　　　　　　　　齋藤督芸　172
- 糖尿病性腎症　　　　　　　　　　　　　　　　　　　　　　　　　齋藤督芸　174
- 腎血管性高血圧症　　　　　　　　　　　　　　　　　　　　　　　清水英樹　177
- 腎硬化症　　　　　　　　　　　　　　　　　　　　　　　　　　　清水英樹　180

【腎不全】
- 急性腎不全　　　　　　　　　　　　　　　　　　　　　　　　　　池谷紀子　182
- 慢性腎不全　　　　　　　　　　　　　　　　　　　　　　　　　　池谷紀子　185

Part4　ナースが知っておきたい手術

【上部尿路の手術】
- 経皮的腎砕石術（PNL）　　　　　　　　　　　　　　　　　　奴田原紀久雄　190
- 経尿道的尿管砕石術（TUL）　　　　　　　　　　　　　　　　奴田原紀久雄　192
- 根治的腎摘除術、根治的腎尿管摘除術　　　　　　　　　　　　　　　原秀彦　195

【下部尿路の手術】
- 経尿道的膀胱腫瘍切除術（TUR-Bt）　　　　　　　　　　　　　奴田原紀久雄　200
- 根治的膀胱全摘除術　　　　　　　　　　　　　　　　　　　　奴田原紀久雄　202
- 膀胱尿管逆流症（VUR）防止術　　　　　　　　　　　　　　　　　野間康央　204

【生殖器の手術】
- 経尿道的前立腺切除術（TURP）　　　　　　　　　　　　　　　　　中村雄　206
- 根治的前立腺全摘術　　　　　　　　　　　　　　　　　　　　奴田原紀久雄　209
- 根治的精巣摘除術　　　　　　　　　　　　　　　　　　　　　　　山口剛　212

索引　　　　　　　　　　　　　　　　　　　　　　　　　　　　　　　　　220

装丁：臼井新太郎（装釘室）　　本文デザイン：アユカワデザインアトリエ　　本文DTP：明昌堂　　撮影：中込浩一郎
装画：ナツコ・ムーン　　イラストレーション：村上寛人、秋葉あきこ、渡部伸子（rocketdesign）

腎・泌尿器系の構造

腎臓は尿を生成する。生成された尿は、尿管を通じて膀胱に蓄積され、尿道より排泄される。

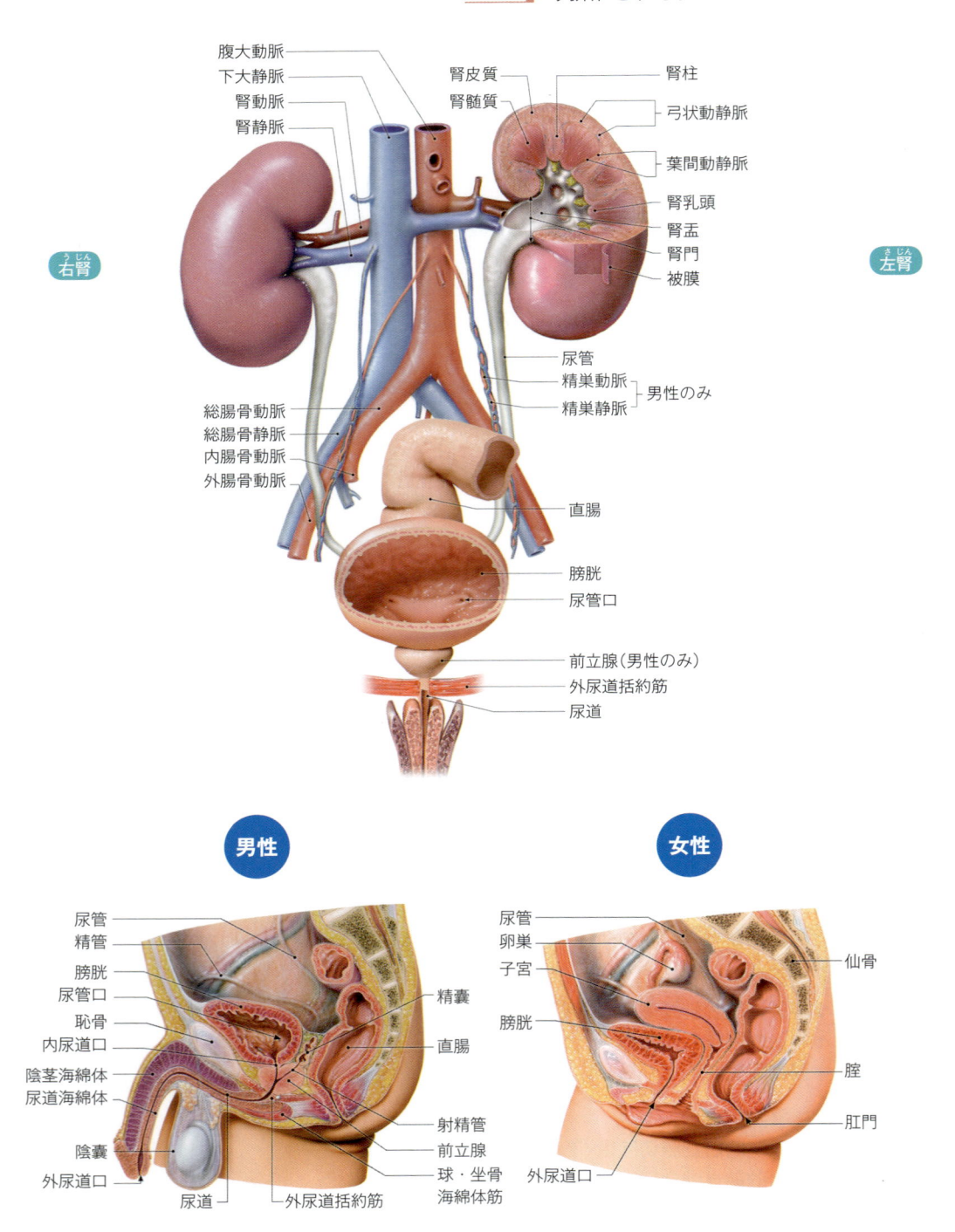

- 腹大動脈
- 下大静脈
- 腎動脈
- 腎静脈
- 腎皮質
- 腎髄質
- 腎柱
- 弓状動静脈
- 葉間動静脈
- 腎乳頭
- 腎盂
- 腎門
- 被膜
- 右腎（うじん）
- 左腎（さじん）
- 尿管
- 精巣動脈
- 精巣静脈
- 男性のみ
- 総腸骨動脈
- 総腸骨静脈
- 内腸骨動脈
- 外腸骨動脈
- 直腸
- 膀胱
- 尿管口
- 前立腺（男性のみ）
- 外尿道括約筋
- 尿道

男性

- 尿管
- 精管
- 膀胱
- 尿管口
- 恥骨
- 内尿道口
- 陰茎海綿体
- 尿道海綿体
- 陰嚢
- 外尿道口
- 尿道
- 精嚢
- 直腸
- 射精管
- 前立腺
- 球・坐骨海綿体筋
- 外尿道括約筋

女性

- 尿管
- 卵巣
- 子宮
- 膀胱
- 外尿道口
- 仙骨
- 腟
- 肛門

- ●腎臓は、絶えず尿を作り続けている。1日に生成される尿の量は1,000〜1,500 mL程度である。
- ●尿は、尿管壁の平滑筋の蠕動によって膀胱へと運ばれる。
- ●尿道の長さは、男女で大きく異なる（男性では約20 cm、女性では約4 cm）。

腎臓のしくみとはたらき

腎臓は後腹膜臓器である。右腎の上部には肝臓が存在するため、左腎よりも約2cm低い位置にある。

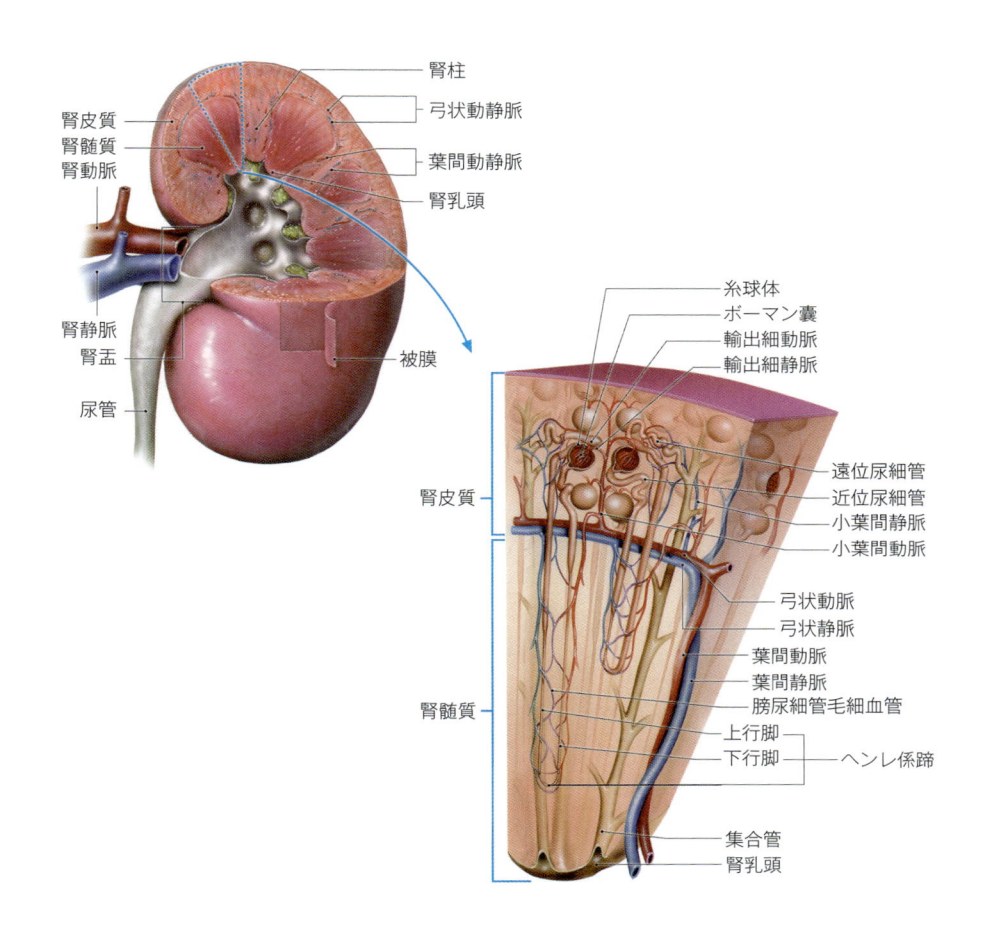

- 腎臓の形態的・機能的単位はネフロン（糸球体、ボーマン嚢、尿細管）である。
- 腎臓の最も外側にあるのが腎皮質である。腎皮質には、糸球体と尿細管が含まれる。
- 糸球体は、毛細血管が糸玉のように集まった直径100〜200μmほどの小さな球体で、ボーマン嚢に包まれるようにして存在している。糸球体とボーマン嚢を併せて腎小体と呼ぶ。
- 尿細管は、近位尿細管、ヘンレ係蹄、遠位尿細管からなる。1つの腎小体とそれに続く1本の尿細管が、腎臓の形態的・機能的単位であるネフロンを構成している。なお、同一ネフロンの糸球体と尿細管が接する血管極には、傍糸球体装置と呼ばれる細胞群が存在している。
- 腎皮質の内側にあるのが腎髄質である。腎髄質には、ヘンレ係蹄と近位尿細管・遠位尿細管の一部、集合管が含まれる。
- 腎盂は、腎臓の中心部にある。袋状に拡がった排尿路の一部で、腎門に向かって細くなり、尿管に移行する。

■腎機能①：尿の生成

腎血流の約1/5は、糸球体で濾過されて原尿となり、ボーマン嚢を経て尿細管に入る。尿細管で、水や血漿成分・電解質など有用な物質の再吸収・分泌が行われた結果、最終的に排出される尿となる。

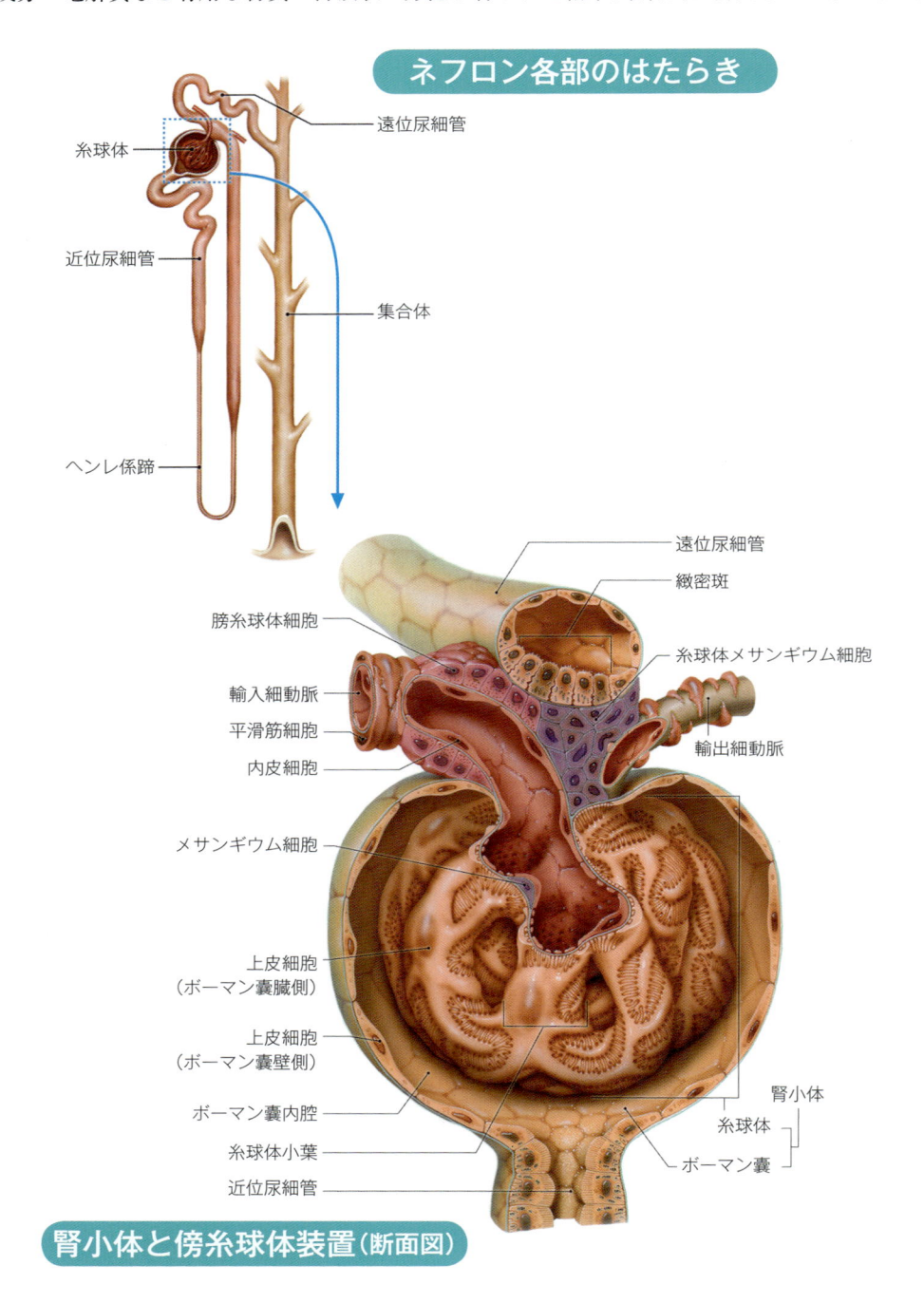

ネフロン各部のはたらき

- 遠位尿細管
- 糸球体
- 近位尿細管
- 集合体
- ヘンレ係蹄

腎小体と傍糸球体装置（断面図）

- 遠位尿細管
- 緻密斑
- 傍糸球体細胞
- 糸球体メサンギウム細胞
- 輸入細動脈
- 平滑筋細胞
- 内皮細胞
- 輸出細動脈
- メサンギウム細胞
- 上皮細胞（ボーマン嚢臓側）
- 上皮細胞（ボーマン嚢壁側）
- ボーマン嚢内腔
- 糸球体小葉
- 近位尿細管
- 腎小体
- 糸球体
- ボーマン嚢

- 尿の生成にかかわる機能のめやすとなるのは、糸球体濾過値（GFR）、腎クリアランスの1つであるクレアチニンクリアランス（Ccr）などである。
- 尿の生成の過程において、尿細管で行われている物質の再吸収・分泌のはたらきにより、体液・電解質・pHが調整されている。

■腎機能②：体液の調節

傍糸球体装置は、遠位尿細管での尿量減少を察知すると、レニン分泌を促進する。レニンは、アンジオテンシンやアルドステロンと密接にかかわっており、血圧上昇に深くかかわる。

レニン・アンジオテンシン・アルドステロン系

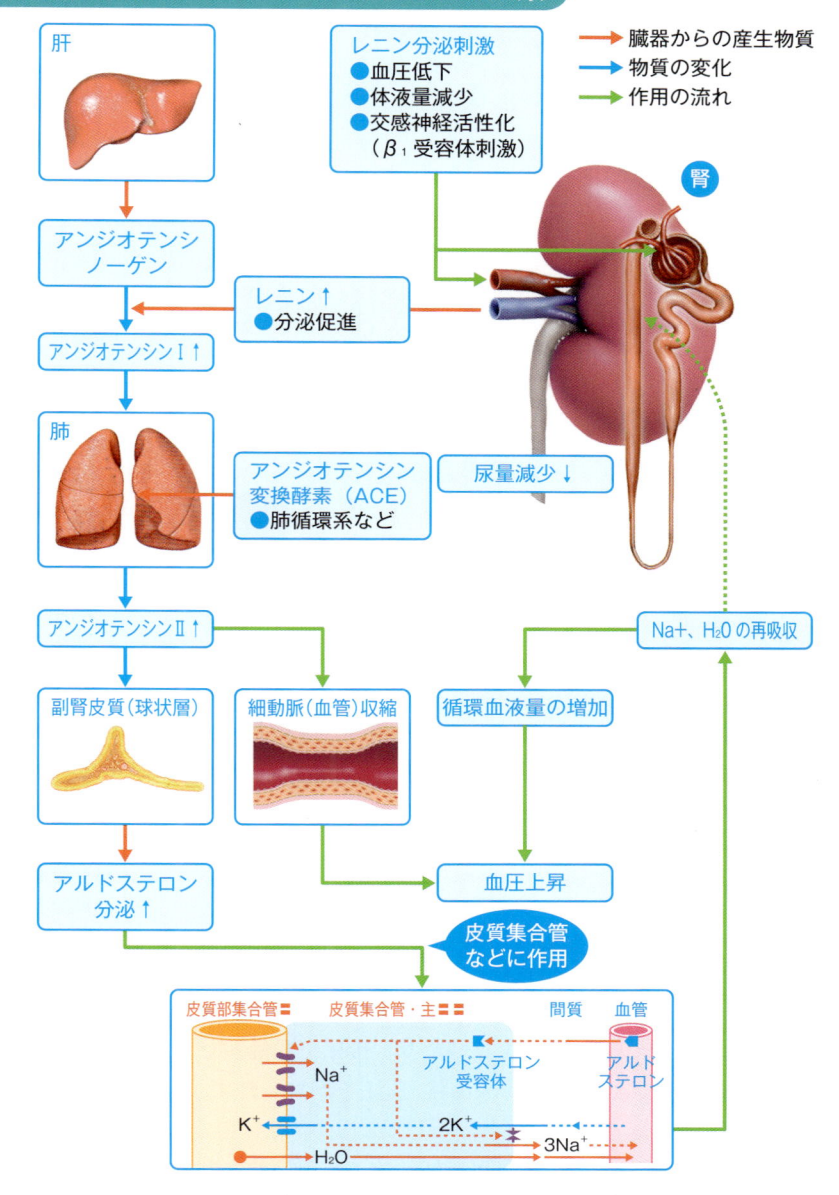

→ 臓器からの産生物質
→ 物質の変化
→ 作用の流れ

肝 → アンジオテンシノーゲン

レニン分泌刺激
● 血圧低下
● 体液量減少
● 交感神経活性化（$β_1$受容体刺激）

レニン↑
● 分泌促進

アンジオテンシンⅠ↑

肺 → アンジオテンシン変換酵素（ACE）
● 肺循環系など

尿量減少↓

アンジオテンシンⅡ↑

副腎皮質（球状層）／細動脈（血管）収縮／循環血液量の増加／Na^+、H_2Oの再吸収

アルドステロン分泌↑ → 血圧上昇

皮質集合管などに作用

皮質部集合管／皮質集合管・主／間質／血管
Na^+／K^+／アルドステロン受容体／アルドステロン／$2K^+$／$3Na^+$／H_2O

- レニンは、アンジオテンシノーゲン（肝臓で分泌されるタンパク質）をアンジオテンシンⅠに分解する酵素である。アンジオテンシンⅠは、アンジオテンシン変換酵素などによってアンジオテンシンⅡに変換されると、全身血圧を上昇させる。
- アンジオテンシンⅡは、集合管におけるナトリウム・水の再吸収とカリウム排泄にかかわり、アルドステロン分泌を促進させる働きを示す。
- つまり、腎臓での「レニン分泌」「アンジオテンシンⅡ作用」「アルドステロン分泌増強と水・ナトリウムの再吸収作用」が、全身の血圧を上昇させているのである。

泌尿器系の
しくみとはたらき

腎臓で生成された尿は、尿管を通じて膀胱に蓄積され、尿道より排泄される。膀胱内に蓄積された尿量が増えると、脳に存在する排尿中枢が刺激されて尿意が生じ、排尿が起こる。

■排尿のメカニズム①：排尿の指令

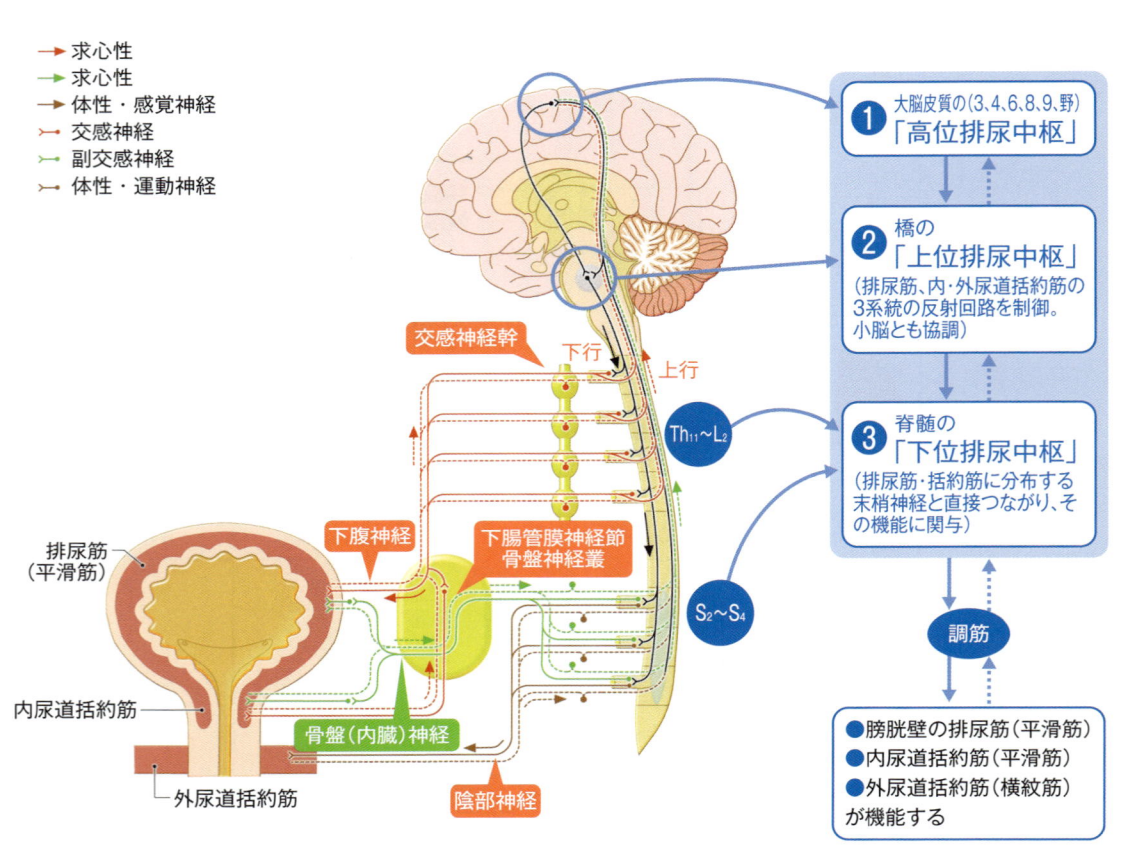

凡例：
→ 求心性
→ 求心性
→ 体性・感覚神経
⇢ 交感神経
⇢ 副交感神経
⇢ 体性・運動神経

図中ラベル：
- 交感神経幹
- 下行／上行
- Th_{11}~L_2
- S_2~S_4
- 下腹神経
- 下腸管膜神経節／骨盤神経叢
- 排尿筋（平滑筋）
- 内尿道括約筋
- 骨盤（内臓）神経
- 外尿道括約筋
- 陰部神経

1. 大脳皮質の（3、4、6、8、9、野）「高位排尿中枢」
2. 橋の「上位排尿中枢」（排尿筋、内・外尿道括約筋の3系統の反射回路を制御。小脳とも協調）
3. 脊髄の「下位排尿中枢」（排尿筋・括約筋に分布する末梢神経と直接つながり、その機能に関与）

調筋
- 膀胱壁の排尿筋（平滑筋）
- 内尿道括約筋（平滑筋）
- 外尿道括約筋（横紋筋）
が機能する

●尿の排泄を調整している排尿中枢には、以下の3種類がある。
①**高位排尿中枢（大脳皮質）**：尿意の感知や、上位・下位排尿中枢機能の制御を行う。高位排尿中枢が障害されると、尿失禁（尿意を感じたり、排尿を我慢したりできない）、頻尿（上位排尿中枢以下の機能を制御できない）、排尿困難（腹圧をかけられず、排尿が促進できない）などが生じる。
②**上位排尿中枢（橋）**：排尿筋、内・外尿道括約筋の反射回路を制御する。上位排尿中枢が障害されると、頻尿（下位の排尿反射回路を抑制できないため、膀胱が十分弛緩できず膀胱容量が減少する）や痙性神経因性膀胱（収縮・過敏状態になった膀胱による尿失禁、膀胱頸部収縮による排尿困難）などが生じる。
③**下位排尿中枢（脊髄）**：上位・最高排尿中枢への神経伝達路としてはたらく。下位排尿中枢が障害されると、尿意を感じなくなる。また、尿失禁（排尿筋・括約筋を調節できず、意志と無関係に持続的に少しずつ漏出する）、弛緩性神経因性膀胱や残尿（膀胱が充満しても、膀胱収縮力が非常に弱く、膀胱容量が増す）などが生じる。

■排尿のメカニズム①：排尿にかかわる筋の調節

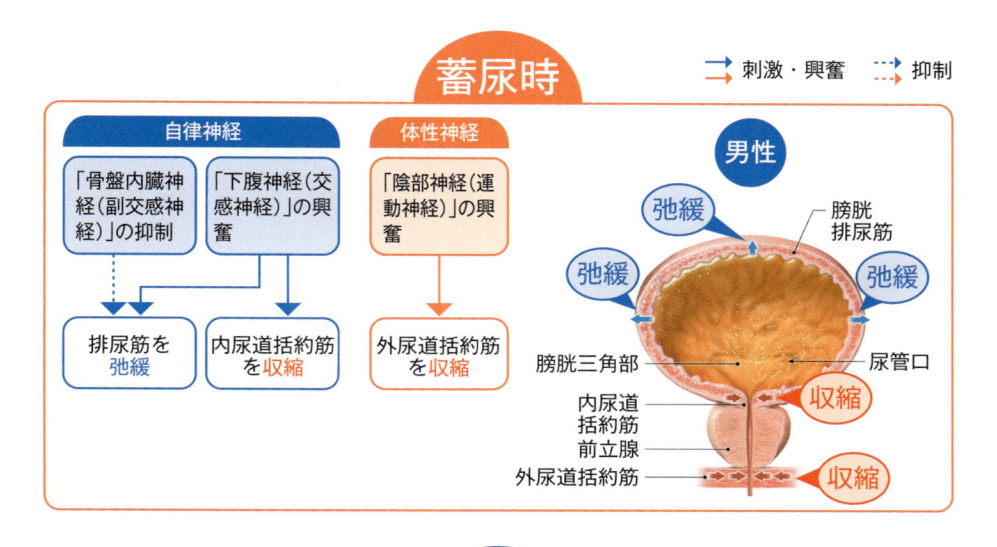

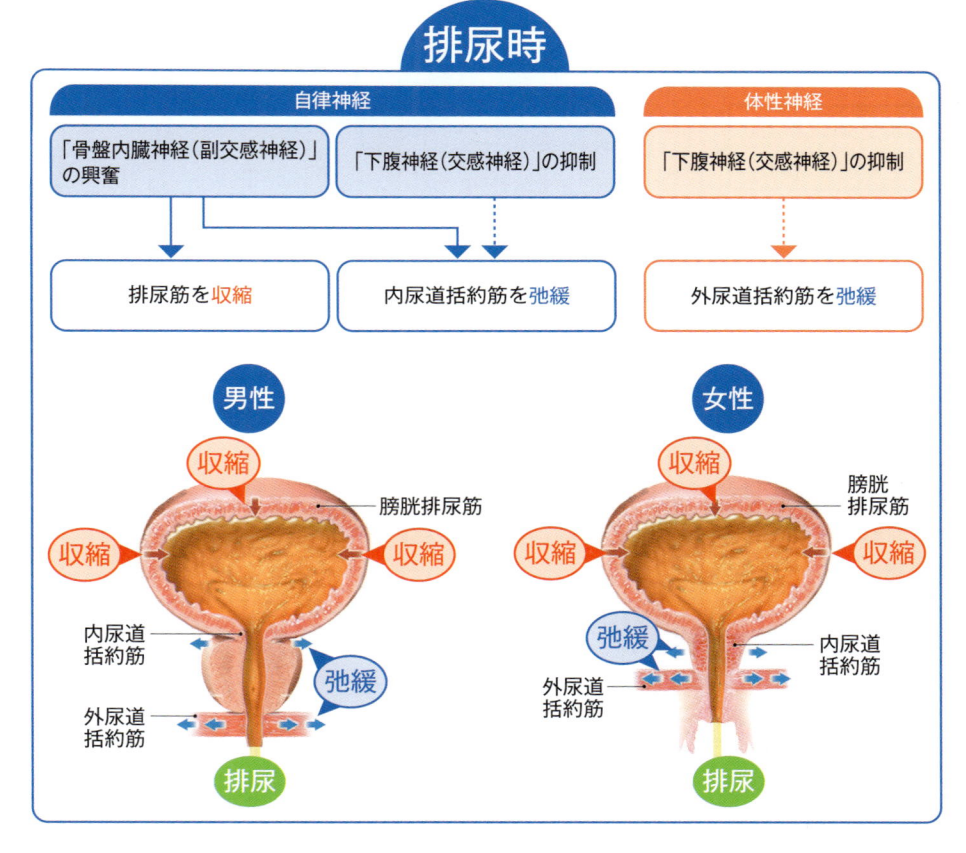

蓄尿時

凡例：→ 刺激・興奮　┅▶ 抑制

自律神経
- 「骨盤内臓神経（副交感神経）」の抑制 → 排尿筋を弛緩
- 「下腹神経（交感神経）」の興奮 → 排尿筋を弛緩／内尿道括約筋を収縮

体性神経
- 「陰部神経（運動神経）」の興奮 → 外尿道括約筋を収縮

男性：膀胱排尿筋（弛緩）、膀胱三角部、尿管口、内尿道括約筋（収縮）、前立腺、外尿道括約筋（収縮）

排尿時

自律神経
- 「骨盤内臓神経（副交感神経）」の興奮 → 排尿筋を収縮／内尿道括約筋を弛緩
- 「下腹神経（交感神経）」の抑制

体性神経
- 「下腹神経（交感神経）」の抑制 → 外尿道括約筋を弛緩

男性・女性：膀胱排尿筋（収縮）、内尿道括約筋（弛緩）、外尿道括約筋（弛緩）→ 排尿

- 膀胱内に尿が約150mL貯留すると、尿意を感じる。
- 膀胱内に貯留した尿が200〜300mLになると、尿意が徐々に強くなる（この段階では、膀胱内圧はあまり高くならない）。
- 膀胱内に貯留した尿が約400mLになると、がまんできないほどの尿意となる（膀胱内圧が高まる）。

本書の特徴

ケア技術が「見える！」 疾患が「わかる！」

特徴1 2大構成
● 「看護ケア技術」「疾患の知識」

特徴2 見てわかる

看護ケア技術

● よく行われるケア技術の手順を写真の流れでわかるように構成しています。

知っておきたい看護のコツやわざ

リスクマネジメント上、注意が必要な点を強調

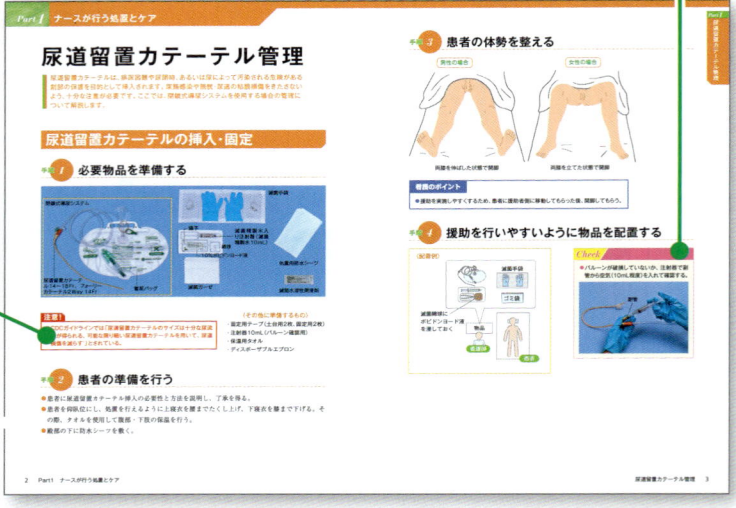

疾患の知識

● よく遭遇する主な疾患、稀ではあるけど知っておきたい疾患、主な手術方法などの基本知識を画像やイラストでわかりやすく解説しています。

概念、症状、診断、治療、ケアが一目でわかる

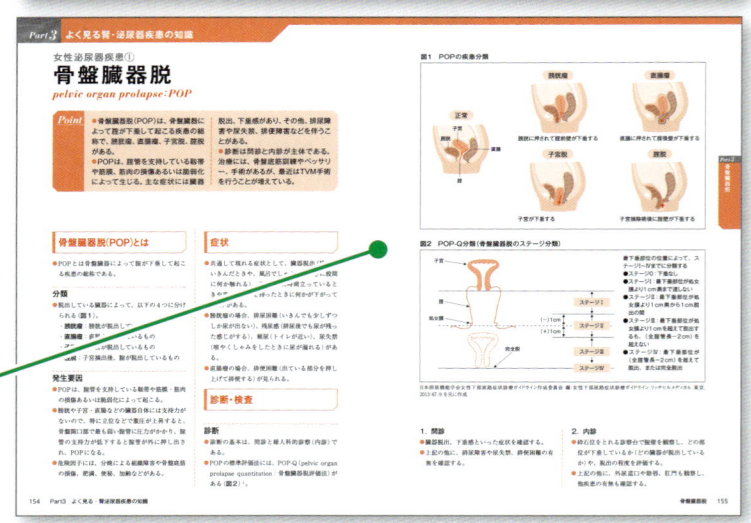

● 本書で紹介している治療・ケア方法などは、各執筆者が臨床例をもとに展開しています。実践により得られた方法を普遍化すべく努力しておりますが、万一本書の記載内容によって不測の事故等が起こった場合、著者、出版社はその責を負いかねますことをご了承ください。なお、本書掲載の写真は、臨床例のなかから患者ご本人・ご家族の同意を得て使用しています。
● 本書に記載している薬剤・材料・機器等の選択・使用方法については、出版時最新のものです。薬剤等の使用にあたっては、個々の添付文書を参照し、適応、用量等は常にご確認ください。

Part 1

ナースが行う処置とケア

Part 1　ナースが行う処置とケア

尿道留置カテーテル管理

> 尿道留置カテーテルは、排尿困難や尿閉時、あるいは尿によって汚染される危険がある創部の保護を目的として挿入されます。尿路感染や膀胱・尿道の粘膜損傷をきたさないよう、十分な注意が必要です。ここでは、閉鎖式導尿システムを使用する場合の管理について解説します。

尿道留置カテーテルの挿入・固定

手順 1　必要物品を準備する

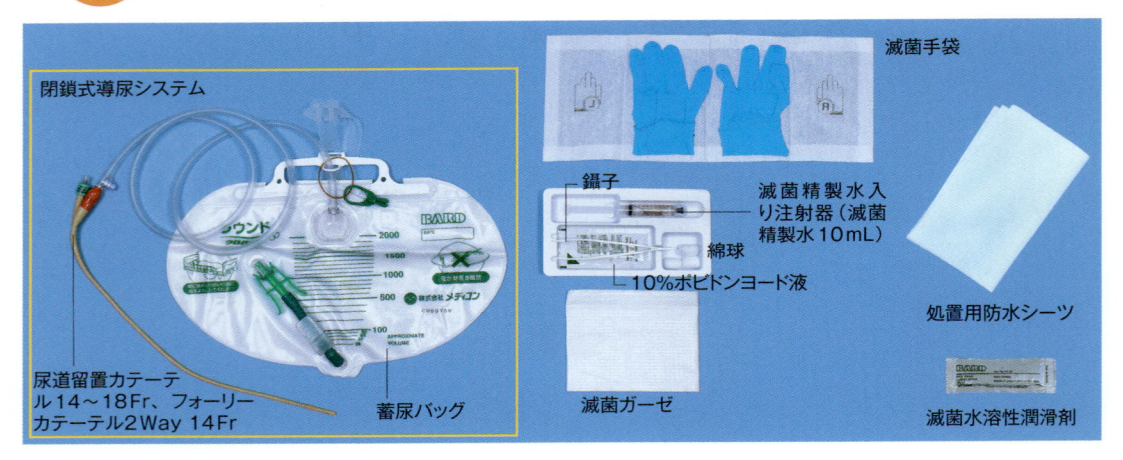

- 閉鎖式導尿システム
- 尿道留置カテーテル 14〜18Fr、フォーリーカテーテル2Way 14Fr
- 蓄尿バッグ
- 滅菌手袋
- 鑷子
- 滅菌精製水入り注射器（滅菌精製水10mL）
- 綿球
- 10％ポビドンヨード液
- 処置用防水シーツ
- 滅菌ガーゼ
- 滅菌水溶性潤滑剤

注意！
- CDCガイドラインでは「尿道留置カテーテルのサイズは十分な尿流出が得られる、可能な限り細い尿道留置カテーテルを用いて、尿道損傷を減らす」とされている。

〈その他に準備するもの〉
・固定用テープ（土台用2枚、固定用2枚）
・注射器10mL（バルーン確認用）
・保温用タオル
・ディスポーザブルエプロン

手順 2　患者の準備を行う

- 患者に尿道留置カテーテル挿入の必要性と方法を説明し、了承を得る。
- 患者を仰臥位にし、処置を行えるように上寝衣を腰までたくし上げ、下寝衣を膝まで下げる。その際、タオルを使用して腹部・下肢の保温を行う。
- 殿部の下に防水シーツを敷く。

手順 3　患者の体勢を整える

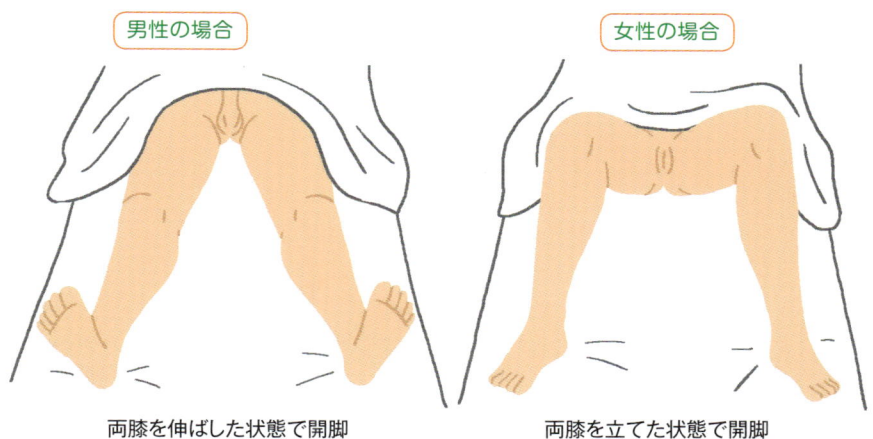

男性の場合
両膝を伸ばした状態で開脚

女性の場合
両膝を立てた状態で開脚

看護のポイント
- 援助を実施しやすくするため、患者に援助者側に移動してもらった後、開脚してもらう。

手順 4　援助を行いやすいように物品を配置する

〈配置例〉

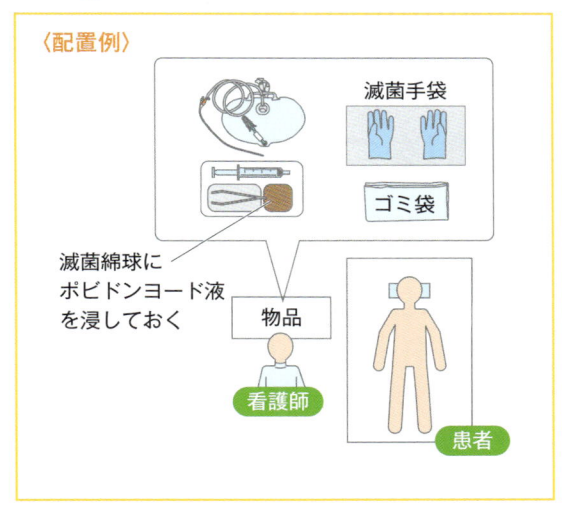

滅菌手袋
ゴミ袋
滅菌綿球にポビドンヨード液を浸しておく
物品
看護師
患者

Check
- バルーンが破損していないか、注射器で副管から空気（10mL程度）を入れて確認する。

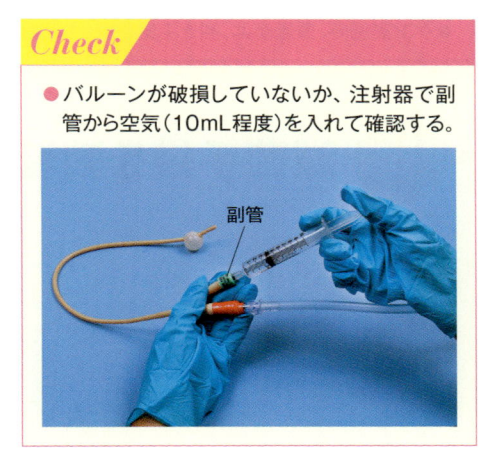

副管

Part 1　尿道留置カテーテル管理

手順5 消毒を行う

男性の場合

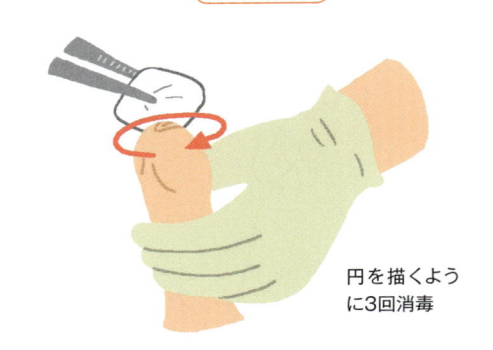

円を描くように3回消毒

- 利き手と反対側の手の母指と示指で陰茎を把持し、亀頭部を露出させて外尿道口を開く。
- 中心から外側へ円を描くように消毒する。

女性の場合

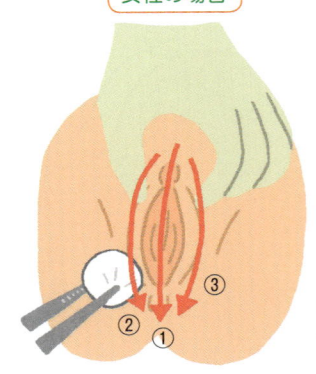

前から後ろへ3回消毒

- 利き手の反対側の手の母指と示指で小陰唇を開き、外尿道口を確認する。
- 外尿道口（上）から腟口（下）へ向かって3回消毒する。

> **看護のポイント**
> - 綿球は、消毒のたびに新しいものを使用する。このとき、鑷子が不潔にならないように注意する。
> - 利き手は清潔、反対側の手は不潔になるので、物品を取り扱う際には注意が必要である。
> - ケア実施時、看護師は、利き手側（右利きの場合は右側、左利きの場合は左側）に立つと処置しやすい。

手順6 滅菌手袋を装着し、潤滑剤をつける

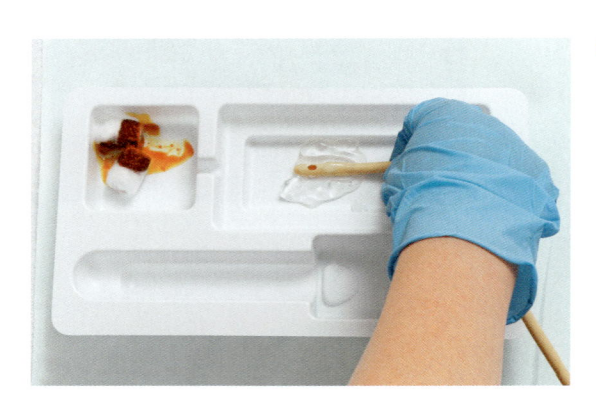

- カテーテルの先端から数cmの部位を把持し、先端に潤滑剤をつける。その際、潤滑剤を容器にあけ、先端を浸すようにする。

> **コツ！**
> - 尿の飛散が予測される場合は、滅菌手袋に加え、ビニールエプロンを装着する。

手順7 患者に深呼吸を促す

- 深呼吸を行うと、腹壁・尿道括約筋が弛緩し、カテーテルを挿入しやすくなる。

手順 8 外尿道口にカテーテルを挿入する

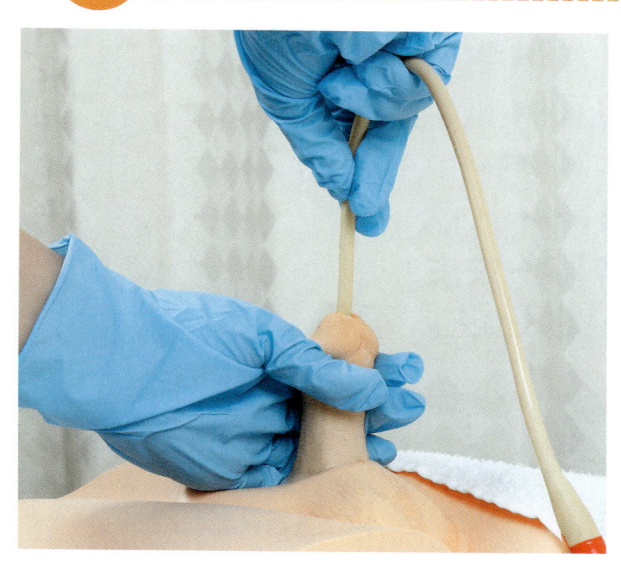

男性の場合

- 亀頭部を露出したまま陰茎を腹壁から60〜90度に持ち上げ、カテーテルを20cmゆっくり挿入する。
- 男性の尿道は16〜20cm程度であるため、やや長めに挿入するのがポイントである。

注意！
- 男性の尿道は屈曲しており、前立腺も存在しているため、抵抗が強い場合は無理に挿入せず、カテーテルサイズの変更や、多めに滅菌潤滑剤を使用するなどの工夫が必要である。

なぜ行う？ 腹壁から60〜90度の挙上
- 男性の尿道はS状に屈曲しているため、腹壁より60〜90度持ち上げると尿道がまっすぐになり、カテーテルを挿入しやすくなる。

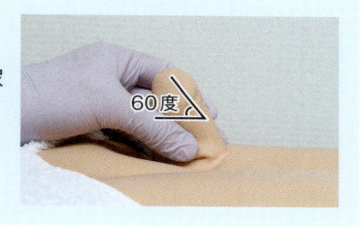

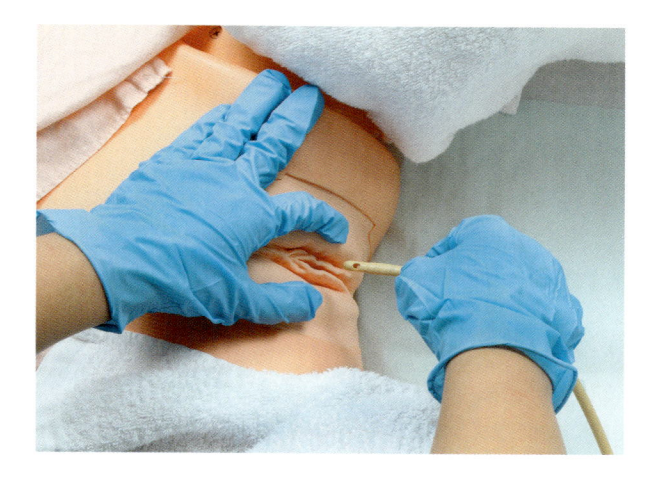

女性の場合

- 腟口と間違えないよう外尿道口を確認し、外尿道口からカテーテルを4cm挿入する。
- 女性の尿道は4cm程度であるため、6cm以上挿入すると、膀胱壁を損傷する危険性があるので注意する。

注意！
- カテーテルを挿入しても尿の流出が見られない場合は無理に挿入せず、医師へ相談する

手順9　尿の流出を確認し、さらに数cm挿入する

- 尿の流出が確認できたら、膀胱内に到達するまでカテーテルを進める。
- 尿の流出がない場合には、尿道や膀胱に入らず前立腺に当たっている、誤って腟に挿入されているなどが考えられる。
- 正しく挿入されているにもかかわらず尿が流出しない場合には、下腹部を少し押してカテーテルを数cm深く挿入すると、多くの場合、尿の流出を確認できる。

手順10　カテーテルを保持したまま、規定量の滅菌精製水を注入する

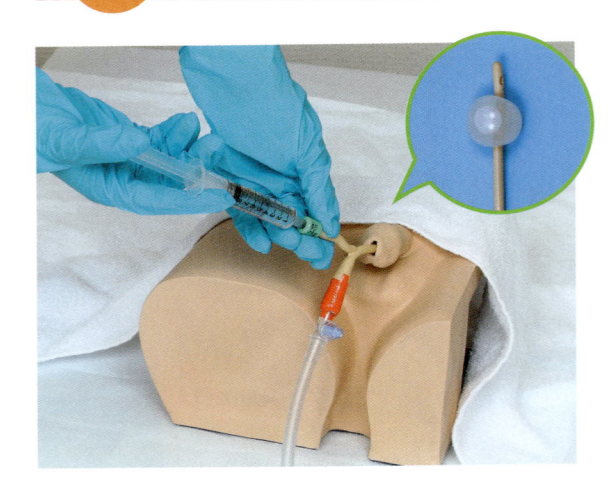

- 滅菌精製水を注入したら、カテーテルを軽く引き、抜けないことを確認する。
- バルーン固定液として使用するのは、滅菌精製水である。生理食塩液を使用すると結晶が析出し、カテーテル抜去時にバルーン固定液が抜けなくなるためである。

こんなときどうする？
注入時に抵抗がある場合
- カテーテルが膀胱内に到達していない可能性があるため、注入を中止し、さらに数cm挿入してみる。

手順11　カテーテルを固定する

①土台用テープを貼る

- 固定時には、皮膚トラブルを防ぐため、刺激の少ない土台用テープを貼ってから、粘着力の強い固定用テープを使用する。
- 皮膚トラブルが生じないように、固定する位置を日々ずらすようにする。

コツ！
- 土台用テープは、剥がれないように5～10mm重ねて貼る。
- テープを剥がれにくくするため、テープの角はあらかじめ丸く切っておく。

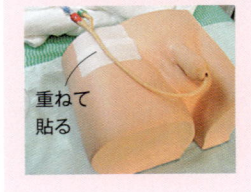

重ねて貼る

こんなときどうする？
固定部に皮膚トラブルがある場合
- 固定部に皮膚トラブルがある場合は、皮膚保護材や非アルコール性皮膜スプレーを使用し、皮膚トラブルの悪化を防ぐ。これらは、皮膚の傷口の保護、発赤や粘着剤による皮膚損傷の保護に使用する。
- 皮膚剥離がある場合には、パウダーを使用する。

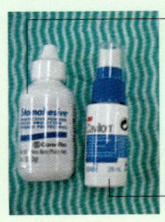

ストマヘッシブパウダー

キャビロンスプレー

②固定用テープを貼る

- 固定用テープの1枚には、固定を行いやすいように切り込みを入れておく。
- 外尿道口や陰茎陰嚢角部への刺激を避けるため、尿道留置カテーテルの方向にカテーテルを固定する。
- 1枚目の固定用テープでカテーテルを囲ってから、2枚目の固定用テープを尿道留置カテーテル挿入部の反対側からカテーテルを下に挟むように貼る。

男性の場合

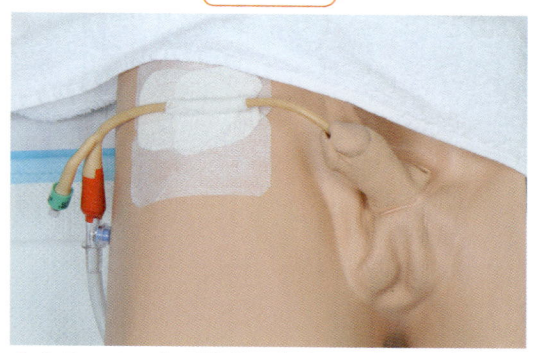

- カテーテルを下腹部に向けて固定する（尿道をまっすぐ伸ばし、カテーテルの刺激を減らす）。
- 尿道角が常にカテーテルに刺激されるため、長期留置すると粘膜損傷・潰瘍が生じる可能性がある。
- 術創によって下腹部への固定が困難な場合は、大腿内側に固定する場合もある。

女性の場合

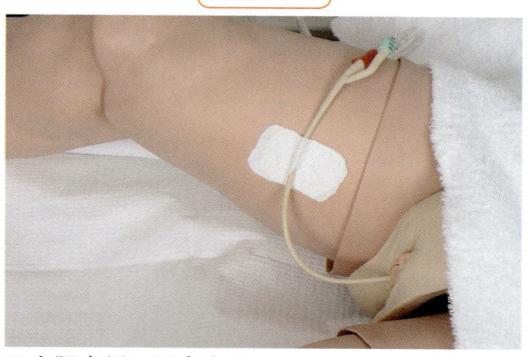

- 大腿内側に固定する。
- 下肢の可動域を考慮し、ある程度たるみを持たせて固定する。

なぜ行う？　1枚目のテープでカテーテルを囲う理由

- テープを全周させてから貼ることで、カテーテルをある程度動かすことができ、同一部位への圧迫を避けることができる。

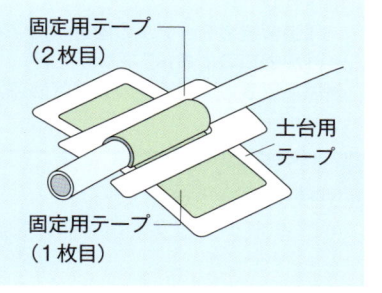

固定用テープ（2枚目）
土台用テープ
固定用テープ（1枚目）

Column

「尿道損傷」を起こさない！

　尿道留置カテーテル挿入の際、尿が流出していないときに固定液を注入し、バルーンを膨らませるのは危険である。尿道損傷を起こす可能性が高いので、バルーン固定液は、必ず尿の流出を確認してから注入する。
　また、カテーテル留置後、血尿や尿道口からの出血が見られた場合、尿道損傷の可能性がある。すみやかに医師に報告する必要がある。

尿道留置カテーテルの管理

Point 1　尿の逆流を防ぐ

- 尿の逆流を防ぐため、蓄尿バッグは「カテーテル挿入部位より下、かつ、床につかない位置」に固定する。
- カテーテルが床についたり、蓄尿バッグより下になったりしないよう、固定方法を工夫する。

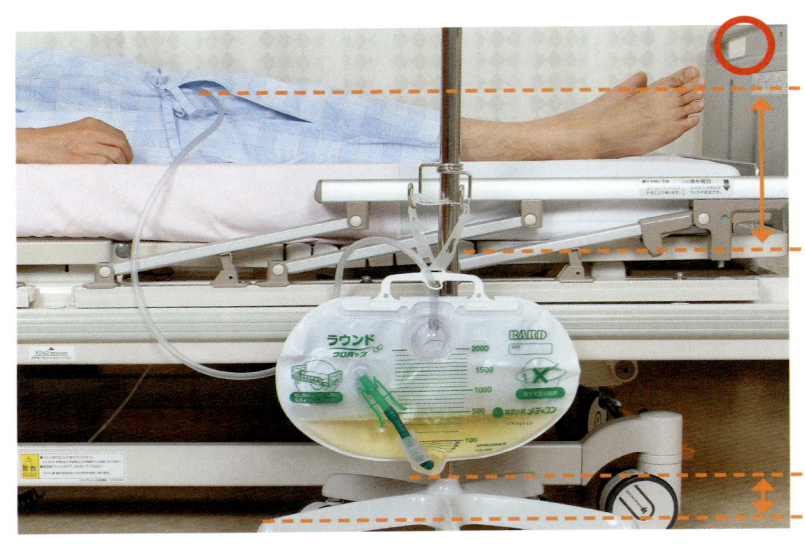

カテーテル挿入部位よりも下

床よりも上

Check　観察項目

- 尿意
- 尿性状
- 尿道留置カテーテルの固定状況
- 外尿道口の皮膚トラブルの有無
- 尿道留置カテーテルの管理状態（蓄尿バッグの位置、尿道留置カテーテルの圧迫の有無）
- 尿漏れ
- 尿の流出の有無
- 尿量
- 尿道留置カテーテル固定部位の皮膚トラブルの有無

看護のポイント

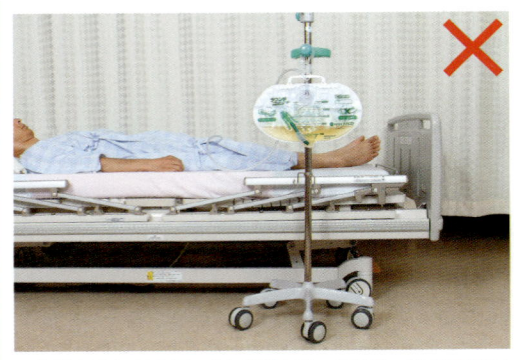

- 点滴スタンドのフックに蓄尿バッグを引っ掛けてはいけない（移動時にしがちなので注意）
- 蓄尿バッグやカテーテルが床についてはいけない

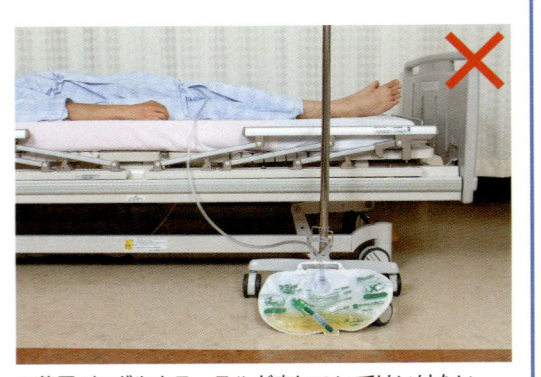

Point 2　カテーテルの誤抜去や損傷・破損を防ぐ

- 誤抜去が起こらないように、固定部の確認や環境整備を行う。
- 尿道留置カテーテルをクランプする際は、バルーンカフ挿入部位をクランプしてはいけない(カテーテルの損傷を招き、バルーンの破損につながるため)。
- 寝衣は、なるべく前開きの浴衣タイプを選択する(上下に分かれたセパレートタイプは、腹部でカテーテルを圧迫する可能性があるため)。
- カテーテルの管理方法・注意点を患者に説明する。

看護のポイント

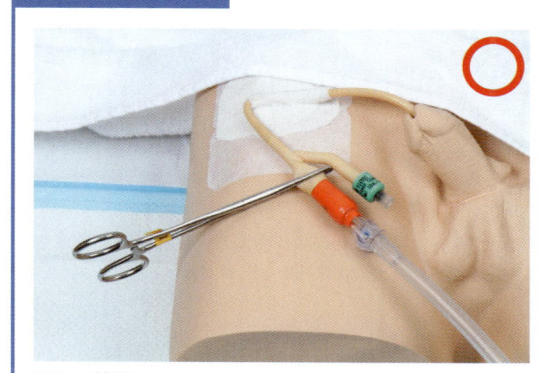

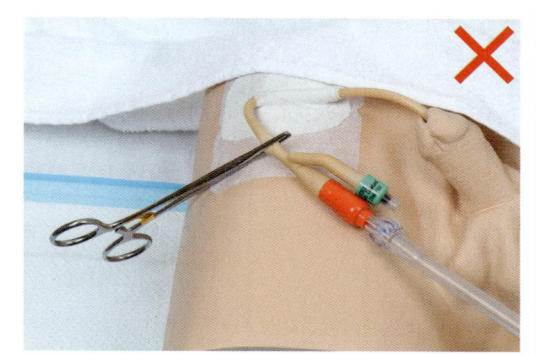

正しい位置 ○　　　　クランプしてはいけない位置 ✕

Point 3　尿路感染を防ぐ

- 尿路感染を起こさないように、毎日、陰部洗浄を行う。外尿道口の消毒は必要ないため、石けんを使用して清潔を保持する。
- 陰部洗浄の際は、皮膚トラブルを防ぐために、固定用テープも毎日交換し、貼付部位をずらす。

Check　カテーテル留置中の感染対策

- 尿道留置カテーテルに由来する感染症を尿道留置カテーテル関連尿路感染と呼ぶ。米国の調査では、急性期病院での院内感染の40％を占める[1]。
- 尿道留置カテーテル留置中の感染経路は、以下の4か所だと考えられている[2]。
  ① 外尿道口：尿道カテーテル挿入時における生物の尿道内侵入、患者自身の外陰部からの感染、手指からの感染
  ② 接続部：接続部の解放と再接続操作時の感染
  ③ 採尿口：採尿時の不潔操作
  ④ 採尿バッグの排尿口：排尿時の不潔操作、床面からの感染

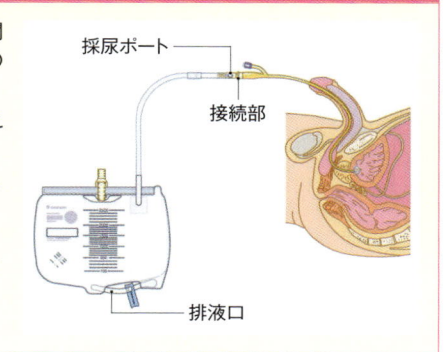

採尿ポート
接続部
排液口

> **こんなときどうする？**
> **蓄尿バッグや尿道留置カテーテルが紫色に変色している！**
> - 尿道留置カテーテル留置中の患者の尿が紫色になる現象をPUBS（purple urine bagsyndrome：パープルユーリンシンドローム）という。
> - PUBSは、尿路感染、寝たきりや便秘が原因といわれ、慢性の便秘になると腸内細菌の増殖にて尿のインジカが紫色のインジコに変化したために生じるものである。
> - 背景となるカテーテルの長期留置の必要性の検討や、細菌感染の予防、排便コントロールを行っていく必要がある。

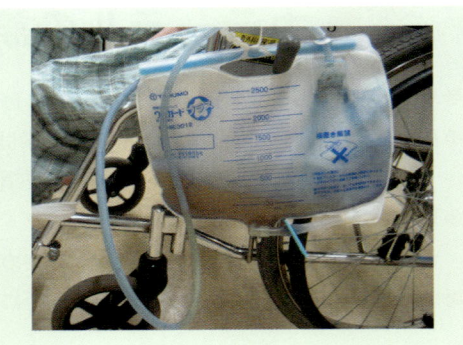

（竹内利加子）

文献
1. Centers for Disease Control and Prevention :Guideline for Prevention of Catheter-associated Urinary Tract Infections. 1981.
2. 坂田貴代：尿道留置カテーテルの挿入と管理．坂本すが，山本友子監修，木下佳子編，完全版ビジュアル臨床看護技術ガイド，照林社，東京，2015：502-515.
3. 飯野京子：排尿困難時の援助．竹尾惠子監修，看護技術プラクティス第3版，学研メディカル秀潤社，東京，2014：205-211.
4. 松﨑和代：尿道留置カテーテルの挿入時に「鑷子で持たない」．エキスパートナース2013；29（2）：34-35.

Part 1　ナースが行う処置とケア

導尿

導尿は、①尿閉に対する処置、②残尿の測定・尿失禁への一時的な処置、③検査のための無菌尿の採取、④膀胱の過伸展の防止、⑤検査・治療の前処置、⑥尿路感染の予防などを目的として行われます。
導尿を実施する際には、尿の性状・量を観察します。

手順 1　必要物品を用意する

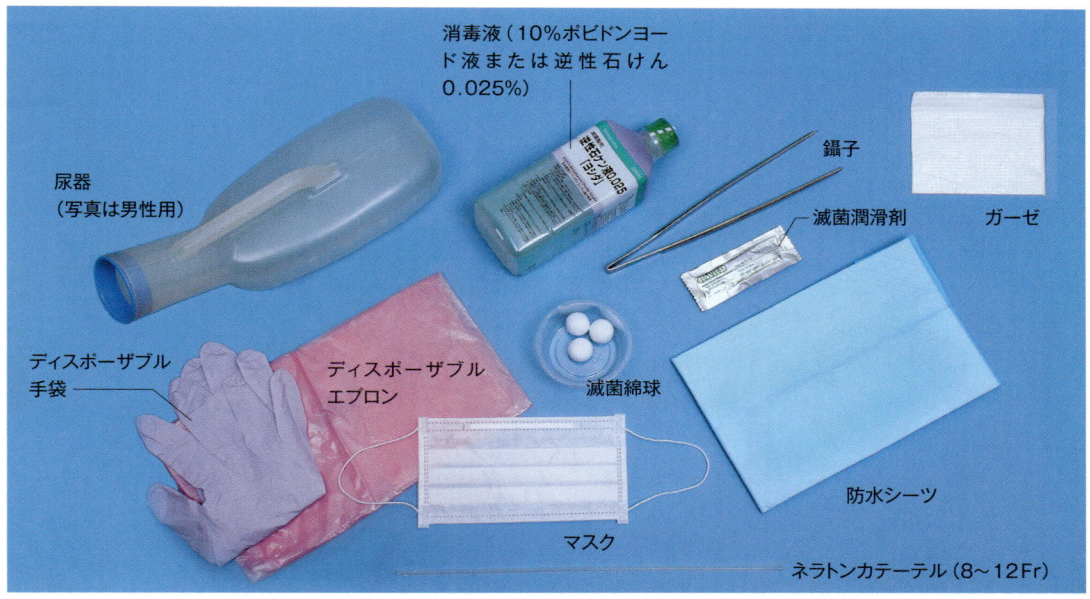

- 尿器（写真は男性用）
- 消毒液（10％ポビドンヨード液または逆性石けん0.025％）
- 鑷子
- 滅菌潤滑剤
- ガーゼ
- ディスポーザブル手袋
- ディスポーザブルエプロン
- 滅菌綿球
- マスク
- 防水シーツ
- ネラトンカテーテル（8〜12Fr）

Check
- CDCのガイドラインでは「尿道留置カテーテルのサイズは十分な尿流出が得られる、可能な限り細い尿道留置カテーテルを用いて、尿道損傷を減らす[1]」としている。

手順 2　患者の準備を行い、体勢を整える
（→p.3「尿道留置カテーテル管理」）

手順 3　援助を行いやすいように物品を配置したら、消毒を行う（→p.4「尿道留置カテーテル管理」）

| 手順 4 | カテーテルの先端に潤滑剤をつけ、患者に深呼吸を促す（→p.4「尿道留置カテーテル管理」） |

| 手順 5 | 外尿道口にカテーテルを挿入し、尿の流出を確認したら、カテーテルの端を尿器へ向ける |

- カテーテル挿入の方法は「尿道留置カテーテル」(p.5)と同様。
- 腹圧でカテーテルが抜去されないように、しっかりとカテーテルを保持する。
- 残尿がないよう、下腹部をゆっくり押しながら行う。

男性の場合

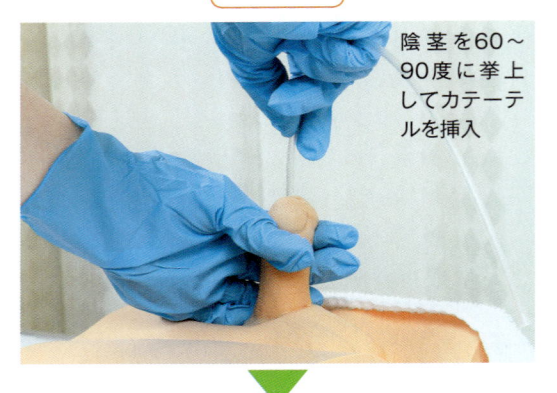

陰茎を60～90度に挙上してカテーテルを挿入

カテーテルを挿入したら、先端を尿器に入れて、下腹部をやさしく押す

女性の場合

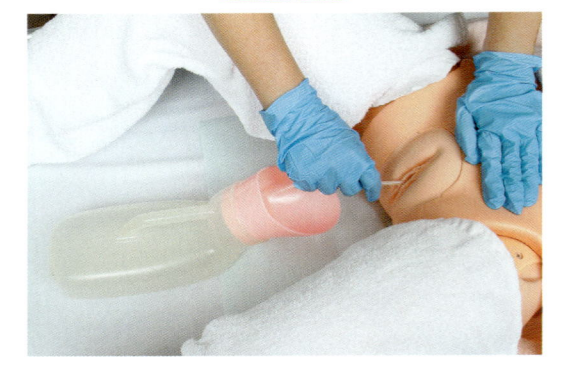

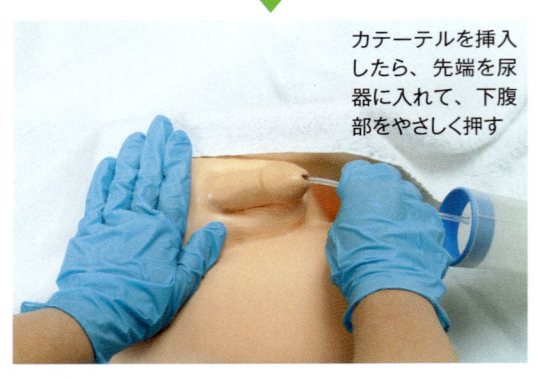

コツ！
- カテーテルを挿入しても尿の流出が見られない場合は無理に挿入せず、医師へ相談する。
- カテーテル挿入は、鑷子を使用せず、滅菌手袋を装着した手で行う。

| 手順 6 | 尿の流出が終了したらゆっくりカテーテルを抜去し、外尿道口を清拭する |

- 抜去の際、患者へ尿がかからないようにカテーテルの先端を保持するようにする。
- 抜去後、導尿が終了したことを患者へ伝え、更衣介助を行う。
- 物品を片づける。

（竹内利加子）

文献
1. Centers for Disease Control and Prevention : Guideline for Prevention of Catheter-associated Urinary Tract Infections. 1981.
2. 坂田貴代：尿道留置カテーテルの挿入と管理．坂本すが, 山本友子監修, 木下佳子編, 完全版ビジュアル臨床看護技術ガイド, 照林社, 東京, 2015：502-515.
3. 飯野京子：排尿困難時の援助．竹尾惠子監修, 看護技術プラクティス第3版, 学研メディカル秀潤社, 東京, 2014：205-211.

Column

尿道留置カテーテル抜去は、どう進めるの？

　副管（蒸留水注入口）にディスポーザブルシリンジを接続すると、自動的にバルーン固定液が抜けてくる。短期留置（1週間程度）の場合には、その際、注入してあった量が全量抜けているかを確認する。
　全量が抜けていたら、深呼吸してリラックスしてもらいながら、カテーテルを静かに抜去する。
　バルーン固定液が全量抜けていない場合は、医師に報告する。
　カテーテル抜去後、はじめて排尿する際は、尿の有無、排尿時痛の有無、尿量と尿の正常を観察する。

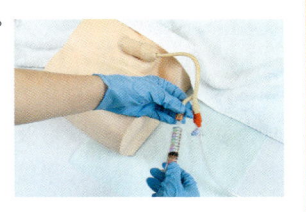

Part 1 ナースが行う処置とケア

膀胱洗浄

膀胱洗浄は、カテーテル閉塞物の除去や、膀胱内沈殿物の排出を目的として行われます。医師の指示のもとで実施する手技ですが、適応・禁忌はしっかり把握しておく必要があります。膀胱洗浄実施時には、尿性状、尿量、血塊・浮遊物の有無や程度などを観察します。

Check 膀胱洗浄の適応と禁忌

- 適応：血尿に伴う凝血塊の除去、長期カテーテル留置での著しい尿混濁、腸管を利用した新膀胱造設術後の腸管由来の粘液除去
- 禁忌：前立腺全摘術後、経尿道的膀胱腫瘍切除術後、代用膀胱造設術施行後、膀胱部分切除術後、膀胱尿管新吻合術後（術後の縫合不全の可能性があるため）

手順 1　必要物品を準備する

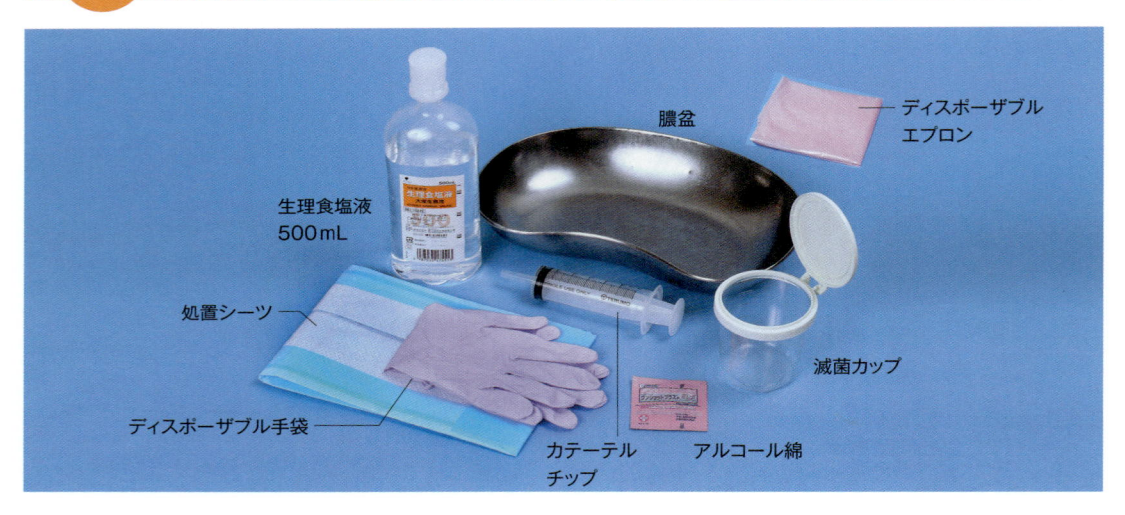

（膿盆、ディスポーザブルエプロン、生理食塩液500mL、処置シーツ、ディスポーザブル手袋、カテーテルチップ、アルコール綿、滅菌カップ）

手順 2　患者の準備を行う

- 患者へ膀胱洗浄の必要性を説明し、理解を得る。
- 患者のプライバシーを配慮する。
- 患者の寝衣を汚さないよう、処置シーツを敷く。

手順 3　手袋・エプロンをつけ、援助しやすいように物品を配置する

- 滅菌カップに生理食塩液を入れる。
- 膿盆を患者の近くに準備する。

手順 4 膀胱洗浄を行う

①カテーテルの接続を外す

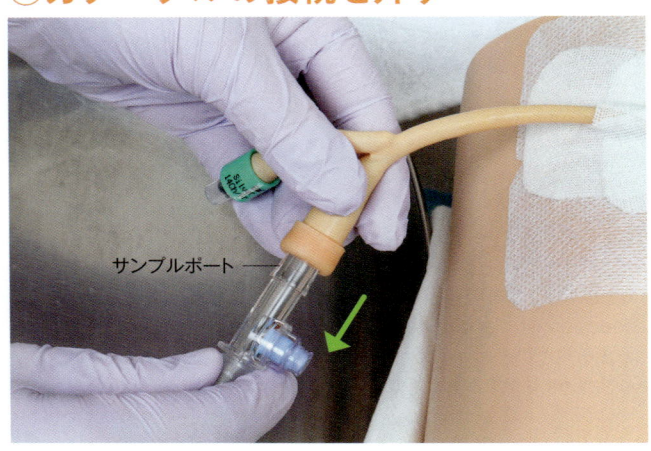

サンプルポート

- 「バルーンの固定」→「バルーンカテーテルと蓄尿バッグの接続」の順に外す。
- サンプルポートごと外すのがポイントである。
- この際、両方のカテーテルの先端が不潔にならないよう注意する。

②生理食塩液を注入後、吸引して廃棄する

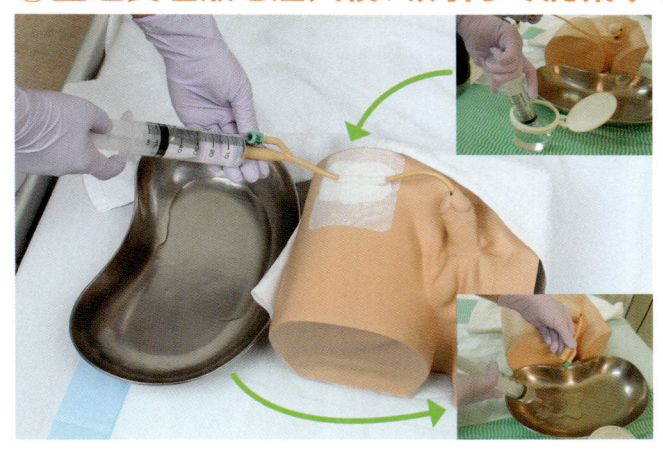

- 滅菌カップに入れた生理食塩液をカテーテルチップで吸い、バルーンカテーテルに注入する。
- カテーテルチップに吸引した洗浄液は、膿盆に廃棄する。

> **注意！**
> - 閉塞している際（カテーテル先端に血塊がついているなど）は、生理食塩液を注入できない場合がある。
> - その際は、医師にバルーンカテーテル交換などを依頼し、無理に注入しないようにする。

③バルーンカテーテルと蓄尿バッグの先端をアルコール綿で消毒し、接続する

（山下真未）

文献
1. 玉置雅弘：用手膀胱洗浄の基礎知識. 泌尿器ケア2006；冬季増刊：62-71.
2. 日野洋子, 蔵本恵子, 太田尚子他：まず、これから身につけよう！泌尿器ナースの基本手技. 泌尿器ケア2005；10：340-347.

Part 1 ナースが行う処置とケア

膀胱持続灌流

膀胱持続灌流は、膀胱や前立腺からの出血があるとき、灌流液（生理食塩液）で血尿を持続的に薄め、膀胱内に凝血塊が形成されてカテーテル閉塞をきたすことを予防するために、医師の指示のもと、実施されます。

Check 膀胱持続灌流の適応

- 術後、膀胱洗浄が必要になる可能性のあるものとして、以下の手術が挙げられる。
  - 経尿道的膀胱腫瘍切除術（transurethral resection of bladder tumor：TUR-Bt）
  - 経尿道的前立腺切除術（transurethral resection of the prostate：TURP）
  - 経尿道的ホルミウムレーザー前立腺核出術（holmium laser enucleation of the prostate：HoLEP）

手順 1 必要物品を準備する

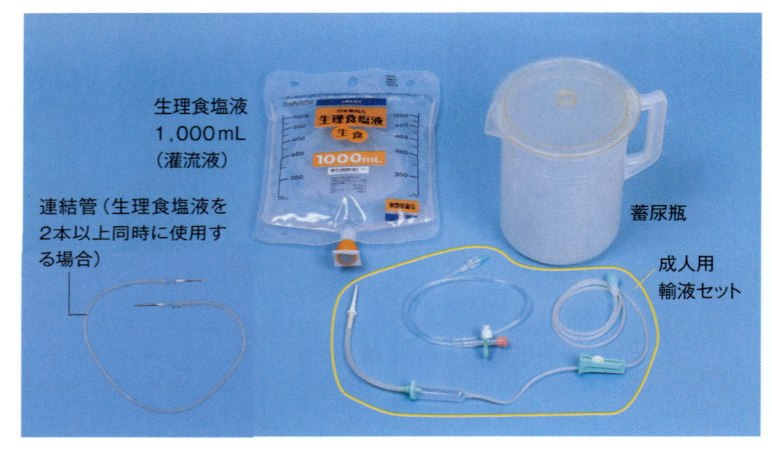

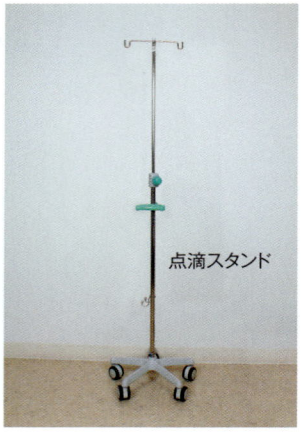

- 生理食塩液 1,000mL（灌流液）
- 連結管（生理食塩液を2本以上同時に使用する場合）
- 蓄尿瓶
- 成人用輸液セット
- 点滴スタンド

手順 2 患者の準備を行う

- 患者へ膀胱持続灌流を行うことを説明する。
- 3Wayバルーンカテーテルが挿入してあることを確認する。
- 必要物品をベッドサイドに準備する。

看護のポイント

- 膀胱持続灌流中に閉塞などが生じる可能性が高いため、膀胱洗浄用の物品（→p.14）も、すぐに使えるようベッドサイドに準備しておく。

手順 3　生理食塩液を点滴ルートにつなぎ、点滴スタンドにかける

■生理食塩液を1本のみ使用する場合

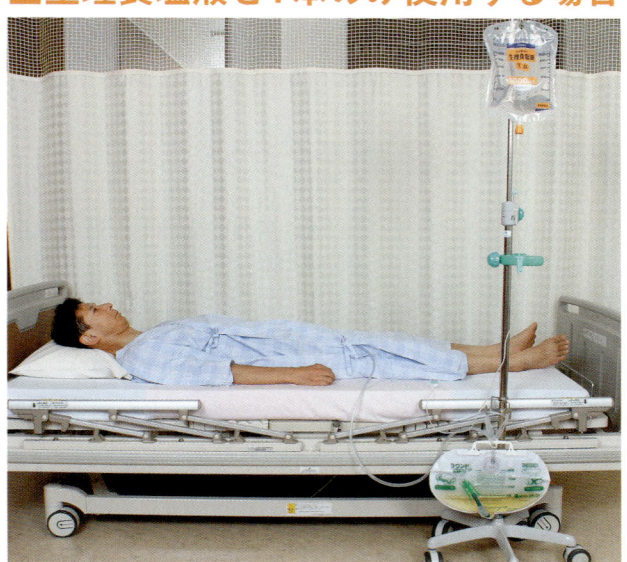

- 3Wayバルーンカテーテルの注入口に点滴ルートを接続し、生理食塩液を点滴スタンドにかける。

看護のポイント

3Wayバルーンカテーテルの構造

灌流液注入口
尿排出口
カフ水注入口

■生理食塩液を2本以上使用する場合

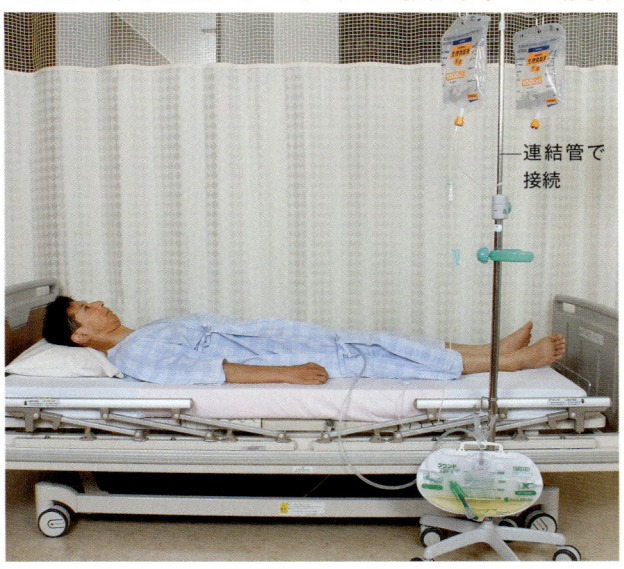

連結管で接続

- 生理食塩液のバッグを連結管で接続し、バルーンカテーテルの灌流液注入口にルートを接続する。

注意!

- 点滴静脈注射を同時に行っている場合は、点滴スタンドを点滴静脈注射用と膀胱持続灌流用で分け、誤投与を防止する。

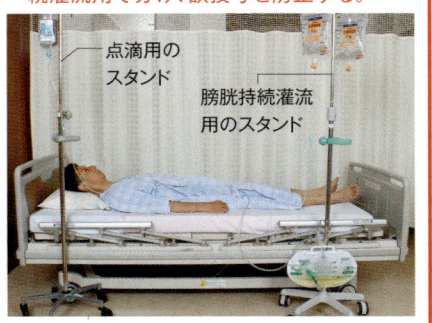

点滴用のスタンド
膀胱持続灌流用のスタンド

Part 1　膀胱持続灌流

膀胱持続灌流　17

手順4 血尿の程度により、医師の指示のもと、灌流速度を調整する

- 尿性状が薄くなってきたら灌流の速度を遅くしていく。
- ただし、体動によって血尿が濃くなる可能性もあるため、灌流速度の調整は、注意が必要である。

手順5 1～2時間ごとに観察・尿破棄を行う

- 膀胱持続灌流の速度によって1～2時間ごとに尿量・尿性状・灌流液の残量を観察し、時間尿量の確認を行う。
- 時間を決めて尿を破棄すると、計算がわかりやすい。

> **こんなときどうする？**
> **尿量確認時の尿量（排液量）が、膀胱内に注入された灌流液より少ない場合**
> - ルート類の屈曲などないか確認する。
> - 血塊がたまってしまったことによる閉塞の可能性が考えられるため、まずは吸引を行って閉塞を解除していく。

（山下真未）

文献
1. 玉置雅弘：持続膀胱洗浄の基礎知識. 泌尿器ケア2006；冬季増刊：72-79.
2. 日野洋子, 倉本恵子, 太田尚子他：まず, これから身につけよう！泌尿器ナースの基本手技. 泌尿器ケア2005；10：340-347.

膀胱内注入

膀胱内注入療法は、表在性膀胱がんの治療と再発予防のため、膀胱内に直接薬液を注入する処置です。薬液として抗悪性腫瘍薬（ピノルビン®）やBCG（イムシスト®）が用いられます。BCGの場合、感染の危険があるため、取り扱いには十分な注意が必要です。

手順 1 必要物品を準備する

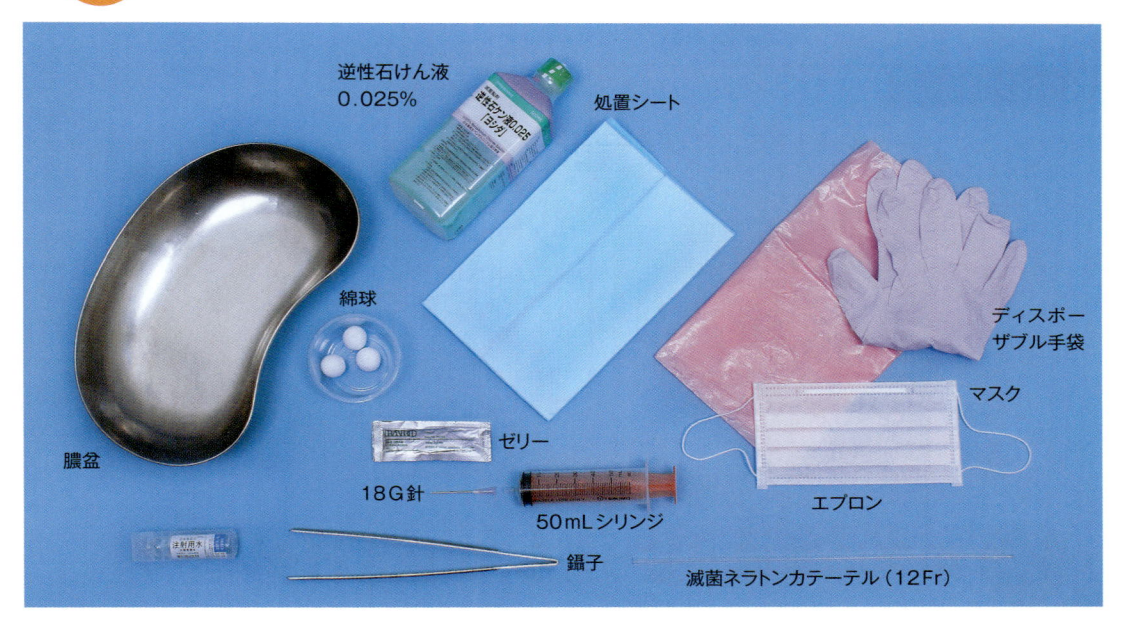

物品：
- 逆性石けん液 0.025%
- 処置シート
- 綿球
- 膿盆
- ゼリー
- 18G針
- 50mLシリンジ
- 鑷子
- 滅菌ネラトンカテーテル（12Fr）
- ディスポーザブル手袋
- マスク
- エプロン

こんなときどうする？

イムシスト®（BCG）を使用する場合
- 排尿用のコップ2個を袋に入れて患者に渡す。尿量が少ない場合は1個でかまわないが、念のため2個渡し、取りこぼしのないようにする。
- 尿がこぼれないように、コップ8割程度をめやすにコップに取ってもらう。

〈その他に用意するもの〉
・薬液
・ゴミ袋
・掛け物

手順 2　薬液を準備する

- 医師の指示のもと、5Rを確認し、薬剤を準備する。

〈5R〉
① Right Drug：正しい薬剤
② Right Dose：正しい量
③ Right Route：正しいルート
④ Right Time：正しい時間
⑤ Right Patient：正しい患者

- 手袋・エプロン・マスクを着用し、薬液をまき散らさないように注意しながら溶解する。

看護のポイント
- 膿盆にビニール袋をかぶせておき、その上に薬液を準備しておくと、片づけがスムーズに行える。

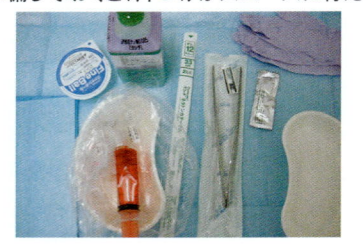

コツ！
- シリンジの中に空気を入れておくと、薬液をすべて膀胱内に注入できるため、準備の段階でエア抜きはしないでおく。

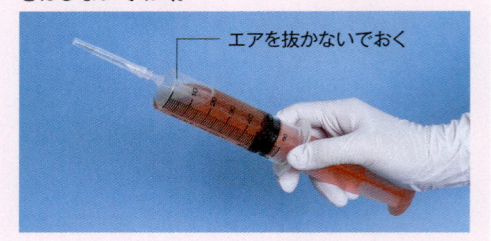

　　エアを抜かないでおく

手順 3　患者の準備が整ったら、導尿を行う（→p.11）

- 排尿をすませたか確認する（膀胱注入後1時間は排尿をがまんする必要がある）。

手順 4　薬液を注入する

- 医師が薬液を膀胱内に注入したら、ネラトンカテーテルを抜去し、ビニール袋に入れる。

手順 5　後片づけをする

- 処置シートを取り除き、患者の衣類を整え、使用物品を始末する。

手順 6　患者への説明を行う

- 膀胱内注入後、膀胱壁に薬液を接触させる時間を確保するため、排尿を1時間（医師の指示に基づき、時間が変わることもある）がまんするように説明する。
- 1時間後、トイレで排尿してもらう。
- 副作用を軽減するため、水分を十分に取るように説明する（尿量を増やすことで、薬の影響を軽くするため）。膀胱内注入後は、水分を1.0～1.5L取るのがめやすであることを説明する。

看護のポイント

- 排尿することを忘れないように、注入した時間と、排尿する時間を患者に伝える。

こんなときどうする？
イムシスト®（BCG）の場合

- 注入後最初の排尿では、弱毒化されているとはいえ、結核菌を含む尿が排泄されるため、特別な処理が必要となる。
- 渡したコップに病院で排尿し、外来に持ってきてもらう。
- 看護師は両性界面活性剤（ニッサンアノン®）で消毒し、2時間後に廃棄する。

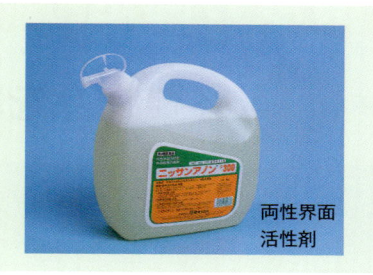

両性界面活性剤

（小川寿恵）

文献
1. 林正：泌尿器ケアのDo&DoNot.メディカ出版,大阪,2007：181-184.

Column
「膀胱内注入」の副作用

　膀胱内注入を行った日から2日くらいの間には、膀胱刺激症状（排尿時痛、尿の回数が増えるなど）や、発熱が生じる場合がある。そのまま治療を続けると、症状が悪化する可能性があるため、医師の診察を受ける必要がある。

Part 1　ナースが行う処置とケア

腎瘻のケア

骨盤内にある臓器のがんの広がりや、その他のがんの腹膜やリンパ節への転移、結石など、何らかの理由で尿管が圧迫されると、尿の流れが悪くなり、腎臓が腫れて水腎症になることがあります。
そこで、腎盂にカテーテルを挿入し、体外へ尿を排泄させる管を留置するのが腎瘻です。また、腎内の結石に対しては、腎瘻から腎盂鏡という特殊な内視鏡を挿入し、結石を観察しながら砕石装置で破砕していくPNL（経皮的腎砕石術）を行うことがあります。

腎瘻の固定

手順 1　必要物品を準備する

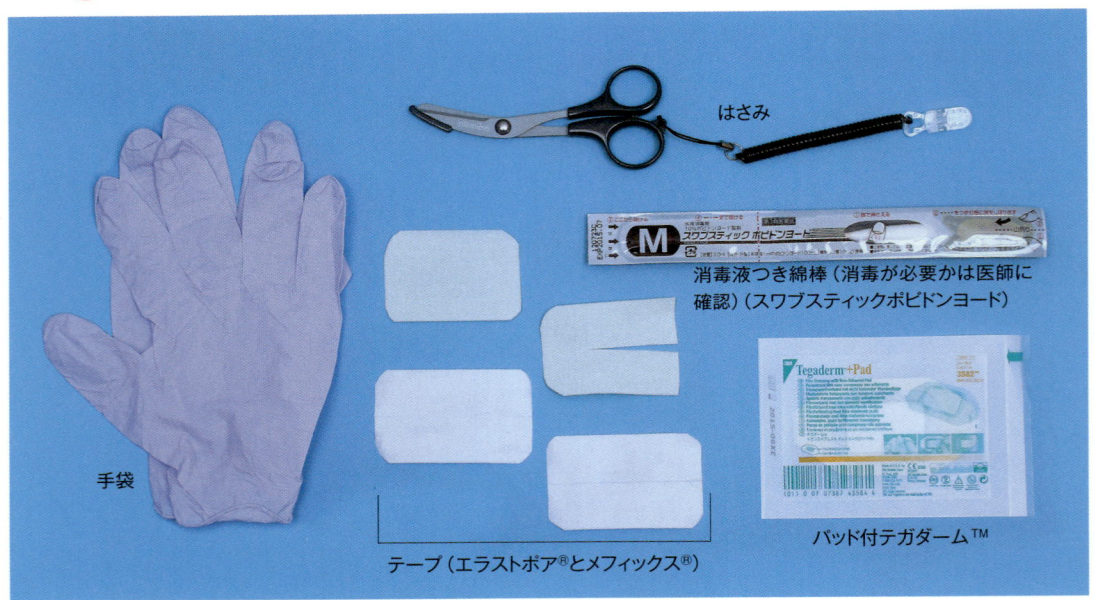

- はさみ
- 手袋
- テープ（エラストポア®とメフィックス®）
- 消毒液つき綿棒（消毒が必要かは医師に確認）（スワブスティックポビドンヨード）
- パッド付テガダーム™

看護のポイント

● 滲出液が多い場合は、Yガーゼと滅菌ガーゼで保護し、テープ固定する。

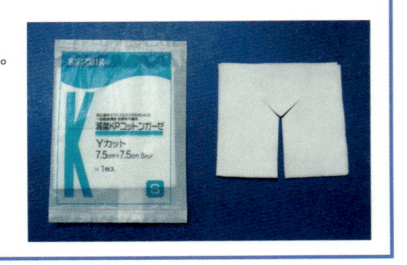

手順 2　患者の体位を整える

- 腹臥位もしくは患部を上にした側臥位になってもらい、刺入部を露出する。

手順 3　ガーゼを剥がして観察する

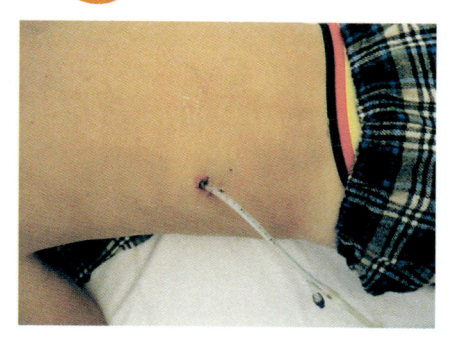

- ガーゼの汚染の量・性状、カテーテルの刺入部が何cmなのか、刺入部の皮膚の性状（発赤、びらん、瘙痒感の有無など）、尿の性状（血尿の有無）を確認する。

> **看護のポイント**
> - カテーテルの種類、挿入の深さ、固定水の量を把握しておくと、異常時にすみやかに対応できる。

手順 4　消毒を行う

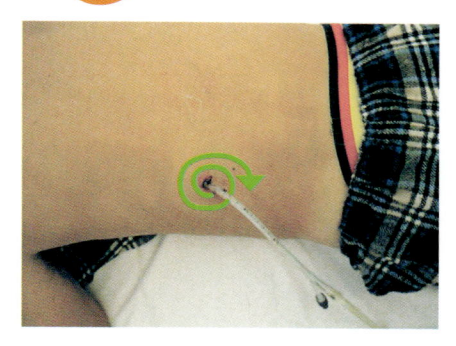

- 消毒液付き綿棒で、カテーテル刺入部から外側に向かって円を描くように消毒する。

手順 5　ガーゼで保護する

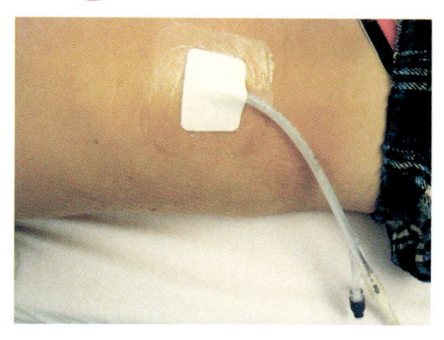

- 手で触れないように注意しながら、刺入部にハイドロコロイドドレッシングを貼る。

> **こんなときどうする？**
> **ガーゼを使用する場合**
> - Yガーゼを当て、その上からガーゼで保護し、テープで固定する。

手順 6 テープで固定する

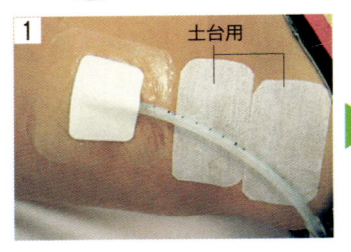

1
土台用
● 皮膚に約5cmに切ったメフィックス®を貼る（土台用）。

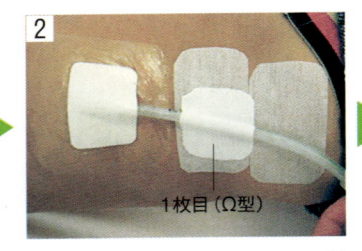

2
1枚目（Ω型）
● 1枚目は、カテーテルに沿って「Ω」に固定する。

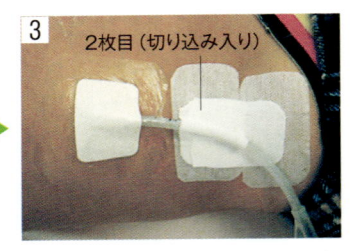

3
2枚目（切り込み入り）
● 切り込みを入れたテープで挟むように固定する。

> **コツ！**
> - 患者の皮膚に合わせてテープを選択し、あらかじめ5cm程度に切っておく。
> - 1枚には、切り込みを入れておく。

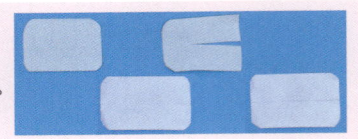

腎瘻の管理のポイント

Point 1 感染を防ぐ

- 感染予防のため、蓄尿バッグは腰（刺入部）から下に設置する。睡眠時もベッドの横に掛けたり、布団で落差をつけたりしてスムーズに尿が流れるようにする。
- 蓄尿バッグとしては、患者のADLに合わせて、一般的な閉鎖式導尿バッグか、レッグバッグ（大腿部か下腿部に装着するタイプの蓄尿袋）を選択する。
- 全身の清潔に努める。入浴やシャワー浴は、主治医の許可があれば可能である。

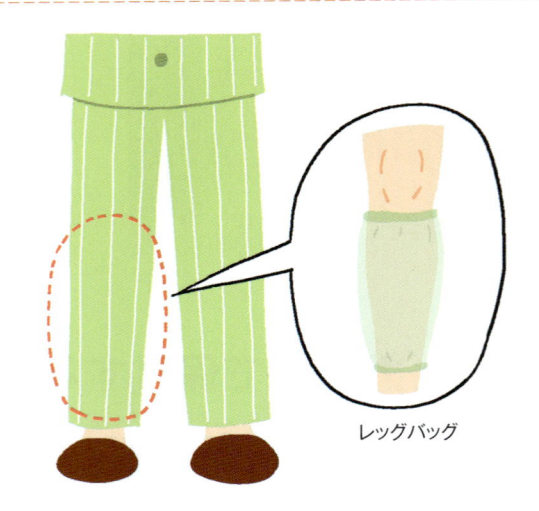

レッグバッグ

> **コツ！**
> **ガーゼ保護時に入浴する場合**
> - 入浴前に、刺入部が濡れないようハイドロコロイドドレッシングに貼りなおす。
> - 入浴後は、刺入部の消毒と固定テープの再固定（濡れて剥がれかけてしまうため）を行う。

Point 2 カテーテルの破損や抜去を防ぐ

- カテーテルが折れたりねじれたりしないように注意する。
- 日常生活では、特に安静にする必要はない。主治医の許可があれば運動や仕事もできるが、腰をひねったり、前屈姿勢をとったりすると、カテーテルが抜ける可能性があるので、無理な体位には注意する。

Point 3 水分摂取を促す

- 1日1,500mLの尿量を確保するため、水分摂取するよう指導する。

Point 4 「異常時の対応」について指導する

- 突然の血尿、混濁、尿量減少、刺入部のガーゼの汚染量の増加、発熱、腰背部が張るなどの症状がある場合、カテーテルが抜けてしまった（または抜けかけている）場合は、すぐに医師の診察を受けるよう指導する。カテーテルが何cm固定なのか把握しておく必要があるのは、そのためである。

こんなときどうする？
在宅患者の場合
- 在宅患者の場合、自分で刺入部の観察やガーゼ交換を実施することはなかなか困難である。家族や近親者の協力が必要になるので、指導を行っていく。

（小川寿恵）

文献
1. 林正：泌尿器ケアのDo&DoNot. メディカ出版, 大阪, 2007：146-149.

Part 1 ナースが行う処置とケア

腎盂洗浄・カテーテル交換

腎盂洗浄は、腎瘻造設患者の尿量低下時や血塊などによる閉塞時に行われる処置です。腎盂の容量が少ないため、腎盂破裂や腎盂外溢流を起こさないように注意して実施する必要があります。

腎盂洗浄

手順1 必要物品を用意する

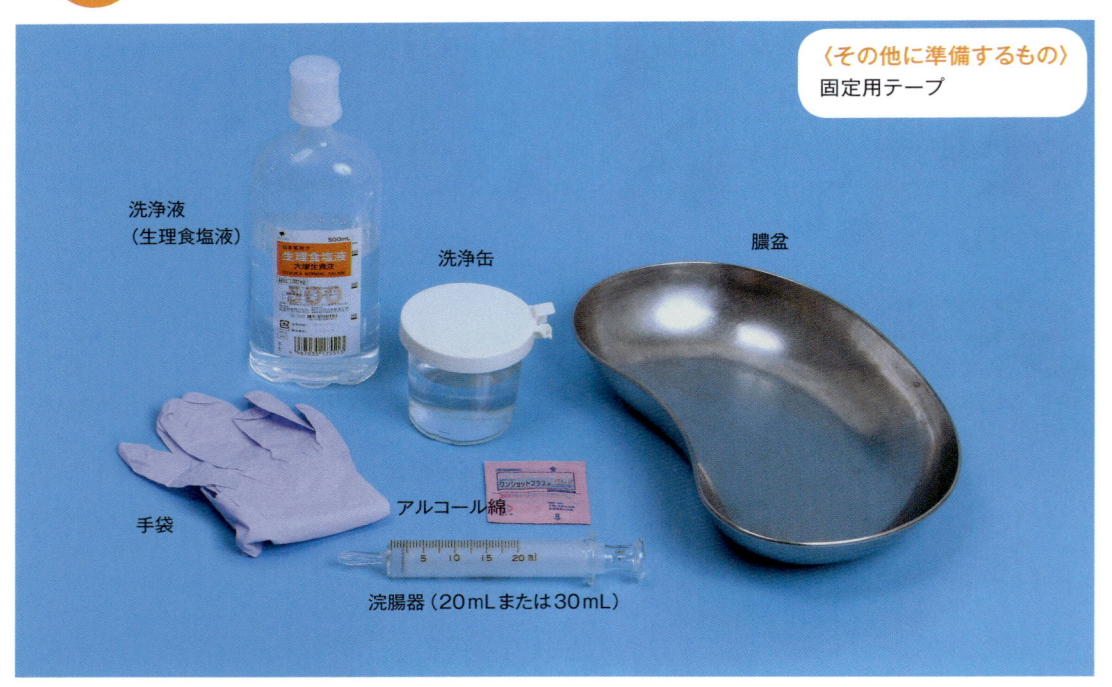

〈その他に準備するもの〉
固定用テープ

- 洗浄液（生理食塩液）
- 洗浄缶
- 膿盆
- 手袋
- アルコール綿
- 浣腸器（20mLまたは30mL）

注意！
- 必ず20mLまたは30mLの浣腸器を使用する。
- 50mLの浣腸器は膀胱用なので、腎盂洗浄時に使用してはいけない。

看護のポイント
- 固定用テープは、あらかじめ患者の皮膚に合わせて選択し、5cm程度に切っておく。

手順 2　患者の体位を整える

- 腹臥位か、患部を上にした側臥位になってもらい、刺入部を露出する。

手順 3　テープと接続を外す

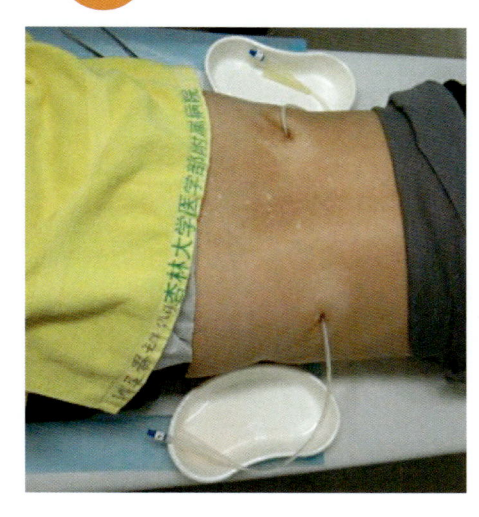

- 接続を外している間、閉鎖式導尿バッグの接続部が不潔にならないように、アルコール綿で覆う。

手順 4　医師が洗浄を行う

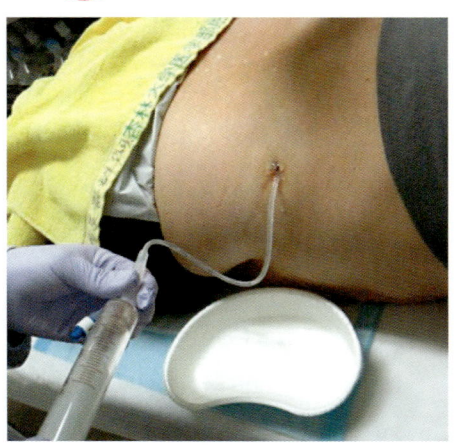

- 腎盂の場合、容量は5～8 mLと少量のため、生理食塩液を5 mL程度ゆっくり注入した後、ゆっくり吸引する。

手順 5　腎瘻と閉鎖式導尿バッグを接続し、固定する

- 接続部をアルコール綿で清拭して接続した後、刺入部を消毒し、ハイドロコロイドドレッシングを貼る。

カテーテル交換

手順 1　必要物品を準備する

※必要物品は、尿道留置カテーテル管理と同様（→p.2）。

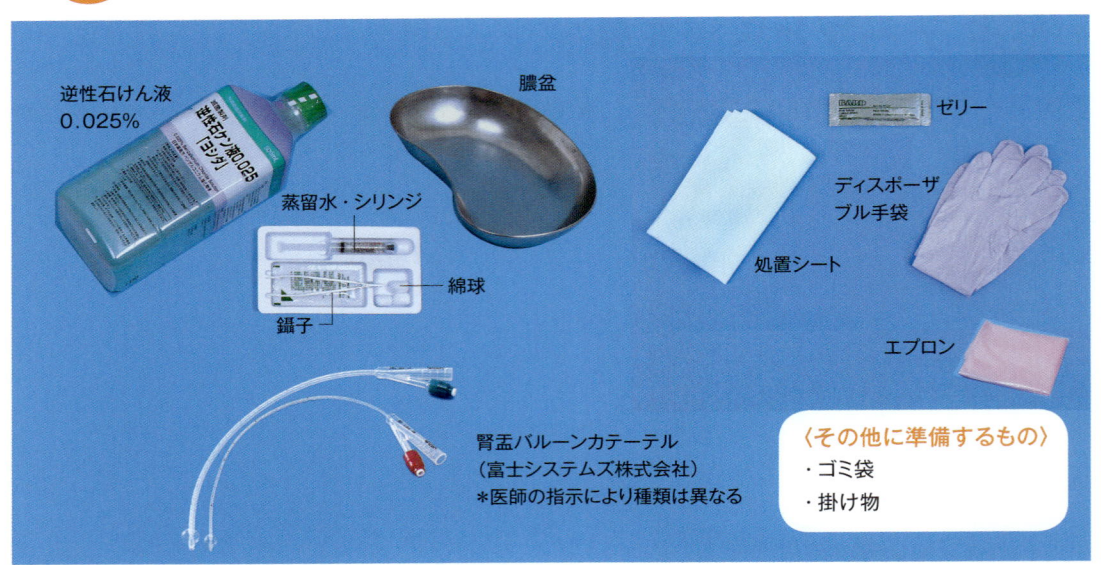

- 逆性石けん液 0.025%
- 蒸留水・シリンジ
- 鑷子
- 綿球
- 膿盆
- 処置シート
- ゼリー
- ディスポーザブル手袋
- エプロン
- 腎盂バルーンカテーテル（富士システムズ株式会社）
  ＊医師の指示により種類は異なる

〈その他に準備するもの〉
・ゴミ袋
・掛け物

> **注意！**
> ● 必要時には、ガイドワイヤーを使用したり、透視下でカテーテル交換を行ったりすることがあるため、医師に確認する。

手順 2　患者の体位を整え、テープと接続を外す

- 腹臥位か患部を上にした側臥位になってもらい、刺入部を露出する。
- 刺入部以外は掛け物で覆う。
- テープと接続を外し、閉鎖式導尿バッグの接続部が不潔にならないようにアルコール綿で覆う。

手順3 医師がカテーテル交換を行う

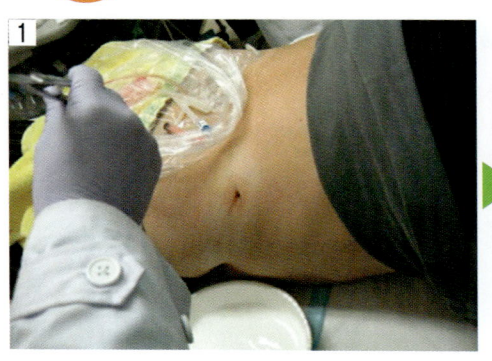

- 医師にシリンジを渡す。
- 医師は、バルーン固定液を抜いてカテーテルを抜去し、逆性石けんを浸した綿球で刺入部を消毒した後、先端にゼリーをつけたカテーテルを挿入する。

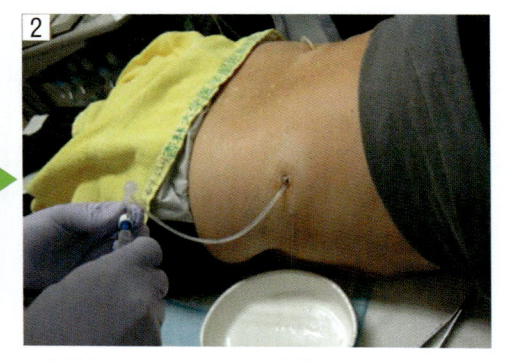

- 医師は、バルーン固定液を注入し、挿入できたことを確認するため、洗浄を行う。

看護のポイント
- カテーテルの種類、挿入の深さ、固定水の量を把握しておくと、抜けかけていないかが判断しやすく、カテーテル交換もスムーズに行える。
- カテーテル挿入時には、押されるような痛みが生じる場合があるため、患者の観察を行い、体を動かさないように声をかける。

手順4 腎瘻と閉鎖式導尿バッグを接続し、固定する

- 接続部をアルコール綿で清拭し、接続する。
- 刺入部を消毒し、固定する。

手順5 次回の受診について患者に説明する

- 腎盂バルーンカテーテルは、外来にて2〜4週間ごとに交換する。
- 定期受診を忘れないよう、患者に指導する。

（小川寿恵）

文献
1. 林正：泌尿器ケアのDo&DoNot. メディカ出版, 大阪, 2007：151-153.

Part 1 ナースが行う処置とケア

自己導尿の指導

尿道口からカテーテルを挿入して人工的に排尿する方法が自己導尿です。尿意があっても尿が出しきれない場合（前立腺肥大や前立腺がんなど）や、神経損傷や神経因性膀胱などで尿を出しきれない場合（糖尿病、二分脊椎、直腸・子宮の術後など）に行われます。自己導尿は、①膀胱内の残尿をなくして膀胱内の炎症や感染を予防する、②水腎症や腎機能障害を予防する、③患者や家族などのQOLを向上させる、といった目的で行われます。

手順1 排尿回数と排尿時間を決める

①排尿回数は「1回の排尿量が300〜400mL」として考える

- 正常では、1日約1,000〜1,500mL程度の排尿があるといわれている。
  - 1回排尿量300mLと考えた場合：1,500mL（1日正常量）÷300mL（1回排尿量）となり、1日約5回の導尿が必要ということになる。
  - 1回排尿量400mLと考えた場合：1,500mL（1日正常量）÷400mL（1回排尿量）となり、1日4〜5回程度の導尿が必要ということになる。

②排尿時間は「排尿量や生活スタイルに合わせて変更可能」である

- 正常では、夜間帯0〜2回を含め、1日約8回までが正常とされている。
- 起床時と就寝時には必ず排尿するようにし、それ以外は仕事・学校の休憩時間や帰宅直後など、患者や家族の生活リズムを崩さないように配慮しながら排尿時間を設定する。

こんなときどうする？
自尿が少し出る場合
- 先に自尿をしてもらい、その後、自己導尿で1回量が300〜400mLになるように導尿する。
- あまり厳密に時間を設定せず、排尿量などを考慮しながら導尿時間を設定する。

コツ！
- 排尿回数や排尿時間・尿量を正しく知るには、排尿日誌を3日間（連日でなくてもよい）記載してもらうと、尿量や排尿状況などが分かりやすく、排尿回数を決めやすい。

排尿日誌

日付：__年__月__日（　）　氏名：_____
就寝時間：__時__分　起床時間：__時__分

時刻	排尿量（mL）	尿意	尿漏れの量（mLまたは程度）	漏れた状況（その他でも）	水分摂取量（mL）とその種類
6:00					
7:00					
8:00					
9:00					
10:00					
11:00					
12:00					
13:00					
14:00					
15:00					
16:00					
17:00					
18:00					
19:00					
20:00					
21:00					
22:00					
23:00					
24:00					
1:00					
2:00					
3:00					
4:00					
5:00					
合計	回数　回　排尿量　mL	回	mL		飲水量　mL

尿意：強い尿意は●、通常の尿意は〇、特に尿意がなくて排尿し（尿漏れ）た場合は×を記入
尿漏れ：可能なら量を計測。または多量は●、中等量は◎、少量は〇と表現
水分摂取量：食事以外の飲み物。種類（例：水、日本茶、コーヒー、ジュースなど）量を記入

杏林大学医学部付属病院で使用しているもの

| 手順 2 | 必要物品を準備する |

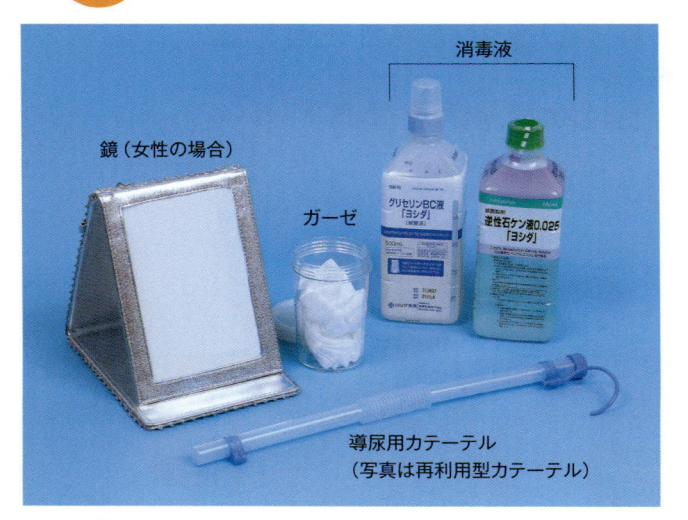

消毒液
鏡（女性の場合）
ガーゼ
導尿用カテーテル
（写真は再利用型カテーテル）

看護のポイント

● 使い捨てカテーテルを用いる場合もある。

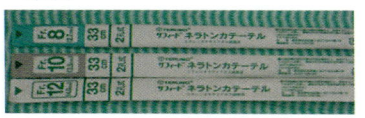

● 床上排泄の場合は尿器も用意する。
女性用
男性用

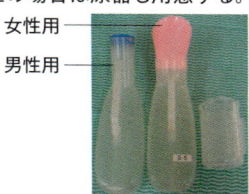

| 手順 3 | 患者に説明し、準備を行う |

自己導尿の方法：男性
1. 用意するもの
　セルフカテーテル
　（サイズ：　　　）
　セルフカテーテル用消毒液（グリセリンBC液「ヨシダ」）
　陰部用消毒綿（コットン・0.025％逆性石けん液）
　（鏡・尿器［その代わりになるもの］）
2. 方法
① 無理しない程度に、自分で排尿してみます。
② 石けんで手を洗いましょう。
③ 洋式トイレ（または椅子など）に腰をかけます。
④ 右手（利き手）で消毒綿を持ち、左手（逆の手）でペニスを体に対して直角になるように持ち、尿道口から「の」の字を書くように亀頭を外側に向かって消毒します。
⑤ カテーテルを取り出し、右手（利き手）でカテーテルの先端を鉛筆を握るように持ちます。ペニスを持ち上げるようにして尿道にカテーテルを挿入します。
⑥ カテーテルの先端を便器（または尿器）に垂らし、キャップを抜き取り尿を出します。
キャップが外しにくい場合は、カテーテル挿入前にとってもかまいません。
尿が出なくなったら、最後は手で下腹部を圧迫し尿が膀胱に残らないようにしましょう。
⑦ 終わったらカテーテルをゆっくり抜きます。
逆流しないように、下向きのままに抜きましょう。
⑧ 使用後のカテーテルは、水道水で洗い流し、ケースに保管します。

男性用パンフレット

自己導尿の方法：女性
1. 用意するもの
　セルフカテーテル（サイズ：　　　）
　セルフカテーテル用消毒液（グリセリンBC液「ヨシダ」）
　陰部用消毒綿（コットン・0.025％逆性石けん液）
　（鏡・尿器［その代わりになるもの］）
2. 方法
① 無理しない程度に、自分で排尿してみます。
② 石けんで手を洗いましょう。
③ 洋式トイレ（または椅子など）に腰をかけます。
④ 足を開き、尿道口が見えるように鏡の位置に合わせます。
慣れたら鏡は使わなくても結構です。
⑤ 右手（利き手）で消毒綿を持ち、左手（逆の手）で外陰部を広げ、前から後ろへ消毒します。
⑥ カテーテルを取り出し、右手（利き手）でカテーテルの先端を鉛筆を握るように持ちます。
尿道にカテーテルを5～6cm挿入します。やや上向きに挿入しましょう。
⑦ カテーテルの先端を便器（または尿器）に垂らし、キャップを抜き取り尿を出します。
キャップが外しにくい場合は、カテーテル挿入前にとってもかまいません。尿が出なくなったら、最後は手で下腹部を圧迫し尿が膀胱に残らないようにしましょう。
⑧ 終わったらカテーテルをゆっくり抜きます。
逆流しないように、下向きのままに抜きましょう。
⑨ 使用後のカテーテルは、水道水で洗い流し、ケースに保管します。

女性用パンフレット

杏林大学医学部付属病院で使用しているもの

● 説明用紙（男性用・女性用パンフレット）をもとに、導尿の目的・方法・注意点を説明する。
● 必要物品を使いやすい位置に配置する。

Check 説明のポイント

● 膀胱にたまっている尿を出すことが一番大切である。手洗いやカテーテル操作が多少不潔操作になっても導尿を実施することが大切である。

● 手洗いができない場合は、尿道口を消毒するガーゼや清浄綿で手を拭く。消毒するガーゼや清浄綿がない場合は、ティッシュペーパーやタオルなどで、手と尿道口を拭く。

● 消毒用ガーゼは作りすぎない。1週間に1回は容器も中性洗剤で洗浄し、よく拭いたり乾かしたりして新しい消毒用ガーゼを作る。

● カテーテル用消毒潤滑剤は、少なくなったら継ぎ足して使用する。また、1～2日ごとに中身を破棄して容器を中性洗剤で洗浄し、新しい消毒潤滑剤を入れて使用する。

● 寝たきりの患者以外は、トイレに座って行うほうが、開脚も容易で実施しやすい。

手順 4 自己導尿を行ってもらう

①石けんと流水で手を洗い、尿道口を消毒用ガーゼで拭く

②カテーテルを取り出し、必要時は潤滑剤を塗布する
- 再利用型カテーテルは容器から出す。
- 使い捨て用カテーテルは、必要時カテーテルの先端に潤滑剤を塗布する。

③尿道口にカテーテルを挿入する

男性の場合 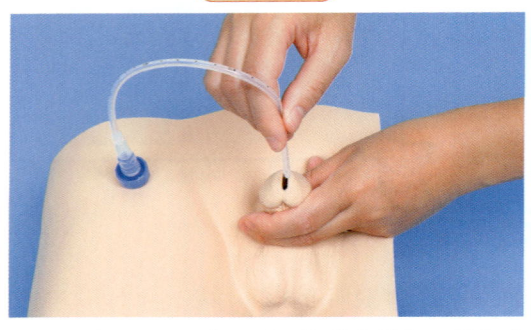
- 利き手でないほうの手で陰茎を持ち、利き手でカテーテルを挿入する。
- 約10cmカテーテルを挿入すると、尿が出る。

女性の場合 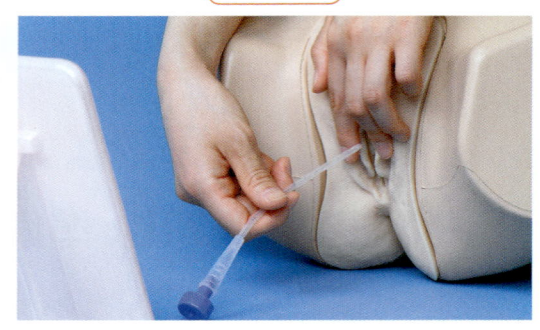
- 尿道口がわからない場合は、利き手でないほうの指や鏡で尿道口を確認しながら、利き手でカテーテルを挿入する。
- 約4cmカテーテルを挿入すると、尿が出る。

④キャップを外す（再利用型カテーテルの場合）

男性の場合

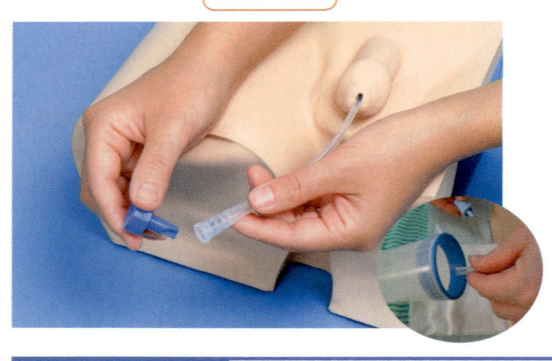

女性の場合

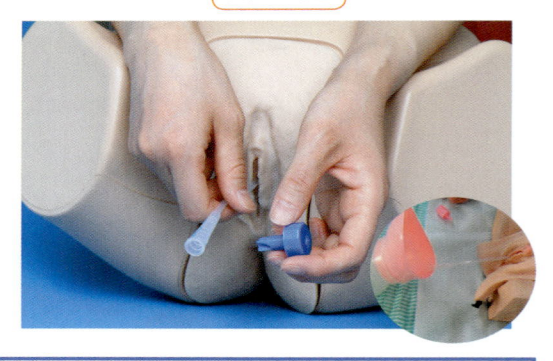

> **看護のポイント**
> - 途中で尿が出なくなった場合は、少しカテーテルを深く入れたり、浅く抜いたり、回転させたりする。

⑤排尿が終了したらカテーテルを抜く
- 完全に排尿が終わるのを確認した後、ゆっくりカテーテルを抜く。

手順5　後片づけをする（再利用型カテーテルの場合）

- カテーテルは、流水で洗浄した後、キャップを閉めて容器に戻す。流水での洗浄ができない場合は、消毒用ガーゼや清浄綿（なければティッシュや布）で清拭した後、容器に戻す。
- カテーテルの容器内の消毒潤滑剤が少なくなっていたら、継ぎ足す。
- 尿の性状・量を確認し、衣服を整え、手洗いして終了となる。

> **こんなときどうする？**
>
> **尿が出てこない場合**
> - カテーテルが膀胱内に入っていない可能性があるので、カテーテルを深く入れる。
> - 女性では、腟に誤挿入されている可能性があるので、尿道口を確認する。
>
> **出血している場合**
> - カテーテル挿入時に尿道を傷つけた可能性がある。
> - すぐに止まれば問題はないが、出血が続くようなら、医師へ相談する。
>
> **発熱がある、または尿が濁っている場合**
> - 尿路感染の可能性があるので、1日1,000mL以上の水分を摂取する。
> - 38℃以上の発熱なら、医師へ相談する。

（平山千登勢）

文献
1. 西村かおる編著：排泄ケアワークブック. 中央法規出版, 東京, 2004：110-113.
2. 田中秀子, 溝上裕子監修：失禁ケアガイダンス. 日本看護協会出版会, 東京, 2007：61, 314, 322, 73, 314.

Part 1　ナースが行う処置とケア

尿失禁ケア

> 排尿機能が正常であれば、特に努力せずとも無意識の状態で尿を膀胱に保持（蓄尿）し、尿意を覚えたとき、または尿意を覚えなくとも意識的に尿を排出（排尿）することができます。尿失禁は、これらの機能が損なわれた状態（自分の意志とは関係なく尿が漏れてしまう）により社会的・衛生的に支障を生ずるものと定義されています。
> 尿失禁は、①腹圧性尿失禁、②切迫性尿失禁、③溢流性尿失禁、④機能性尿失禁の4つに大きく分類されます。患者が尿失禁を訴えてきた場合、まずはどの種類の尿失禁であるのか、検査や問診でアセスメントし、適切なケアを提供する必要があります。

Check　蓄尿・排尿のメカニズム
※詳細は口絵p.xi参照

蓄尿
- 蓄尿には、交感神経が作用する。
- 腎臓でつくられた尿は、左右の尿管を通り、膀胱に集まる。
- 膀胱では、平滑筋（自分の意思では動かせない筋）が広がり、平均150～300mLの尿をためる。
- 蓄尿中は、尿が漏れないように、尿道括約筋で尿道を強く締めている。

排尿
- 排尿には、副交感神経が作用する。
- 膀胱内に尿が150～300mLたまると、「排尿準備OK」の情報が、脊髄を通って橋にある排尿中枢と大脳に伝わり、尿意を認識する。
- 大脳の排尿命令は、延髄・脊髄を経由して膀胱・尿道に伝わり、膀胱の収縮と尿道括約筋の弛緩が起こり、排尿される。

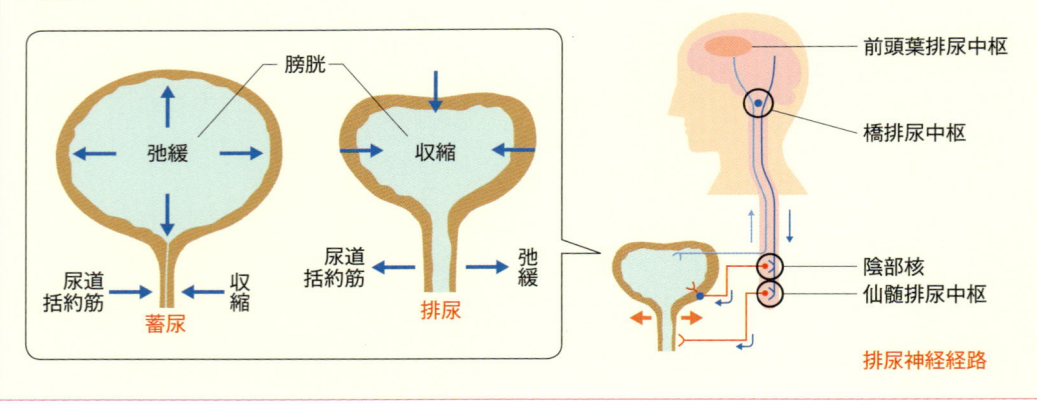

看護のポイント　尿失禁に関連した各種検査

- **尿検査**：血尿や尿路感染の有無、細胞診で腫瘍の有無を確認する。
- **排尿日誌**：排尿、失禁状況や尿意の有無を確認する。
- **尿流測定（ウロフロー）**：尿の勢い、排尿時間、排尿量、尿の出方を見る。
- **残尿測定**：下腹部のエコーを行い、膀胱内の残尿の有無を見る。
- **ストレステスト**：尿がたまった状態で内診し、咳・いきみに同調した漏れ、尿道可動の有無を見る。
- **パッドテスト**：500mLの水を飲んで膀胱を尿のたまった状態にし、尿失禁を誘発する一連の動作を行い、尿パッド重量の変化で尿失禁を測定する。
- **膀胱内圧検査**：膀胱に一定速度で生理食塩液を注入し、蓄尿能と排尿筋の自発的収縮の有無で排尿能を見る。

尿失禁の分類とケア

※詳細はPart3のp.146参照

種類	特徴	背景　基礎疾患	行われるケア
腹圧性尿失禁 尿道抵抗が低下するため、腹圧によって膀胱内圧が上昇したとき、膀胱収縮を伴わずに腹圧がかかると尿意を伴わずに尿が漏れる状態	●咳やくしゃみで漏れる ●残尿はない ●座位や就寝時には漏れない	●女性：中高年、骨盤底筋の脆弱化（分娩や加齢に伴うゆるみ） ●男性：前立腺手術後（前立腺が摘除され、膀胱が広がり、尿道の上部や膀胱頸部、尿道括約筋が傷つくことによる）	●減量指導：肥満は、腹圧性尿失禁の悪化要因 ●腹圧の原因除去（便秘予防、咳・くしゃみを減らす、禁煙指導、アレルギー性鼻炎や呼吸器疾患の治療など） ●骨盤底筋体操 ●失禁装具の紹介
切迫性尿失禁（過活動膀胱） 蓄尿時に急に起こる強い尿意（尿意切迫感）を伴う不随意的な膀胱収縮が起こり、尿が漏れる状態	●尿意切迫感が強く、がまんできずに漏れる ●寒冷、水仕事、水の音で誘発される ●頻尿を伴うことが多い	●感染や結石 ●腫瘍による刺激 ●脳血管障害やパーキンソン病など排尿伝達経路の障害	●生活指導：多飲多尿になっていないか確認。利尿作用があり頻尿の原因となるもの（カフェインやアルコールなど）の制限 ●膀胱訓練：排尿計画を立て、排尿間隔を徐々に伸ばすことで膀胱許容量を多くする ●失禁装具の紹介 ●骨盤底筋体操
溢流性尿失禁 尿の排出障害のため、膀胱から尿を排泄できず、膀胱内の顕著な残尿により常に膀胱が充満した状態となり、膀胱内の尿が少しずつ漏れる状態	●排尿困難のため膀胱にたまりすぎた尿が尿道抵抗を超えて漏れる ●多量の残尿あり ●放置すると、尿路感染や水腎症・腎不全の原因となる	●前立腺肥大・前立腺腫瘍などによる尿道狭窄 ●骨盤内臓器（子宮や直腸）の術後 ●糖尿病、脊椎損傷などによる神経因性膀胱	●膀胱留置カテーテル留置 ●自己導尿(clean intermittent catheterization：CIC) ●膀胱瘻造設 ●腎瘻造設
機能性尿失禁 膀胱尿道機能に関係なく、正常な場所（トイレ）で正常な排泄行動ができない、もしくは困難なために尿失禁してしまう状態	●膀胱・尿道機能は正常 ●手足や運動機能に障害があり、排尿動作がうまくできない ●大脳機能障害による判断力低下で、排尿動作や判断がうまくできない	●認知症 ●身体運動障害 ●ADL低下	●排尿誘導 ●環境整備 ●食事や飲水量、内服薬の調整 ●尿路感染症、スキントラブルの予防 ●失禁装具の紹介

● 上記の他に、反射性尿失禁（尿意がなく、不規則に漏れるもの。脊椎損傷による神経因性膀胱）もある。反射性尿失禁は、水腎症などの原因となる

Point 1 「骨盤底筋体操」指導のコツ

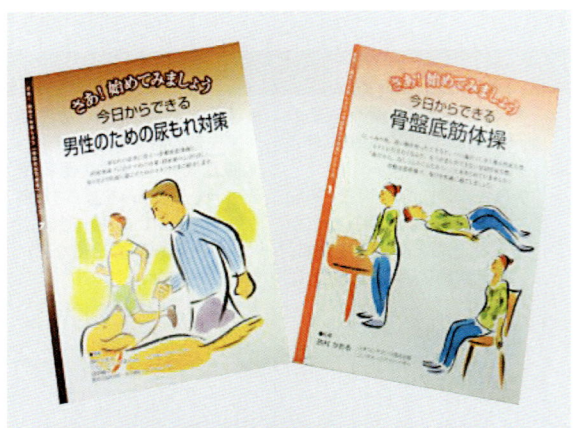

- 骨盤内臓器を支える骨盤底筋群の脆弱化により腹圧性尿失禁が悪化するため、体操により骨盤底筋の強化に努める。
- 男性の前立腺の手術（前立腺全摘術、HoLEP[*1]、TURP[*2]など）による尿失禁の場合、手術後創の痛みがなくなったら骨盤底筋体操の指導を始めている。
- 視覚的にもわかりやすいようパンフレットを用いて、確実に行うことができるよう指導する。効果が現れるまで1〜3か月かかるため、根気よく続けることを説明する。

男性用…西村かおる監修：さあ！始めてみましょう　今日からできる　男性のための尿もれ対策．大鵬薬品工業

女性用…西村かおる監修：さあ！始めてみましょう　今日からできる　骨盤底筋体操．ユーシービージャパン

（杏林大学医学部付属病院で採用しているパンフレット）

看護のポイント　指導の方法

①患者に仰向けに寝てもらい、膝を立てる。
②看護師は陰嚢の裏側の付け根を指で軽く抑え、この部位を意識するように伝える。もう一方の手は腹部に軽く置いて腹筋に力が入っていないことを確認する。
③体が緊張しているとうまく締めることができないので、まずは余分な力を抜いてもらう。また「締めます」「ゆるめます」などの体操の声かけを行う。
- 不必要な部分に力が入ってしまう患者が多いので、骨盤底筋のみを意識できるよう説明しながら行う。

Point 2 「失禁装具」紹介のコツ

- 失禁装具は、失禁量、ADL、ライフスタイル（立ち仕事、長時間トイレに行けないなど）、本人の希望に合わせ、適切な装具を選択し、使用方法を説明する。

代表例

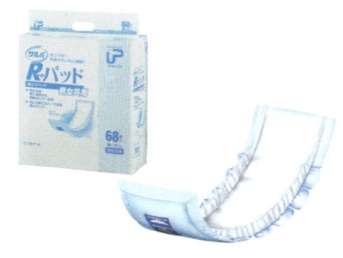

P.UサルバRパッド男女共用（白十字株式会社）

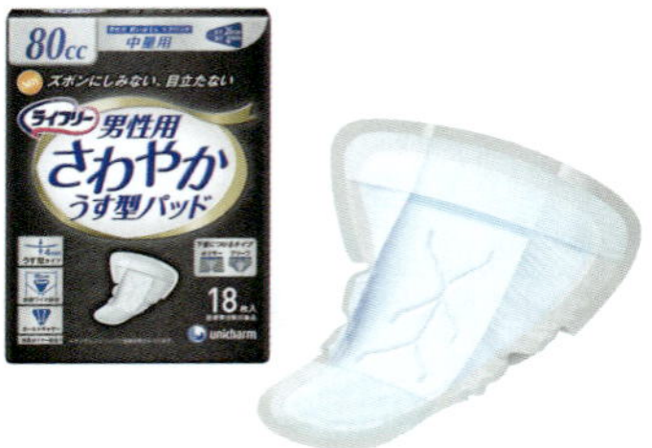

ライフリーさわやかパッド男性用80cc（ユニ・チャーム株式会社）

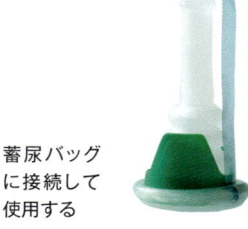

蓄尿バッグに接続して使用する
コンビーン®セキュアーE（コロプラスト株式会社）

Point 3 「排尿日誌」の活用

様の排尿チェック表　オムツ　g

日時	時間	尿意の有無	自尿	漏れの量
月　日	時　分	あり、またはなし	mL	g

杏林大学医学部付属病院で使用しているもの

- 排尿日誌は、24時間の排尿状態(排尿時間・量・失禁の有無・随伴症状など)を記録するものである。
- 日々の排尿状態が記録されることで、患者は自分の排尿の状態やパターンがわかるようになる。

Point 4 スキントラブル発生後のケア

予防的スキンケアの使用物品

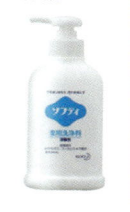

洗浄剤　　保湿剤

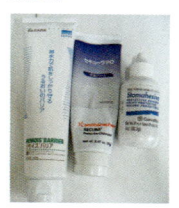

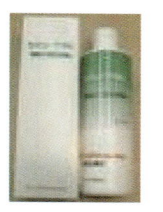

- 必要時、撥水剤や被膜剤を使用する

看護のポイント

- 皮膚障害がある場合は、皮膚保護剤などを使用する。

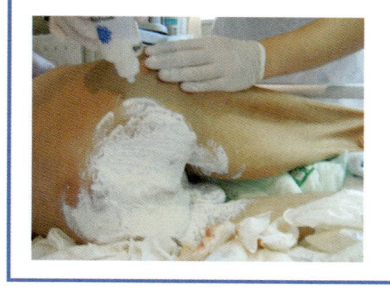

- おむつやパッドの長時間装着に伴う浸軟や細菌感染、感染尿などの化学的刺激物の付着が加わることで皮膚障害が発生する。そのため尿を付着させないように予防的スキンケアを徹底する。
- スキントラブルの原因が排泄物の接触による発赤なのか、細菌感染を伴うものなのかのアセスメントが必要となる。
- 細菌感染が疑われる場合は、主治医に報告し、症状や原因に応じた感染コントロールの治療を行う。

(庭山由香、嘉村有美)

文献
1. 高崎良子：おむつかぶれ. 泌尿器ケア2009；14：10-43.
2. 庭山由香：尿失禁患者のスキントラブルの予防と発生後ケア. 泌尿器ケア2012；17：16-20.

*1　HoLEP(holmium laser enucleation of the prostate)：経尿道的ホルミウムレーザー前立腺核出術
*2　TURP(transurethral resection of prostate)：経尿道的前立腺切除術

Part 1 ナースが行う処置とケア

術創管理・ドレーン管理

手術後の創部管理、術後に挿入されたドレーンの管理は、腎・泌尿器ケアでも重要です。感染を起こさず、合併症の早期発見・治療が可能となるよう、注意深く観察・ケアしていくことが求められます。

術創管理（創部ドレッシング）

なぜ行う？ 創部ドレッシングの目的
- 周囲からの細菌汚染防止
- 滲出液の吸収
- 外界からの外傷や摩擦の防止
- 再上皮化の促進

Check 創傷治癒には2種類ある
- 一次治癒：手術によって創部を縫合し、一時的に閉鎖されて治癒するもの
- 二次治癒：縫合閉鎖できず、解放創のまま治癒過程を進めるもの。感染した創の治癒の場合に適応される

Point 1 術後48時間は創を被覆するのが原則

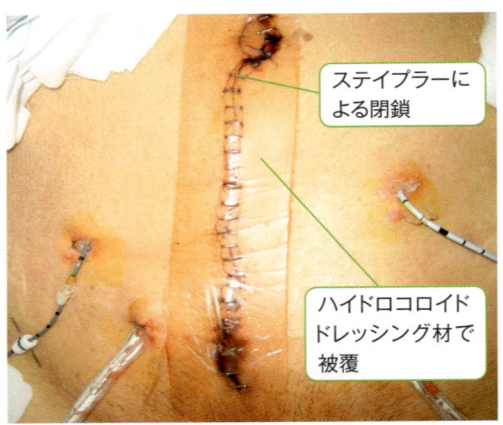

ステイプラーによる閉鎖

ハイドロコロイドドレッシング材で被覆

- 手術創は、手術終了時に縫合糸やステイプラー、テーピングによって一時的に閉鎖する。これは「一次閉鎖創」といわれ、6～24時間で閉鎖し上皮で覆われる。
- 手術後、ハイドロコロイドドレッシング材を被覆した状態で創を観察し、滲出液や出血の漏出がなければ、48時間は貼付したままにする。

Point 2 術後48時間以降は創の被覆・消毒は不要

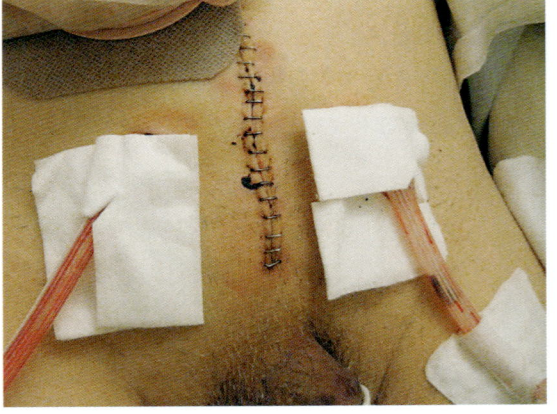

- 48時間以内には皮膚のバリア機能が再開されるため、その後、創の被覆や消毒は不要となる。

ドレーン管理

> **なぜ行う？** ドレナージの目的
> - 予防的ドレナージ：体腔や死腔に挿入して、滲出液の貯留を予防し、感染を防ぐ。
> - 情報的ドレナージ：術後の出血、滲出液の貯留、膿瘍の有無、縫合不全の合併症を発見する。
> - 治療的ドレナージ：滲出液や膿の排出、創部の洗浄、薬剤の注入を行う。

Point 1　泌尿器科手術におけるドレーン留置部位を把握する

前立腺全摘術後

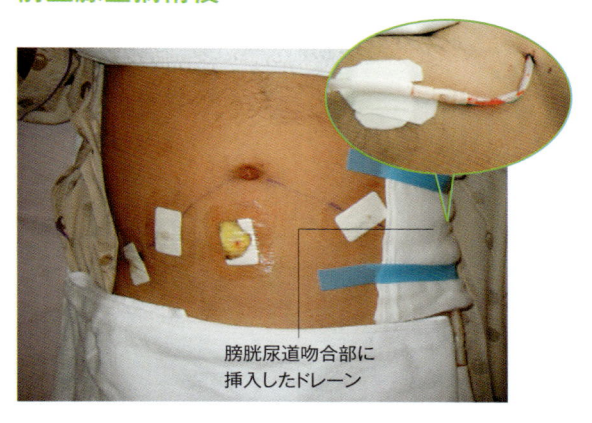

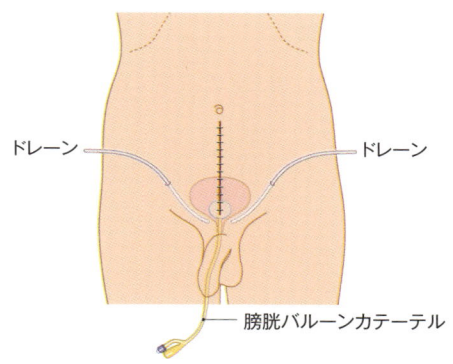

膀胱尿道吻合部に挿入したドレーン

ドレーン／ドレーン／膀胱バルーンカテーテル

- 骨盤底に2本挿入し、1本は2～3日で、もう1本は2週間後の膀胱造影でリークがなければ抜去することが多い。

膀胱全摘・回腸導管術後

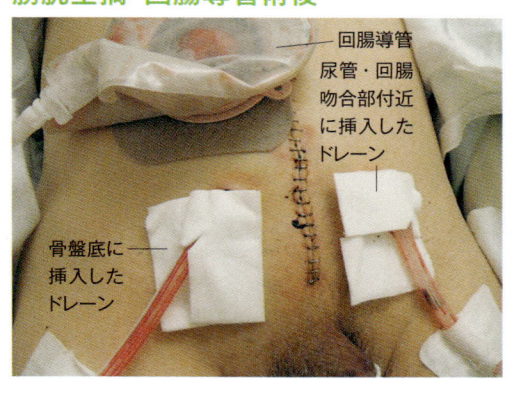

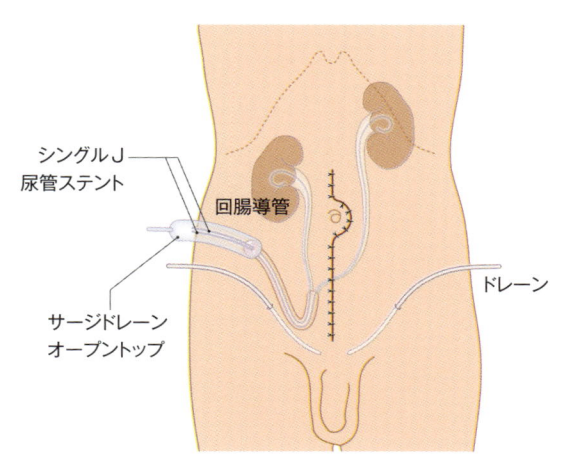

回腸導管 尿管・回腸吻合部付近に挿入したドレーン

骨盤底に挿入したドレーン

シングルJ尿管ステント／回腸導管／サージドレーンオープントップ／ドレーン

腎摘出術後や腎部分切除術後

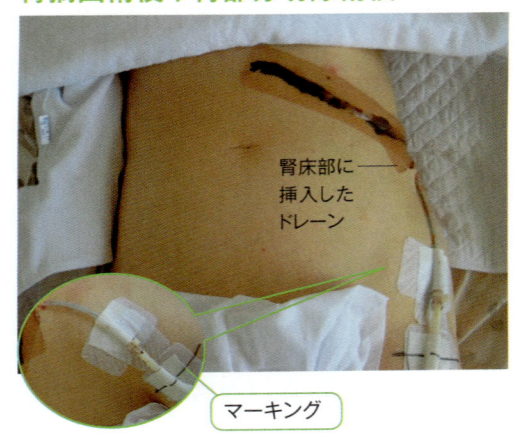

腎床部に挿入したドレーン

マーキング

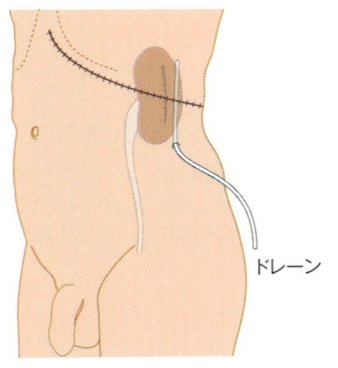

腎部分切除では、以下の2点に注意する。
- 腎からの再出血に注意が必要。
- 5～6日後に抜去することが多い。

ドレーン

副腎摘出術後

腎上極

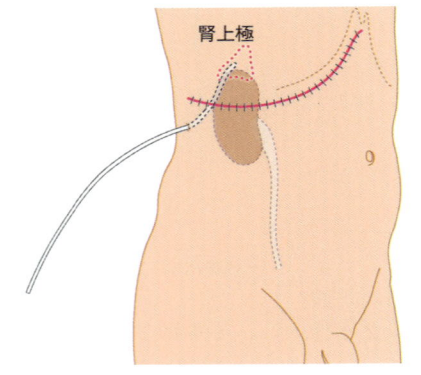

腎上極にドレーンを挿入

尿管部分切除後

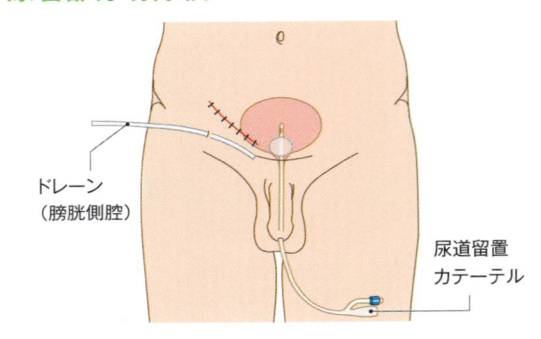

ドレーン（膀胱側腔）

尿道留置カテーテル

尿管吻合部にドレーンを挿入

Point 2 ドレーン挿入部や排液性状の正常・異常を把握する

①正常な排液
- ドレーンからの排液色は通常、血性→淡血性→漿液性と変化する。

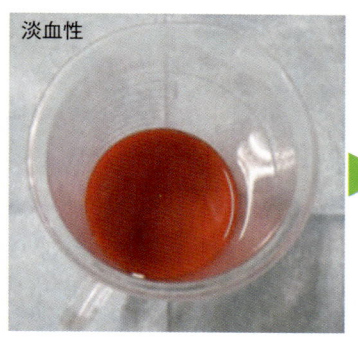

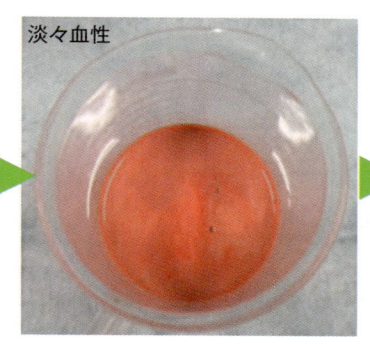

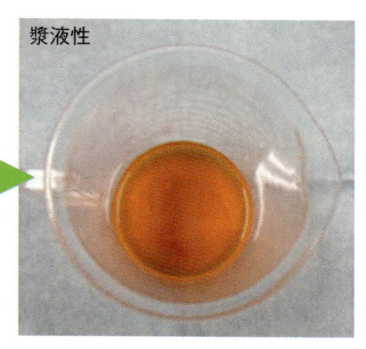

淡血性 → 淡々血性 → 漿液性

②異常な排液
- 出血、リンパ漏、尿の排出などが見られたら、異常ととらえる。
- 術後5～6時間経過後、排液量が50mL/時である場合と排液の性状が漿液性から血性に変化した場合、術後出血を示唆する。

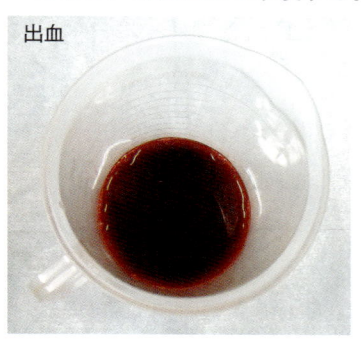

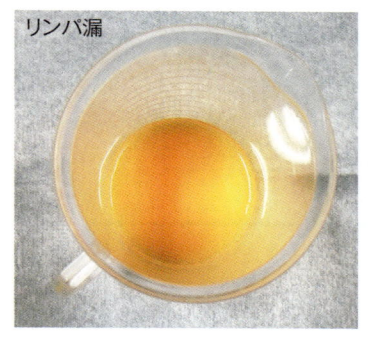

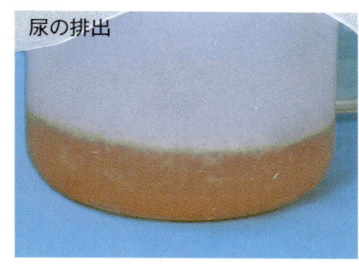

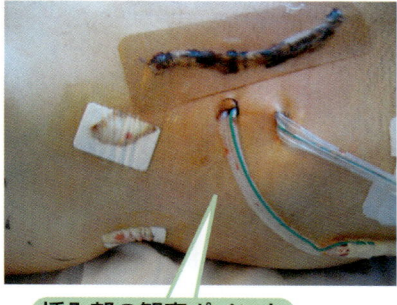

出血　リンパ漏　尿の排出

挿入部の観察ポイント
- 深さ・埋没・抜去の有無
- 挿入部からの滲出液の有無
- 挿入部周囲の皮膚の状態
- テープ固定の状態
- マーキング部位

看護のポイント
- 排液量がドレーンの挿入臓器、創の大きさ、病変に対する予測と著しく異なる場合には数日間の量とバランスを計算する。
- 前立腺全摘除術、尿路変向術、腎部分切除術などの尿路が開放される手術で、排液が数百mL/日流出している場合や、アンモニア臭がある場合は吻合部から尿が流出している可能性がある。リンパ液か尿かを鑑別するため、排液中のクレアチニンやカリウムの測定を行う。
- 回腸導管造設術後や腸管操作の手術後、排液が便臭を帯びてきたり、食物残渣が混入したりする場合は消化管穿孔や縫合不全を疑う。
- 排液が膿汁様の場合、細菌感染を考えて細菌培養を行い、感染徴候の観察、抗菌薬の検討を行う。

Point 3 標準化された方法で固定・マーキングを行う

①固定
- テープ固定は1か所とする。
- 最初の一枚目を皮膚に貼り、次に茎を作るようにΩ状にチューブを止め、最後に割を入れたテープで下方から固定する。

固定テープの貼付・貼り替え時期
- 最初のテープ貼用は、基本的には手術より帰室時に、医師と看護師で行う。
- 固定テープに貼った日付を記入する。原則として3日ごとに貼り変えるが、剥がれていたらすみやかに貼り替える。
- 浮腫などで皮膚が脆弱化している場合は、皮膚保護材を塗布してからテープを貼用し、剥離する際には剥離剤を用いる。

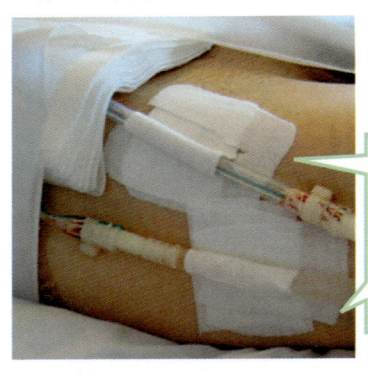

固定のポイント
固定前に皮膚を清潔にする。
必要に応じ、貼付日を記入。
マーキングの部位が見えるように固定。

看護のポイント
- ドレーンには、縫合糸がかかっていない場合や、縫合糸がゆるむ・切れる場合があり、挿入部で自由に動くリスクがある。また、体動、滲出液によるテープ汚染により、固定テープがゆるみ、ドレーンが牽引されるリスクもある。そのため、当院では、ドレーン管理（観察・固定・マーキングなどの方法）を標準化している。
- 一般病棟では、清拭時や状態観察時などに、受け持ち看護師が固定・マーキング・排液状況などを確認し、記録に残す。

②マーキング

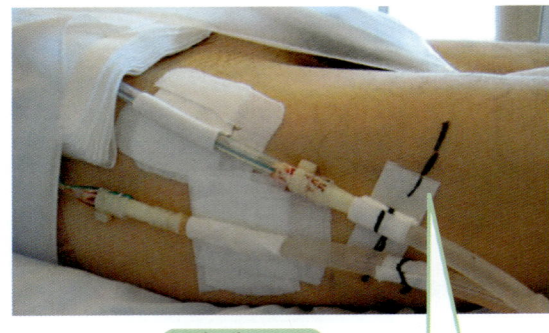

観察ポイント
・テープのゆるみ、汚染の有無
・マーキング位置のずれ、または消えかかっていないか
・不自然な排液の増減がないか

- マーキングは、1か所とする。
- ドレーン刺入部に貼用されているドレッシング材、または、ガーゼとドレーン固定テープの中間の皮膚に、油性ペンでマーキングする。
- マーキングの際、ドレーンチューブが撥水してしまうためエラストポアを巻きつけ、その上からドレーン左右の皮膚を含んでラインを引く。
- マーキング時は、直接皮膚にマーキングするため患者より同意を得る。

③ドレーン管理の患者指導

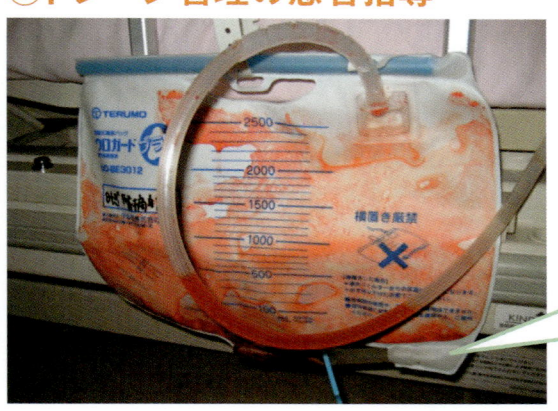

- 以下に示す観察ポイントを伝える。

> **観察のポイント**
> ドレーン接続部の外れやゆるみの有無。
> ドレーンの屈曲、ねじれ、圧迫、たるみの有無。
> 排液バッグがドレーン挿入部より低い位置にあるか。
> 排液バッグが床と平行に保持されているか。

Point 4 抜去時期と抜去後の観察ポイントを把握する

- ドレーンの抜去時期は、目的により異なる。
  - **予防的ドレーン**：出血の場合は48時間程度、縫合不全の場合は1週間程度留置されることが多い。後腹膜腔や骨盤腔等の閉鎖腔の場合、20～30mL／日以下になれば抜去を検討する。腹腔内の場合、腹水などの排出により100mL／日の場合でも性状を確認のうえ、抜去を検討する。
  - **治療的ドレーン**：膿瘍形成されていた腔が消失したことを造影検査などにて監視しながら抜去時期を決める。

（五十嵐麻衣子、甲田すみれ）

文献
1. 武縄淳, 井上幸治, 宗田武他：ドレーン管理についてのなぜ?. 泌尿器ケア2008；13(11)：1113-1119.
2. 矢野友美, 佐藤知子, 伊藤喜世子：ドレーン管理. 泌尿器ケア2006；11(12)：1269-1274.
3. 西山博之：ドレーン管理の基礎知識. 泌尿器ケア2006；冬季増刊：146-150.

Part 1 ナースが行う処置とケア

尿路ストーマケア

尿路ストーマ（人工膀胱）は、尿路の通過障害などがある場合、尿路を体外に誘導して排泄するために造設されます。セルフケアが重要になるため、入院中から、退院後を視野に入れたケアを行うことが重要です。本項では、ストーマサイトマーキング、装具交換、管理のポイントについて解説します。

Check 尿路ストーマの種類

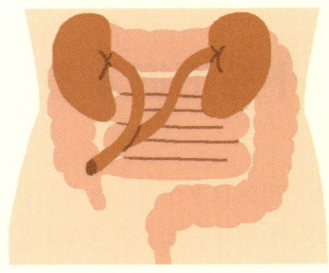

尿管皮膚瘻
- 尿管を直接腹壁に固定するもの
- リスク：ストーマの狭窄、スキントラブル

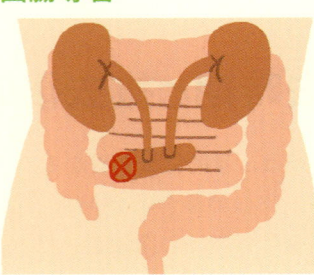

回腸導管
- 切り取った回腸の一部を導管として使用し、腹壁に固定するもの
- リスク：ストーマの狭窄・陥没・突出、スキントラブル

ストーマ装具の種類：単品系装具・二品系装具の特徴

	単品系装具	二品系装具
面板	● やわらかいものが多い ● 袋があるためストーマを直視して装着できない ● 比較的厚みが薄い ● 比較的安価	● 硬いものが多い ● ストーマを直視して装着できる
嵌合部	● なし	● あり
ストーマ袋	● 途中でつけかえられない	● 途中でつけかえが可能

ストーマサイトマーキング

なぜ？ マーキングの目的
- 患者、家族の疾患、治療に対する受け止め方や理解度、不安や葛藤を表出する場とする。
- 術後のイメージづくりを目的とする。
- 患者、家族の生活スタイルや趣味を考慮してストーマ位置を決定する。
- 本人が見ることができ、セルフケアしやすい位置を決める

Column
- 2004年の診療報酬改定により、ストーマサイトマーキングを実施すると、「人工肛門・人工膀胱造設前処置加算」が算定できるようになった。
- ストーマに関する十分な経験を有する常勤の医師と、5年以上急性期看護に従事しストーマに関する適切な研修を修了した常勤の看護師が、術前に実施した場合に算定できることになっている。

手順 1　患者の準備をする

- ストーマ造設の必要性・可動性があることを、医師から説明されているか確認する。
- ストーマ造設後、装具が必要になることを患者が理解しているか確認する。
- ストーマサイトマーキングの実施を担当医師が承諾しているか確認する。
- 術式、切除範囲、造設部位、尿管の長さに余裕があるかなどを医師に確認する。

手順 2　必要物品を準備する

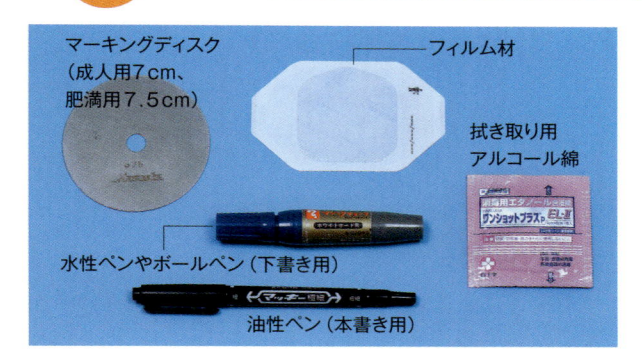

- マーキングディスク（成人用7cm、肥満用7.5cm）
- フィルム材
- 拭き取り用アルコール綿
- 水性ペンやボールペン（下書き用）
- 油性ペン（本書き用）

手順 3　マーキング位置を決定する

クリーブランドクリニックの原則
1. 臍より低い位置
2. 腹部脂肪層の頂点
3. 腹直筋を貫く位置
4. 皮膚のくぼみ、しわ、瘢痕、上前腸骨の近くを避けた位置
5. 本人が見ることができ、セルフケアしやすい位置

大村らによる原則
1. 腹直筋を貫通させる
2. あらゆる体位（仰臥位、座位、側臥位、前屈位）をとって、しわ、瘢痕骨突起、臍を避ける
3. 座位で患者自身が見ることができる位置
4. ストーマ周囲平面の確保ができる位置

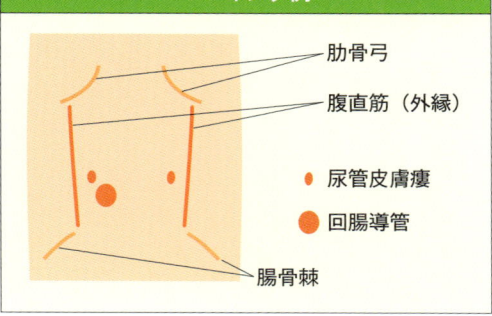

マーキング例
- 肋骨弓
- 腹直筋（外縁）
- 尿管皮膚瘻
- 回腸導管
- 腸骨棘

■回腸導管の場合
- 回腸導管の場合は、回腸を使用するため、右下腹部となる。
- 消化器ストーマと同様に、左記に示す「原則」を使用してマーキングをする。

■尿管皮膚瘻の場合
- 尿管皮膚瘻は、以下に示す2種類の方法がある。
  ① 左右の尿管を左右それぞれ別個に造設する方法
  ② 片側に両方の尿管を合流させて造設する方法：尿管の構造上、右腹部に造設することが多い。

なぜ？　尿管皮膚瘻で複数個所にマーキングする理由
- 尿管の構造上、術後にストーマ傍ヘルニアのリスクがないため、必ずしも腹直筋を貫く必要はない。
- 尿管の長さによって位置が制限されることがあるため、複数の個所をマーキングする。

手順 4　水性ペンなどで仮マーキングをする

①仰臥位で下書きをする

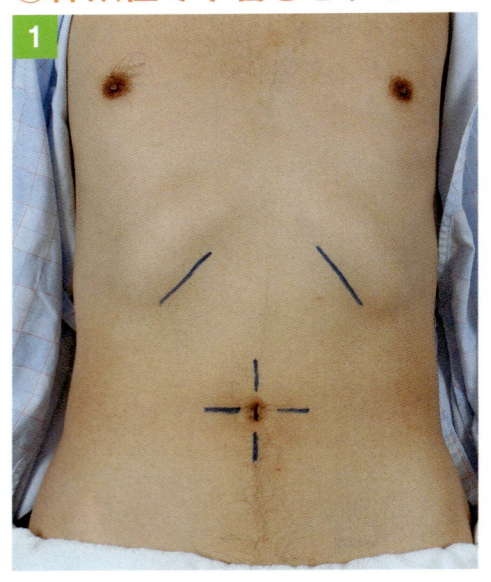

1
- 臍部に、水平線と正中線を引く。
- 肋骨下縁に線を引く。

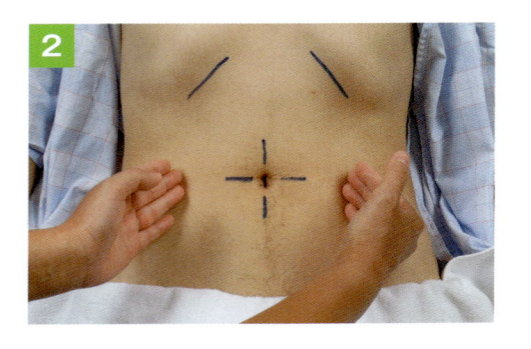

2
- 頭を軽く挙上してもらい、腹壁に対し指を垂直に当てて腹直筋外縁の位置を見きわめる。
- 腹直筋外縁に線を引く。

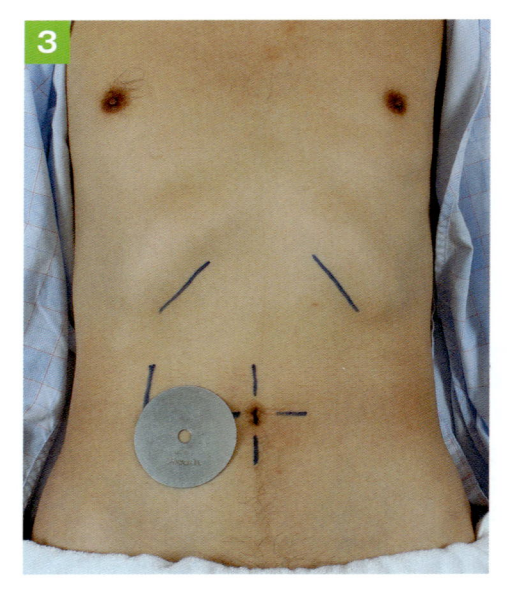

3
- マーキングディスクが安定する位置に、水性ペンで中央に印を付ける。

②座位や前屈位、立位をとってもらい、位置を修正する

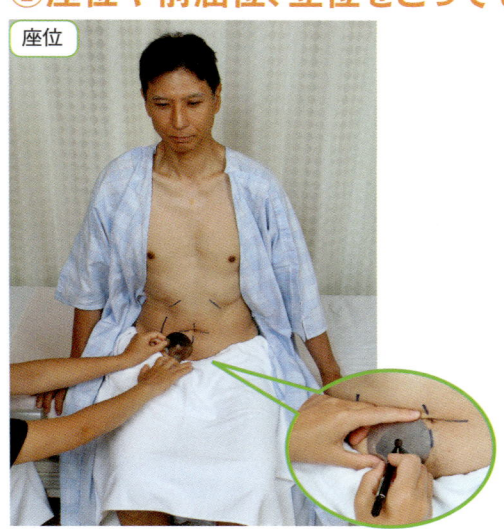

座位

立位

- 座位になり、深いしわや脂肪層の変化を見ながら位置を修正する。
- さらに、前屈位となったときのしわの深さ、平面の変化を確認し、最も安定する位置を見きわめる。

看護のポイント
- 座位をとったとき、マーキングディスクの中央が患者から見える位置であることを確認する。

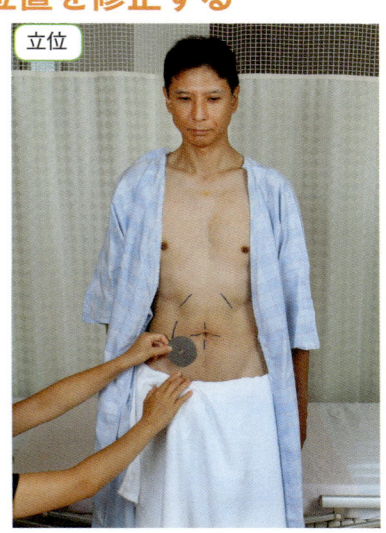

- 仮マーキングした部位が、以下の条件を満たしていることを確認する。
  - ・立位をとったとき、患者が見ることができる位置か
  - ・ベルトラインに当たっていないか

注意！
- 座位と立位でどちらも見えやすく、かつストーマが安定する位置を決定する。

手順5 油性マジックで本マーキングをする

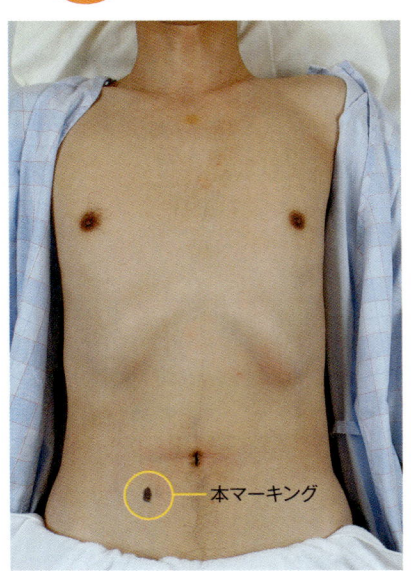

- 油性マジックで本マーキングを行い、医師に位置を確認してもらった後、不要な線を消す。
- 必要時には、マーキング部位が消えないようフィルム材で保護する。

本マーキング

装具交換

手順1 必要物品を準備する

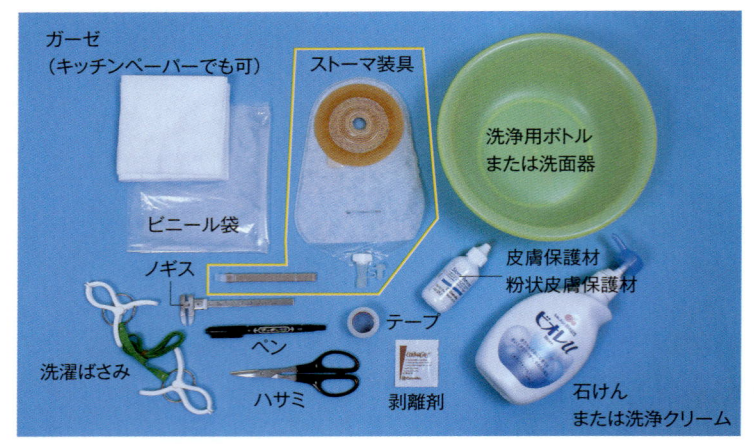

- ガーゼ（キッチンペーパーでも可）
- ビニール袋
- ストーマ装具
- 洗浄用ボトルまたは洗面器
- ノギス
- 皮膚保護材
- 粉状皮膚保護材
- ペン
- テープ
- 洗濯ばさみ
- ハサミ
- 剥離剤
- 石けんまたは洗浄クリーム

〈その他に用意するもの〉
・手袋
・消臭剤

手順2 患者の準備を整える

①装具交換しやすい体勢をとる

- 実施前には、衣服が汚れないよう洗濯ばさみで衣服を止める。
- シャワー浴時に行ってもよい。
- 装具からの漏れが続く場合は、しわやくぼみが分かりやすい座位をとるとよい。

②腹部にビニール袋を貼り、尿を受け取る

手順3 装具を剥がす

皮膚を軽く押さえる

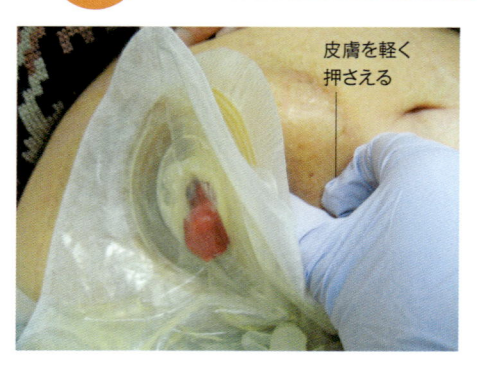

- 面板と皮膚の間に指を入れ、皮膚を軽く押さえるようにして、引っ張らないようにやさしく面板を剥がす。

看護のポイント

- 粘着力が強い場合は、皮膚損傷の原因となるため、剥離剤（リムーバー）を使用して剥がす。

> **こんなときどうする？　術直後の場合**
> - 術直後は、吻合部の安静、尿流出の確保のため尿管ステントが留置されているので、誤って抜けないように留意する。一般的に、右：赤色、左：青色が挿入されることが多い。
> - 尿管ステントに触れるときは、不潔にならないように清潔ガーゼでくるむ。このとき、カテーテルの先端の位置に注意し、尿が逆流しないようにする。
>
> 尿管ステント（ピンク：右腎、青色：左腎）

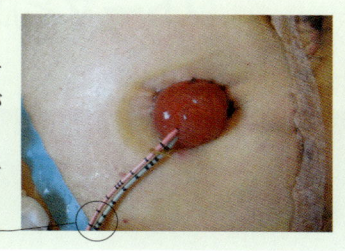

手順 4　剥がした面板を観察する

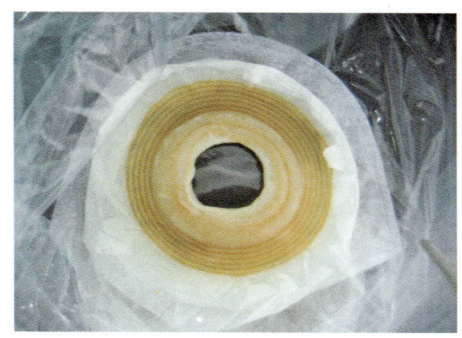

- 溶解・膨潤の程度を観察し、その程度によって交換日数を設定する。

> **看護のポイント**
> - 面板がストーマ孔から1cm程度外側まで溶けており、膨らんでいるときが交換めやすとなる。

手順 5　ストーマ周囲の皮膚を洗浄する

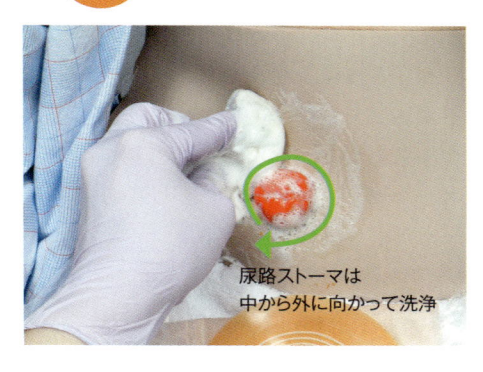

- よく泡立てた石けんで円を描くようにやわらかいガーゼやペーパータオルを用いてやさしく洗浄する。
- 石けん分が残らないように、微温湯でよく洗い流した後、水分を押さえ拭きする。

尿路ストーマは中から外に向かって洗浄

> **こんなときどうする？**
> **ダブルストーマの場合**
> - ダブルストーマ（尿路ストーマと消化管ストーマが両方造設されている場合）には、先に尿路ストーマを洗浄する。
> - なお、尿路ストーマは「内→外」、消化管ストーマは「外→内」に向けて洗浄することに注意する。

> **看護のポイント**
> - ロール状にしたり、小さく折ったりしたガーゼなどでストーマから出る尿を吸い取り、皮膚に水分が残らないように拭く。
> （患者が自分で行う場合）

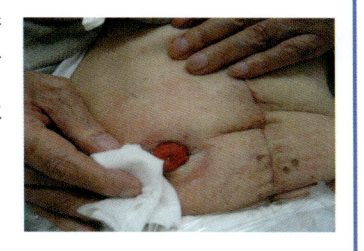

手順 6 ストーマと周囲の皮膚を観察し、サイズを計測する

スキントラブルの一例

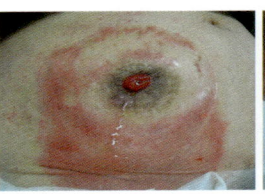

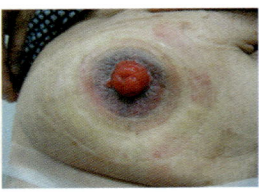

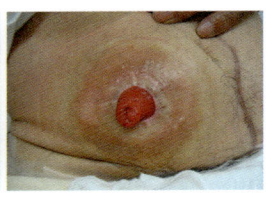

術直後の縫合不全例

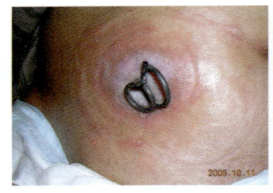

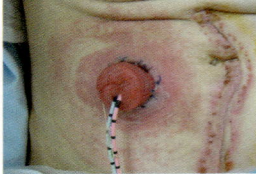

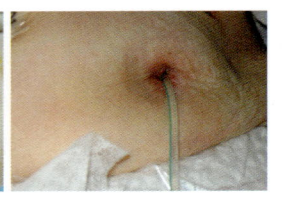

- ストーマの色、ストーマの異常の有無、ストーマ周囲の皮膚障害の有無、腹壁の状態、しわ・くぼみの有無を観察する。
- ストーマ周囲の皮膚トラブルは、装具装着困難の原因になることも多い。どこにトラブルがあるのか、どのような状態なのか、細かく観察する。
- ノギスやゲージでストーマサイズを計測する。

看護のポイント
- 術直後は浮腫があり、サイズ変更があるため、交換ごとにサイズを測定する。測定方法はp52を参照。
- 縫合不全が生じた場合、術後の狭窄防止のため、カテーテルが挿入される場合もある。

手順 7 面板をカットし、必要に応じて補正する

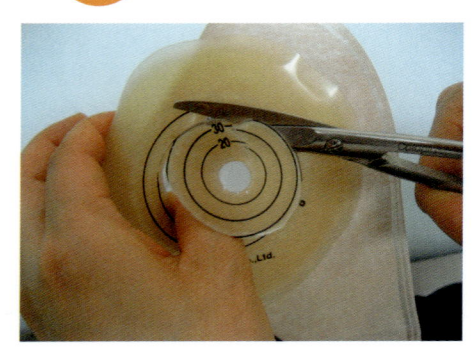

- 面板の剥離ライナー部分に、ペンで測定したサイズの印を付け、カットラインを書く。
- 面板をカットする。ラインの内側を切ると、カットしたホールが小さくなりがちなので、外側を切る。
- カットしたホールがストーマサイズと適切であるか、ライナーを剥がす前に確認する。

コツ！
- 浮腫のあるストーマは傷付きやすいため、カットはストーマサイズより5mm程度大きくする。

看護のポイント
- 腹部の状態や必要に応じて、粉状皮膚保護材や皮膚保護材を用いて補正する。

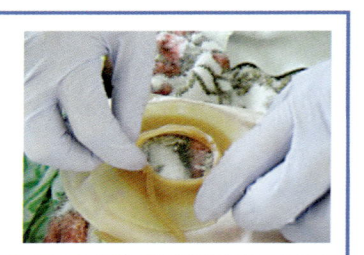

手順 8 装具を装着した後、採尿袋を装着する

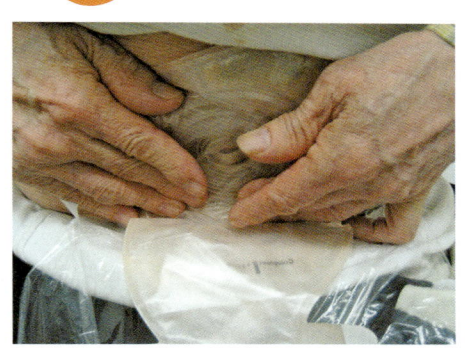

- ライナーを剥がし、ストーマがホールのまんなかに収まるように、周囲のしわをしっかり伸ばして貼る（しわができると排泄物が漏れる原因となる）。
- その後、内側から外側へ向けてしっかり押さえていく。

こんなときどうする？
尿管ステントがある場合
- 二品系を使用するため、面板装着後に採尿袋を装着する。
- カテーテルの先端は、必ずストーマ袋の逆流防止弁の手前に置くようにする。
- 採尿袋は、排出口を閉じた状態で装着する。

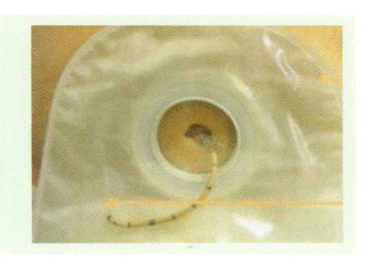

手順 9 採尿袋に蓄尿バッグをつける

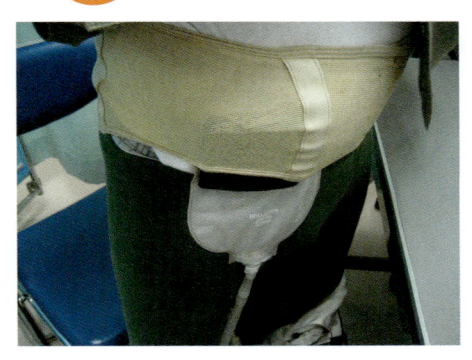

- 外出時はレッグバッグ、睡眠時は蓄尿バッグを接続すると便利であることを説明する。
- 蓄尿バッグの接続には、製品によって接続管が必要となる。

手順 10 ビニール袋を外し、衣服を整える

- ナースは記録を行う。

管理のポイント

Point 1 各部の名称と記録のつけ方

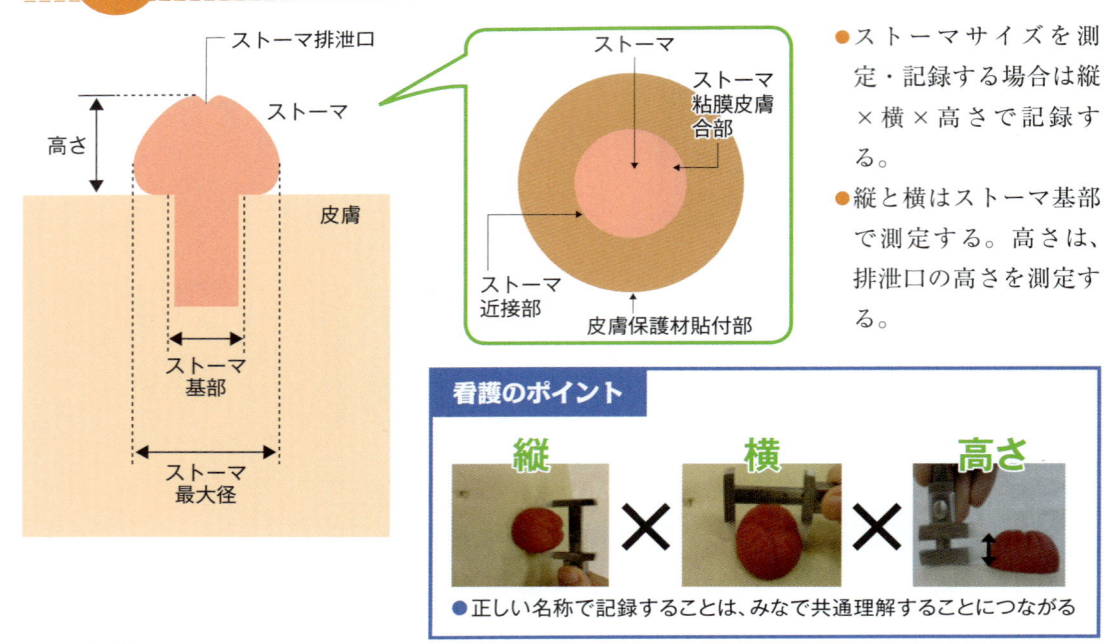

- ストーマサイズを測定・記録する場合は縦×横×高さで記録する。
- 縦と横はストーマ基部で測定する。高さは、排泄口の高さを測定する。

看護のポイント

縦 × 横 × 高さ

- 正しい名称で記録することは、みなで共通理解することにつながる

Point 2 退院の準備①：セルフケア指導のポイント

①術前の指導
- ストーマについて正しく理解できるように、パンフレットを利用して、ストーマとは何か、どういうケアが必要になるのか、日常生活上の変化は注意点について説明する。

②術直後の指導
- **第1段階**：患者は装具交換の見学をする。
- **第2段階**：尿管ステントが抜去できたら、看護師は必要に応じて援助しながら患者に装具交換を実践してもらう。
- **第3段階**：患者に自主的に実施してもらう。必要に応じ、退院後の支援者（家族や訪問看護師など）に指導を行う。

③退院・社会復帰前の指導
- 社会生活の不安が最小限に送れるよう、指導・実践を行う。
- 装具は患者の腹部状況や患者の好みに応じて選択する。
- レッグバッグについて説明し、必要に応じて購入してもらう。

④退院後の指導
- ストーマ外来を紹介し、退院後の相談窓口があることを説明する。

Point 3 退院の準備②：日常生活指導のポイント

①食事
- 食事の制限はない。
- 暴飲暴食を避け、バランスのよい規則正しい食生活を心がけてもらうよう説明する。
- 尿量を確保するために、十分な水分（1.5〜2L程度）を摂取するよう説明する。
- 尿を酸性にする効果の高いクランベリージュースなどの情報を提供する。

> **なぜ行う？　尿の酸性化**
> - アルカリ性の尿は、感染を起こしやすい。
> - 尿を酸性化することで、尿臭や尿の混濁を軽減する。

②入浴
- 血行改善やストレス解消など、よい効果があるので積極的に入浴してもらう。
- 装具を外して入浴しても、ストーマに湯が入ることはないことを説明する。ただし、装具を外して湯船に入る場合は、一番最後に入るか、湯を交換してから他の人に入ってもらうように説明する。
- 公衆浴場では、装具を装着したまま、タオルで覆う、ストーマ専用入浴テープを使うなどするとよい。

③仕事
- 今までどおりの生活ができる。
- 漏れたときのため、1〜2枚装具を余分に持参するよう説明する。
- 通常の衣服で問題ないが、ストーマの圧迫がないものを選択するように説明する。

④旅行
- 体調を崩すこともあるので、装具は多めに持参するよう説明する。
- 飛行機利用時は、必ず機内に装具を持ち込むよう説明する。機内では気圧の関係でストーマ袋が膨らむので、袋内を空にして搭乗する。
- 装具は、貼った直後よりも、時間が経過したほうが粘着力が増すため、出かける少し前（可能なら前日）に交換しておくとよい。

⑤性生活
- 性交時の体位は、ストーマの圧迫がないような体位を工夫するよう説明する。
- 性機能不全の問題がある場合は、医師やストーマ外来に相談してもらうよう説明する。
- 排泄物は性交前に捨てておく、装具カバーで隠すなどの工夫があることを伝えるとよい。

⑥社会資源の説明
- **身体障害者手帳の申請**：区市町村の福祉事務所で行うよう説明する。
- **ストーマ装具交付の申請**：身体障害者手帳が交付されると、使用するストーマ装具の交付が申請できる（区市町村の福祉事務所に申請）。申請するとストーマ装具代金が助成される。
- **年金制度**：障害年金を受給できる場合がある。
- **ストーマ装具の医療費控除（確定申告）**：自費購入したストーマ装具の費用は、年間10万円を超えるもの（他の医療費との総額でよい）について医療費控除の対象となることを説明する。

（庭山由香／星友里）

Part 1 ナースが行う処置とケア

腹膜透析（CAPD）の管理

CAPD（連続持続携行式腹膜透析）は、生体膜である腹膜を使って、腹膜の血管と腹腔に貯留した腹膜透析液との間で透析を行う療法で、尿毒症物質と体液の除去を目的として行われます。一般的な成人では、2,000mLの透析液を腹腔内に貯留し、一定時間経過後（通常6～8時間）に排液を行います。就寝中に機械を使って透析液の注液と排液を自動的に行う方法（APD）があります。腹腔内への腹膜透析液の注液・排液には、腹腔内に挿入したカテーテルを使用するため、事前に手術による腹腔カテーテル挿入を行う必要があります。

Check 腹膜の構造とカテーテルの位置

腹膜の構造

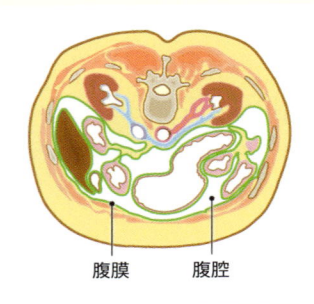

腹膜　腹腔

腹腔とカテーテルの関係

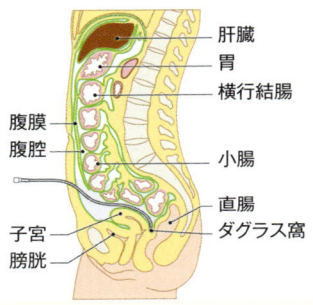

肝臓／胃／横行結腸／腹膜／腹腔／小腸／直腸／ダグラス窩／子宮／膀胱

- 手術後は、カテーテルの先端がダグラス窩にあるかX線で確認する。

注意！

- CAPD合併症：腹膜炎（感染性・無菌性）、出口部や皮下トンネル感染、注排液不良、液漏れ、ヘルニア、腰痛、腹膜炎以外の排液混濁（乳び混濁）、血性排液、胸水貯留、脂質代謝異常、低タンパク血症、腎性骨異栄養症
- 腹膜透析の重大な合併症には、被嚢性腹膜硬化症（encapsulating peritoneal sclerosis：EPS）がある。EPSは「腹膜透析療法継続に伴って腹膜が劣化し、その劣化した腸管腹膜（臓側腹膜）が癒着とともに、フィブリンを主体とした炎症性被膜により覆われ、その被膜が強固になることにより腸管蠕動が著しく妨げられ、持続的、間欠的あるいは反復性に腸閉塞症状を呈する症候群であり、生命にかかわる腹膜透析の最も重篤な合併症」とされている。
- 腹膜透析の治療継続期間はさまざまであるが、一般的に合併症であるEPSを考慮し、5～7年経ったら血液透析に移行していく。

Column

PETとは

- 腹膜透析は、腹膜である生体膜を使用しているため、腹膜劣化（限外濾過不全、腹膜透過性の亢進、腹膜形態変化）の問題が常につきまとう。腹膜劣化のうち、腹膜機能低下による透過性の変化を評価する方法の1つが腹膜平衡試験（peritoneal equilibration test：PET）である。
- PETは腹膜透析を管理するために必要な検査で、導入初期と以後原則6か月ごと（困難な場合でも1年ごと）に施行することが望ましい。

カテーテル出口部のケア

> **なぜ行う？** 出口部ケアの目的
> - 出口部感染、トンネル感染を予防するうえで、毎日のカテーテルケアが必要である。
> - 感染は徐々に進行するものが多く、これを予防・早期発見するために、確実な観察・ケアを行う。
> - 腹腔カテーテル挿入手術後3～4週間は、消毒とガーゼ保護が必要。その後、入浴指導を行い、毎日石けん洗浄と出口部の観察を行うように指導する。
> - シャワー浴は術後3～4週間後、入浴は術後2～3か月後をめやすに開始する。

手順1 必要物品を準備する

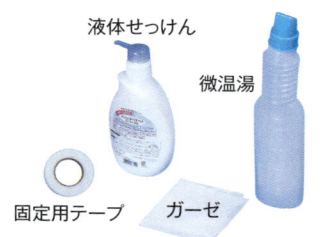

液体せっけん／微温湯／固定用テープ／ガーゼ

- 出口部に異常がない場合は、石けん洗浄のみでよい。

> **こんなときどうする？**
> **術直後や出口部に異常がある場合**
> - 消毒・ガーゼ交換が必要になるため、消毒薬（クロルヘキシジングルコン酸塩1％など）と滅菌綿棒を用意する。ただし、感染症がある場合、医師の指示のもと、ポビドンヨード（Jヨード®など）を使用することもある。

手順2 出口部・皮下カテーテルの観察を行う

出口部の観察

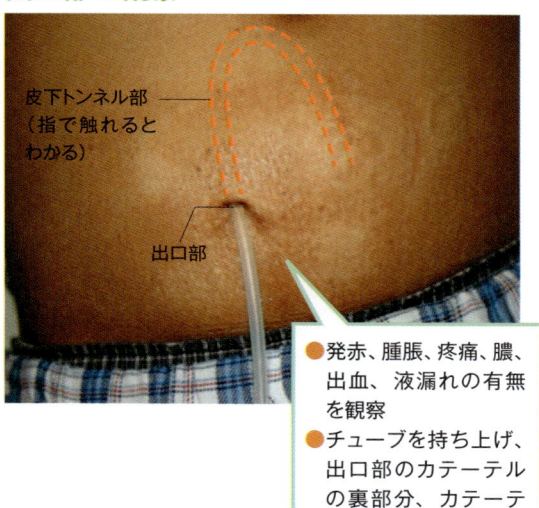

皮下トンネル部（指で触れるとわかる）／出口部

- 発赤、腫脹、疼痛、膿、出血、液漏れの有無を観察
- チューブを持ち上げ、出口部のカテーテルの裏部分、カテーテルの接続部分も観察

皮下カテーテルの確認

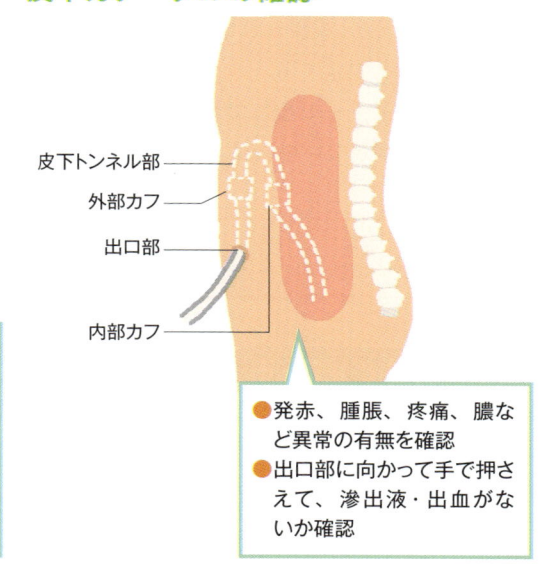

皮下トンネル部／外部カフ／出口部／内部カフ

- 発赤、腫脹、疼痛、膿など異常の有無を確認
- 出口部に向かって手で押さえて、滲出液・出血がないか確認

腹膜透析（CAPD）の管理

手順 3 出口部の消毒あるいは洗浄を行う

消毒する場合

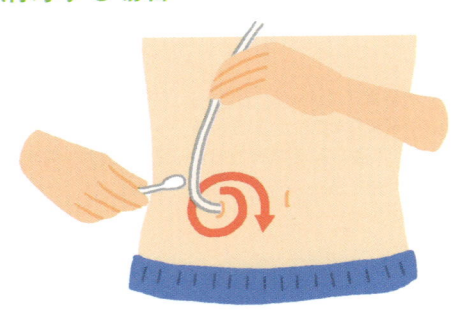

- 消毒液を綿棒によくしみこませ、出口部中心から「の」の字を描くように中心から外側に向かって消毒する。
- その後、チューブを出口部から先端に向かって消毒する。

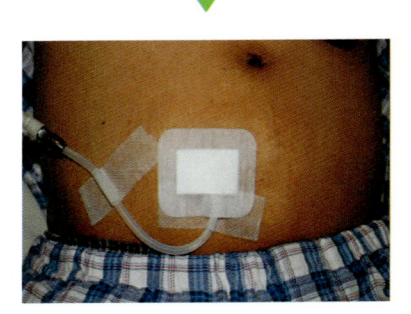

▼

- カテーテルが引っ張られないように余裕をもたせてテープで2か所固定する。
- 出口部を滅菌ガーゼなどで覆い固定する。ただし、術後、出口部に異常がない場合は、ガーゼで覆わなくてもよい。

注意!
- 固定が確実でないと、日常生活動作によってカテーテルが動き、出口部が刺激されて感染の原因となる。

石けん洗浄の場合

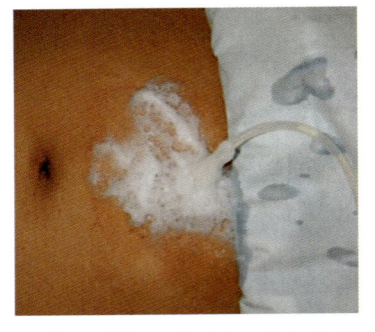

- ガーゼにつけた石けんを泡立て、出口部周囲を洗う。

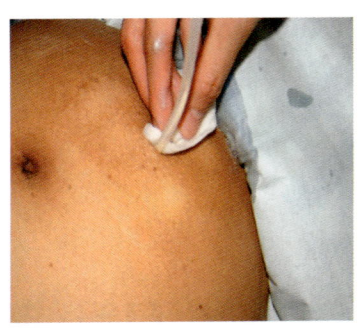

▼

- 濡れたガーゼなどで石けんを取り除くか、微温湯で洗い流した後、出口部に水分を残さないようガーゼでやさしく拭き取る。

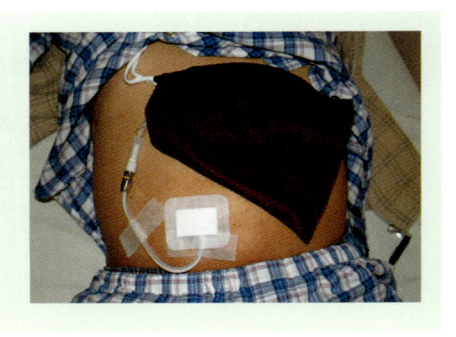

こんなときどうする? カテーテルが長い場合
- カテーテルが長い部分は、袋に収納し、引っ張られることによる抜去のリスクを少なくする工夫が必要である。

バッグ交換

手順 1 必要物品を準備する

バクスターのバッグ交換システムの場合

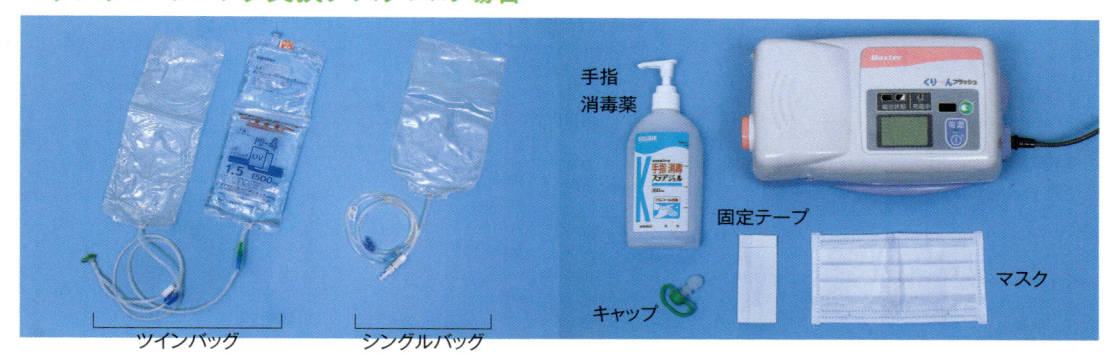

- ツインバッグ
- シングルバッグ
- 手指消毒薬
- キャップ
- 固定テープ
- マスク

テルモのバッグ交換システムの場合

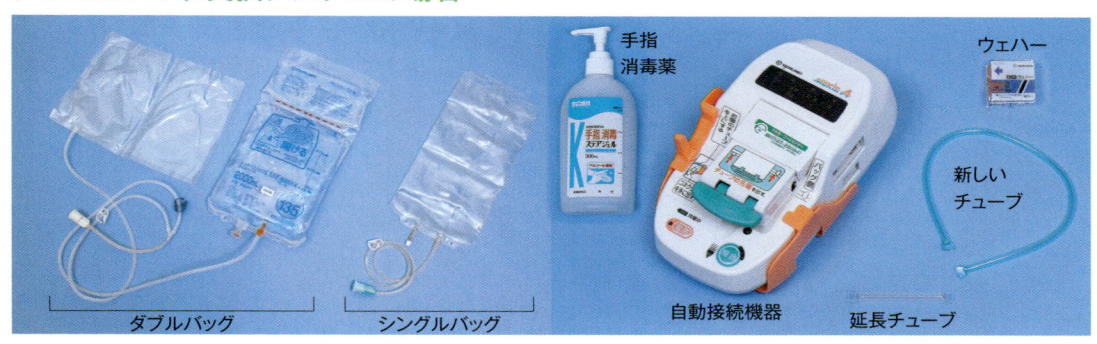

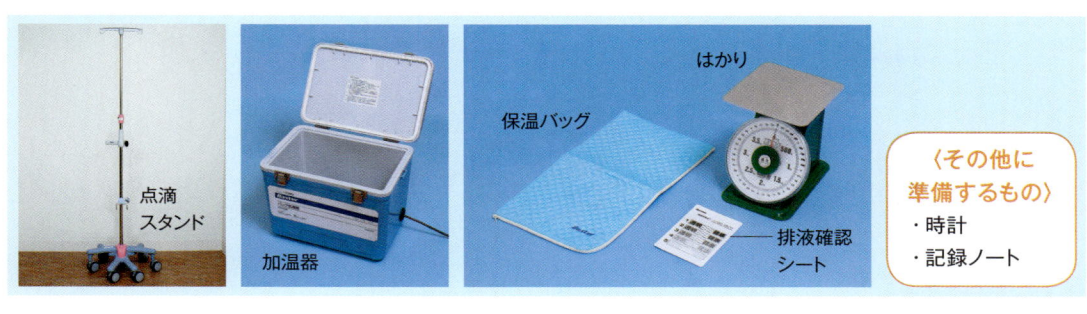

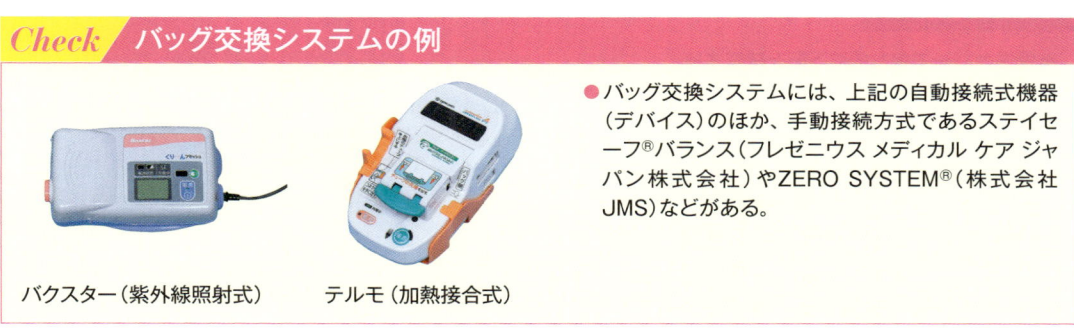

- ダブルバッグ
- シングルバッグ
- 手指消毒薬
- 自動接続機器
- ウェハー
- 新しいチューブ
- 延長チューブ

- 点滴スタンド
- 加温器
- 保温バッグ
- はかり
- 排液確認シート

〈その他に準備するもの〉
・時計
・記録ノート

Check バッグ交換システムの例

● バッグ交換システムには、上記の自動接続式機器（デバイス）のほか、手動接続方式であるステイセーフ®バランス（フレゼニウス メディカル ケア ジャパン株式会社）やZERO SYSTEM®（株式会社JMS）などがある。

- バクスター（紫外線照射式）
- テルモ（加熱接合式）

腹膜透析（CAPD）の管理

手順 2 環境を整える

- 清潔で、部屋全体に照明がいきわたる明るい部屋で実施する。
- 清潔で広めの机、肘かけのない椅子を使用する。
- 窓やドアは閉める（風などを防ぐため）。また、エアコンの風が直接当たらないように調節する。
- 子どもやペットは部屋から出てもらう。

手順 3 手洗いを行い、マスクを着用する

- 流水と石けんで手洗いを行う。指輪や時計は外す。
- キットを開封してマスクを取り出し、着用する。

手順 4 隔壁開通を行う

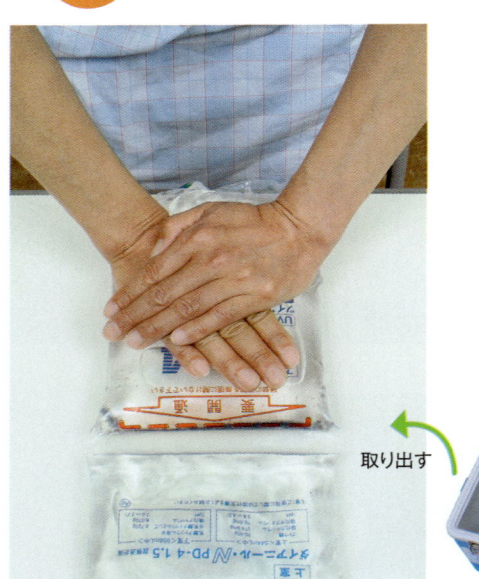

- 加温器から注液バッグを取り出し、下室を強く押して隔壁開通させた後、保温カバーで包む。

取り出す

看護のポイント

- 保温カバーで包む前に下記を確認する。
  ・透析液の種類
  ・濃度
  ・容量
  ・使用期限
  ・液漏れの有無（バッグを強く押す）
- 注液ライン・排液ラインのクランプは閉じておく。

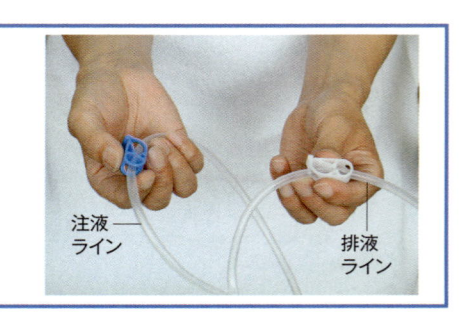

注液ライン　　排液ライン

手順 5　カテーテルを接続する

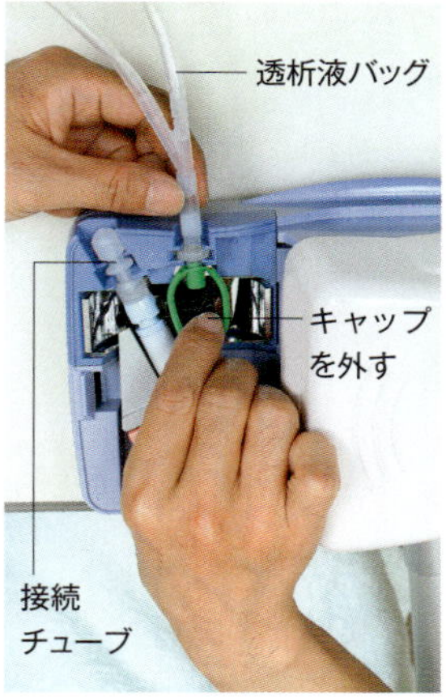

- 透析液バッグ
- キャップを外す
- 接続チューブ

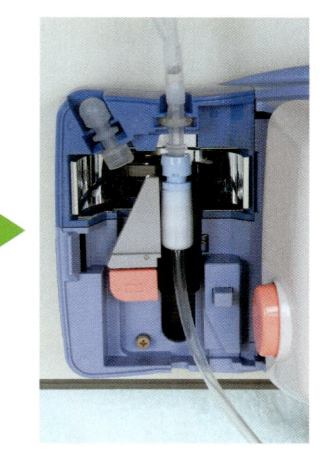

- バッグ交換システムを用いて、カテーテルと注液バッグを接続する。
- バッグ交換システムのふたを開け、透析液バッグのカテーテル先端と、接続チューブの先端を溝にはめる。
- 透析液バッグのカテーテル先端についている保護キャップを外し、バッグ交換システムのふたを閉めると、自動で接続が行われる。

> **注意！**
> - 写真はUVフラッシュ（バクスター社製）の場合。他社の機械を使用する場合は、手技が異なるため注意する。

手順 6　排液を行う

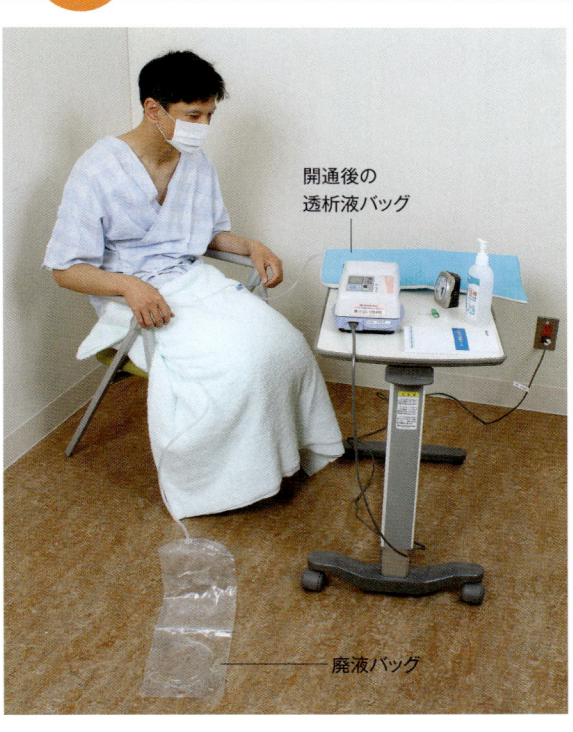

- 開通後の透析液バッグ
- 廃液バッグ

- 排液バッグを低いフックのスタンドに設置し（床に置いてもよい）、排液ラインとカテーテルのクランプを開いて排液を開始する。
- 排液が終了したらクランプを閉じ、排液時間を測定する。

> **こんなときどうする？**
> **排液が出にくくなった**
> - 座った状態では排液が出にくい場合には、以下のような工夫を行うとよい。
> ①腹圧をかけてもらう
> ②こまめに体位変換し、流れのよい位置を探す
> ③立って足踏みをしてもらう
> ④下腹部のマッサージを行う（ただしカテーテル付近は避ける）

手順 7　プライミングを行う

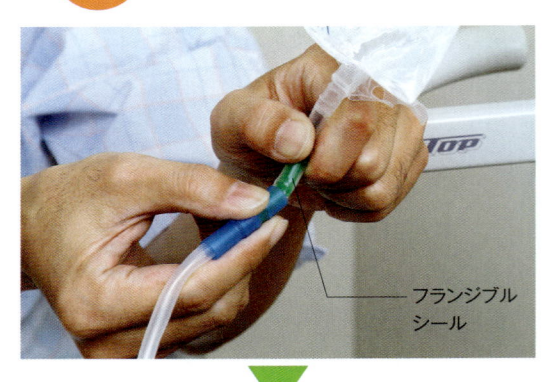

- 注液バッグから保温カバーを外し、フランジブルシールを折る。
- 排液ライン・注液ラインのクランプを開いてエア抜きをする（透析液で満たす）。

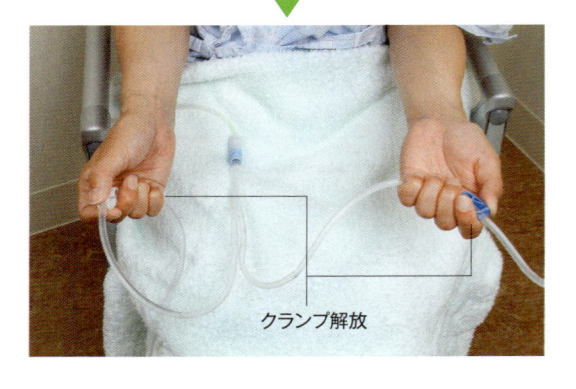

フランジブルシール

クランプ解放

手順 8　透析液を注入する

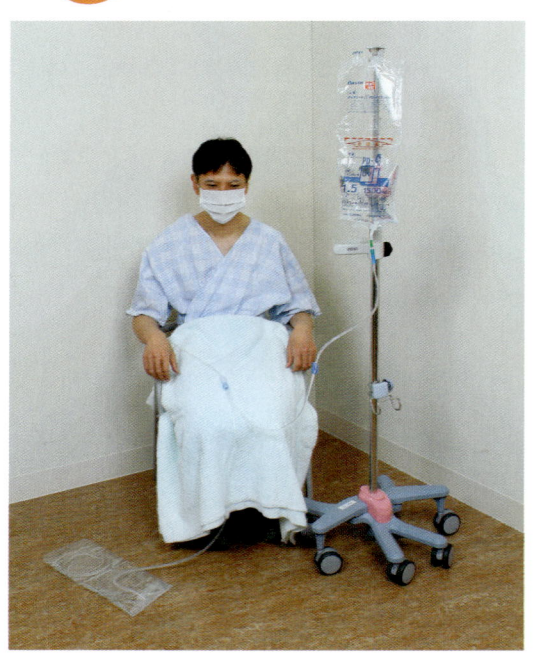

- 注液バッグをスタンド（高いフック）にかけてクランプを開放し、透析液の注入を開始する。
- スタンドの高さは、腹部（腹腔）から約50cmの高さとし、150～250mL/分をめやすに注入する。
- スタンドが高すぎると、自然の落差で急速に注入されてしまい、腹痛や下痢を引き起こす可能性があるため、十分な注意が必要である。

| 手順 9 | バッグを切り離し、カテーテルに新しいキャップを接続する |

- バッグ交換システムに、新しいキャップ、カテーテル、バッグの接続部をセットして、切り離し、新しいキャップの接続を行う。

| 手順 10 | 排液を確認し、記録と後片づけを行う |

- 確認用シートを用いて、排液の性状を確認し、ノートに記録する。
- 排液と使用後のバッグを廃棄する。

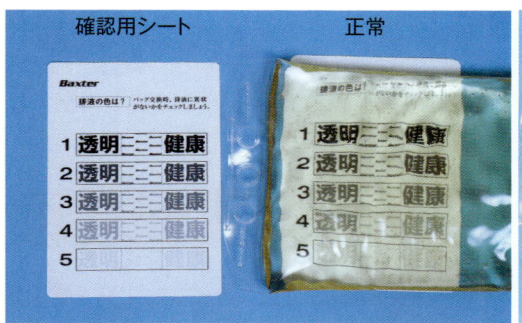

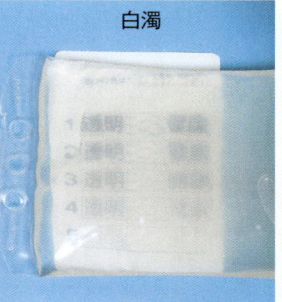

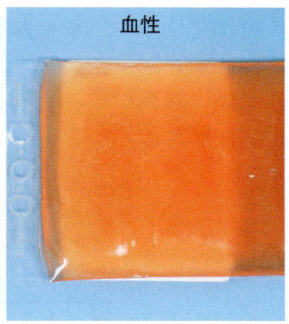

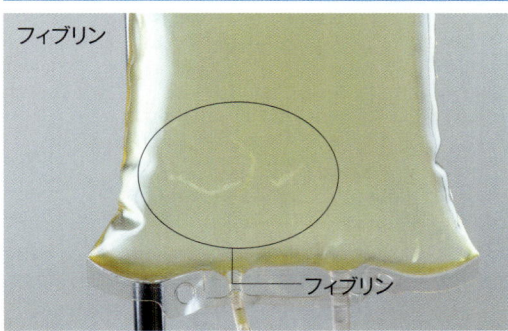

確認用シート　　正常　　白濁　　血性

フィブリン

Check

- ノートに下記内容を記録する。
  - ・交換時刻
  - ・排液時間と注液時間
  - ・透析液の種類・量・濃度
  - ・排液量
  - ・注液量
  - ・除水量
  - ・排液の性状（透明度、フィブリンの有無）

看護のポイント

- フィブリンとは、排液にフワフワ浮遊する糸状の塊のことで、カテーテル詰まりの原因となりうる。フィブリンは、血液凝固にかかわるタンパク質で、腹膜炎など体のどこかで炎症がある場合に出現することがある。
- フィブリンが出現したとき、量が多い、塊が大きいときには、医師に報告する必要がある。

在宅療養に向けた患者指導のポイント

- 腹膜透析は在宅で行う透析療法である。長期にわたる治療の継続とセルフケアが重要となるため、療養に必要な知識や技術の提供と、それらを実践できるような援助が必要である。
- ここでは、患者指導のポイントを解説していく。

Point 1 適切なバッグ交換

- 患者の生活スタイルに合わせて、バッグ交換（腹膜透析液の注液・排液）のスケジュールを立て、清潔操作で行えるように環境整備、手洗いの励行、マスクの着用、確実なバッグ交換の手技の獲得が必要である。
- 就学・就職している人は、学校・職場の協力が必要で、バッグ交換を行う場所や時間を調整する必要がある。

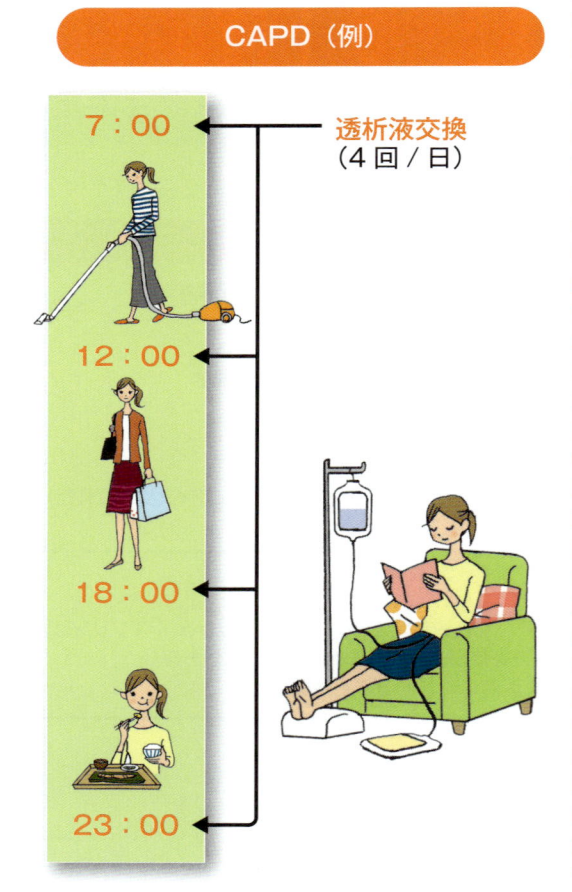

CAPD（例）

7：00　透析液交換（4回/日）
12：00
18：00
23：00

APD（例）

7：00　機械のセット
7：00　機械の取り外し

CAPD（連続携行式腹膜透析）
continuous ambulatory peritoreal dialysis
生活のリズムに合わせて1日3～5回透析液の注液・排液を行う方法。1回のバッグ交換に要する時間は約30分である。

APD（自動腹膜透析）
automated peritoreal dyalysis
自動腹膜灌流装置と呼ばれる機械を使用し、自宅で夜間就寝中に、自動的に透析液の注液・排液を行う方法。日中に透析液の交換をする回数が減少あるいは不要になる。機械のセットに要する時間は約15分、取り外しは約5分である。

Point 2　毎日の記録

	年　　月　　日　　曜日				
貯留時間	：～：	：～：	：～：	：～：	：～：
透析液濃度	1.5・2.5・4.25・E	1.5・2.5・4.25・E	1.5・2.5・4.25・E	1.5・2.5・4.25・E	1.5・2.5・4.25・E
排液量	g	g	g	g	g
注液量	g	g	g	g	g
除水量	g	g	g	g	g
排液時間	分	分	分	分	分
排液の確認	正常 フィブリン 混濁 他（　）	正常 フィブリン 混濁 他（　）	正常 フィブリン 混濁 他（　）	正常 フィブリン 混濁 他（　）	正常 フィブリン 混濁 他（　）

1日の除水量	g	体重	kg	備考
尿量	mL	排便	回	
飲水量	mL	血圧	/　mmHg	
出口部の状態	正常・赤み・痛み・腫れ・かさぶた・じゅくじゅく・出血・膿（色　　）・その他			

- 毎日同じ時間、決まった条件で測定を行い、測定値を記録し、自己の体調を知る。

杏林大学医学部付属病院で使用しているもの

Point 3　食事の注意

- CAPDは、血液透析より食事療法がゆるやかだといわれるが、以下の内容に注意が必要である。
  - **タンパク質とアミノ酸の摂取**：排液中には、タンパク質（5～15g）とアミノ酸が喪失される。腹膜炎時は通常の2倍以上の喪失になるため、タンパク質摂取量は標準体重当たり0.9～1.2g/kg/日以上を目標とすることが推奨されている。
  - **摂取カロリーの制限**：透析液中に含まれるブドウ糖が腹膜から吸収されるため、カロリー制限が必要となる。
  - **カリウムの摂取**：透析液中にはカリウムが含まれていないため、カリウム摂取を促す。
- 血液透析と同様、リンの制限、塩分・水分制限も必要となる。腹膜透析患者の塩分摂取量は［除水量（L）×7.5g］＋［残存腎尿量100mLにつき0.5g］としており、個々の尿量・除水量を勘案して行うことが必要である。

Column

CAPDとカロリー制限

透析液中のブドウ糖の腹膜からの吸収があるため、カロリー制限が必要となる。標準体重当たり30～35kcal/kg/日をめやすにするが、糖尿病腎症患者では肥満傾向となる場合があり、30～32kcal/kg/日が適当とされている。

■腹膜から吸収されるブドウ糖の量
　1.5％ブドウ糖濃度液2L・4時間貯留では約70kcal
　2.5％ブドウ糖濃度液2L・4時間貯留では約120kcal
　4.25％ブドウ糖濃度液2L・4時間貯留では約220kcal

Point 4　貧血への対応

- 腹膜透析患者のみならず慢性腎臓病で認められる腎性貧血の主因は、エリスロポエチン産生低下であり、赤血球造血刺激因子（erythropoiesis stimulating agent：ESA）製剤が有効とされている。
- 「慢性腎臓病患者における腎性貧血治療ガイドライン」によれば、腹膜透析患者に対するESA療法の目標ヘモグロビン値は11g/dL以上で、これを下回ったときに投与を開始するように推奨されている。

Point 5　運動

- CAPDでは、糖質やエネルギーの摂りすぎによる高脂血症や肥満、腹腔に常時透析液を貯留することによる腰痛や肩こりが生じやすくなる。適度な運動を続けることで肥満の予防、血液循環や代謝の改善、筋力や持久力の向上、ストレス解消や便秘予防、カテーテル位置異常の予防などの効果も期待できる。
- 運動を始めるときは、主治医と相談し、体操、散歩などの軽い運動でも毎日一定時間継続することが大切である。

> **注意！**
> - 運動前にはカテーテルをきちんと固定し、運動後はカテーテルの出口部のケアを行う。
> - 腹部を圧迫したり、腰をひねったりする運動は避ける（格闘技、マット運動、鉄棒など）。
> - 体調と相談しながら無理せずに続ける。

Point 6　旅行

- 必要な透析液・機材を準備し、「バッグ交換を行う場所がない」などのトラブルが生じないように、事前の準備と情報収集が必要である。
- トラブル予防のため、旅行先での緊急時対処病院を決め、透析液や器材の手配をあらかじめ行う。
- 旅行が決まれば医師や看護師に連絡し、必要に応じて利用するサービスの手配も行う。

こんなときどうする？

国内旅行の場合
- 主治医に相談し、旅行先の受け入れ病院宛に主治医の紹介状が必要となる。
- 必要物品を持参するか、事前に宅配便などで配送する。
- 宿泊場所以外でバッグ交換が必要となる場合、バッグ交換を行う場所があるか確認しておく。
- バッグ交換に必要な物品（カテーテルケア・入浴の必要物品、健康保険証、特定疾病療養受領証、身体障害者手帳）などを持参する。

海外旅行の場合
- どの国でも、日本と同じ製品が供給できるわけではないため、事前の確認と準備を十分に行う。
- 電気のアダプターなど、旅行先の国に合ったものが必要となる。

Point 7 異常事態への対処方法

- 以下の事態が生じた場合、腹膜炎の可能性、チューブ交換が必要な場合があるため、かかりつけの病院への受診・連絡などの対応が必要である。
  - 腹腔カテーテルの先が不潔になったり、切れたり亀裂が入る、チューブから液が漏れる
  - 排液が濁っていたり、血性排液である
  - 腹腔カテーテル出口部のトラブル(発赤、腫脹、熱感、疼痛、膿が出るなど)
  - 注液・排液ができない、あるいは時間がかかる
- 機械がうまく作動しない、アラームが鳴る、機械を落としてしまったなど機械に関する相談は、業者により24時間電話対応をしているため、すみやかに連絡し、対応することが必要である。

こんなときどうする？ 災害時の対応

- かかりつけ病院に安否状況を連絡する。
- 災害カードに透析方法・内容を記載し常に持ち歩くよう指導する。
- 何日も透析できないときのために、高カリウム血症予防薬や透析液は、予備(3日分)を持っておく。

Point 8 性生活

- カテーテル留置後2～3か月が経過し、液漏れなどのトラブルがなければ可能であるが、カテーテルを引っ張ったり、腹部を圧迫したりしないような体位の工夫が必要である。
- 指導時には、患者本人だけでなく、パートナーにも同席してもらい理解を得るように努める。
- 性についての問題は、患者自身から相談しにくいことであり、プライバシーが保てる場所で指導するなどの配慮が必要である。

(関本琴恵)

文献
1. 飯田喜俊,秋葉隆編:透析療法パーフェクトガイド.医歯薬出版,東京,2009.
2. 横山啓太郎,池田雅人,小倉誠,他:腹膜透析療法マニュアル.東京医学社,2011.
3. 日本透析医学会:腹膜透析ガイドライン2009年版.透析会誌42(4):285-315.

注)手技の解説上、一部手袋を外して撮影したものがあります。

Part 1 ナースが行う処置とケア

血液透析の管理

透析療法は、「血液透析（hemodialysis：HD）」と「腹膜透析（→p.54）」に大きく分けられます。
HDは、脱血（血液を体外に取り出すこと）し、透析器内で不要な物質や水分の除去・不足物質の補充を行った後、返血（血液を体内に戻すこと）を行う方法です。透析室など専門部署で行われる治療ではありますが、腎泌尿器領域のナースにとって必須の知識といえます。
ここでは、HDを行っている患者のケアで特に重要な「バスチュラアクセスの管理」「日常生活指導」を中心に解説します。

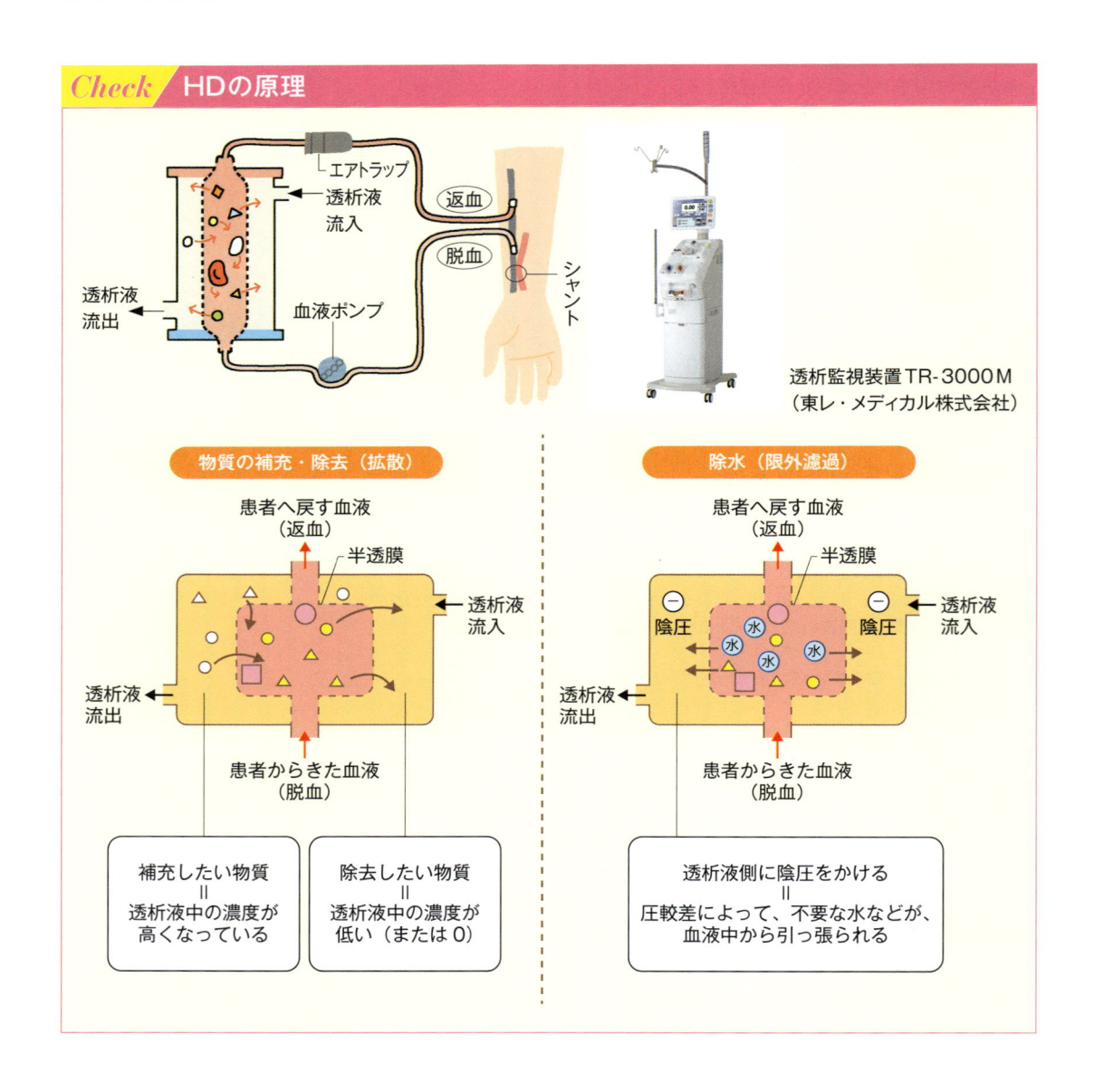

Check　HDの原理

エアトラップ
透析液流入
返血
脱血
シャント
透析液流出
血液ポンプ

透析監視装置TR-3000M
（東レ・メディカル株式会社）

物質の補充・除去（拡散）

患者へ戻す血液（返血）
半透膜
透析液流入
透析液流出
患者からきた血液（脱血）

補充したい物質
＝
透析液中の濃度が高くなっている

除去したい物質
＝
透析液中の濃度が低い（または0）

除水（限外濾過）

患者へ戻す血液（返血）
半透膜
陰圧
陰圧
透析液流入
透析液流出
患者からきた血液（脱血）

透析液側に陰圧をかける
＝
圧較差によって、不要な水などが、血液中から引っ張られる

導入時の説明のポイント

Point 1 　腎不全の治療法について理解する

- 末期腎不全に対する治療は、腎臓の機能のうち水・電解質および老廃物を除去する機能を肩代わりする「透析療法」と、腎臓の機能をほぼすべて肩代わりする「腎移植」の2種類がある。
  - **透析療法**：血液を透析器に通してきれいにしてから戻す「血液透析」と、おなかに挿入したカテーテルを通して透析液を出し入れする「腹膜透析」の2種類に大別される。
  - **腎移植**：家族・配偶者・身内から2つの腎臓のうち1つの提供を受ける「生体腎移植」と、脳死・心臓死となった方から腎臓の提供を受ける「献腎移植」の2種類がある。
- これらの治療法には、それぞれ長所と短所があり、患者にとってよい適応となる場合や、適応困難な場合がある。医療者は、そのことをふまえ、患者に十分説明し、患者が家族と相談したうえで治療法を選択できるよう援助する。

Point 2 　血液透析のしくみについて理解する

- 血液透析は、人工腎臓を用いて血液を体外に引き出し、透析器（ダイアライザ）に循環させて病毒素の除去・浄化を行った後、再び体内に血液を戻す操作を連続して行う治療法である。
- 透析器（ダイアライザ）は、約1万本の細い管状（直径0.2〜0.3mm）の透析膜を束ねて筒状の容器に入れたものを指す。管の中を血液、その周囲を透析液が流れ、透析膜の小さな孔をとして水分・老廃物・ナトリウム・カリウム・リンなどが透析膜側に移動し、不要物を除去・浄化して血液に戻すしくみである。

Column

透析の種類

血液透析 (hemodialysis：HD)	● 特徴：血液と透析液の間で物質交換を行い、血液中の老廃物などの除去を行う ● 種類：持続的動静脈血液透析（continuous arteriovenous hemodialysis：CAVHD）、持続緩徐式血液透析（continuous hemodialysis：CHD）、持続的静静脈血液透析（continuous venovenous hemodialysis：CVVHD）	
血液濾過 (hemofiltration：HF)	● 特徴：血液濾過を行い、血液中の老廃物などの除去を行う。置換液を注入し、体液バランスを保つ ● 種類：持続的動静脈血液濾過（continuous arteriovenous hemofiltration：CAVH）、持続的血液濾過（continuous hemofiltration：CHF）、持続的静静脈血液濾過（continuous venovenous hemofiltration：CVVH）	
血液濾過透析 (hemodiafiltration：HDF)	● 特徴：血液透析と血液濾過を同時に行う ● 種類：無酢酸透析（acetate free biofiltration：AFB）、持続的動静脈血液濾過透析（continuous arteriovenous hemodiafiltration：CAVHDF）、持続的血液濾過透析（continuous hemodiafiltration：CHDF）、持続的静静脈血液濾過透析（continuous venovenous hemodia-filtration：CVVHDF）	
腹膜透析 (peritoneal dialysis：PD)	● 特徴：自分自身の腹膜を利用して物質交換を行い、血液中の老廃物などの除去を行う ● 種類：連続持続携行式腹膜透析（continuous ambulatory peritoneal dialysis：CAPD）、慢性腹膜透析（chronic peritoneal dialysis：CPD）、自動腹膜透析（automated peritoneal dialysis：APD）	

バスキュラアクセス管理のポイント

- 血液透析は、1週間に3回程度実施される。そのつど穿刺が必要となること、また、1分あたり150～300mLの脱血・返血が行われることから、専用の経路となる「バスキュラアクセス」が必要となる。
- 多くの場合、橈側皮静脈と橈骨動脈を吻合した内シャントがバスキュラアクセスとして用いられる。ただし、内シャントの形成が難しい場合や、緊急に血液浄化を行う必要がある場合には、別の経路で治療用カテーテルを用いる場合もある。
- バスキュラアクセスの機能不全は、透析効率の低下や患者の生命予後に影響をきたすため、日常からの管理と機能維持が重要となる。

バスキュラアクセスの種類

内シャント（自己血管）

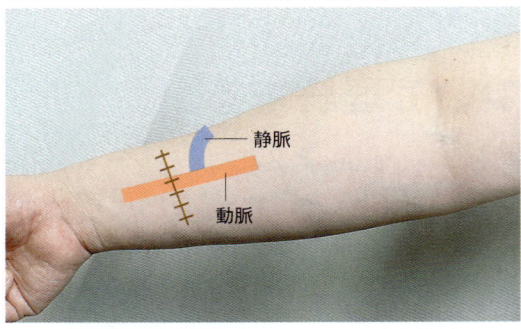

- 動脈と静脈を手術で縫い合わせ、動脈血を静脈血に誘導して静脈の血流量を増やすもの
- 主に、利き腕でない側に作成する。ただし、血流量が維持できるか事前にエコー検査で確認し、まれに利き腕側に作成することもある

グラフト（代用血管）

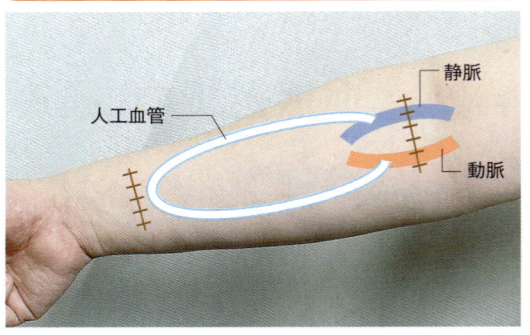

- 自己血管でのバスキュラアクセスが困難な場合、代用血管（太さ5～6mmで穴の空いた筒状の人工血管）の移植を行うことがある。通常、上肢に移植するが、吻合する血管がない場合は大腿部に移植することもある
- 感染・血栓形成のリスクは自己血管でのシャントより高い

動脈表在化

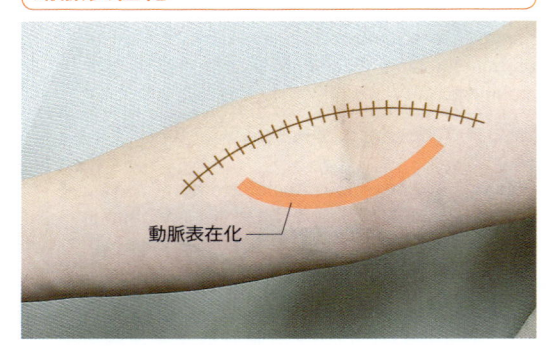

- 深部動脈を皮下に持ち上げ、アクセス血管として使用する方法
- 内シャント作成による心負荷に耐えられないと予想される場合に適応となる（心エコーによる駆出率30％以下）
- 部位としては上腕動脈、大腿動脈が選択される

緊急血液浄化

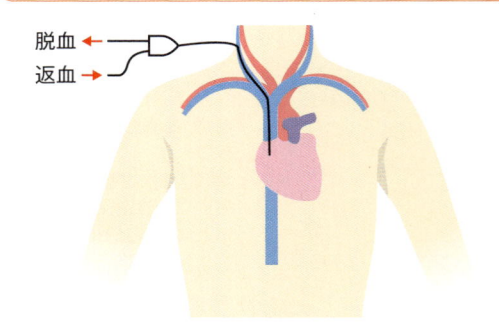

- バスキュラアクセスカテーテルを留置する
- 通常、内頸静脈に留置する
- カテーテルにはさまざまな種類がある
- 感染や血栓形成には最も注意が必要

Point 1　閉塞・狭窄を予防する

①血流の有無の確認

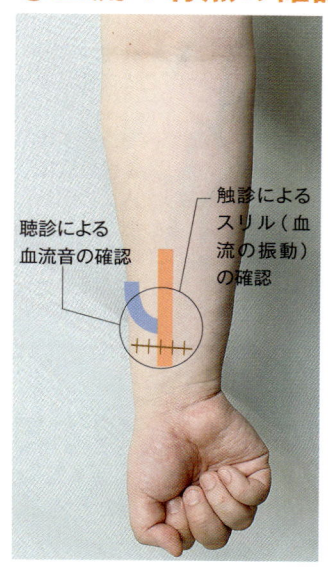

- シャント閉塞がある場合、シャント音の減少、シャント静脈の縮小、透析時の脱血不良が生じる。
- シャント狭窄では、狭窄部の上流・下流は拍動を感じるが、シャント音は高調音・微弱となる。
- 血圧低下やシャント肢の冷感は、末梢血管を収縮させ、シャント閉塞・狭窄を招く危険がある。透析中の血圧管理、起立性低血圧の予防、下痢・嘔吐や透析による大量除水に注意する。

（写真内ラベル）
- 聴診による血流音の確認
- 触診によるスリル（血流の振動）の確認

> **看護のポイント**
> - 突然、閉塞が生じる場合があるため、日ごろから血流の有無を確認することが大切である。特に朝（起床時）は、血流が滞り、閉塞する可能性があるため注意する。
> - 聴診器がない場合は、シャント部に直接耳を当てて音を確認する。朝・晩に聴診する習慣をつける。

②「避けたほうがよい」行為の確認

- 日常生活における運動制限はないが、シャント部位を圧迫するような運動は避け、吊革につかまるなど心臓の高さ以上に長時間シャント側の腕を挙げないように指導する。
- 腕時計の装着、シャントを圧迫するような服の着用、腕枕、重い荷物をもつなどの行為は避けるよう指導する。

> **注意！**
> - シャント肢での血圧測定や採血・血管確保は、シャント閉塞の原因となるため、禁忌である。
> - ネームバンドはシャント肢に装着しない。

Point 2　感染徴候に注意する

- 穿刺部周辺の発赤・腫脹・疼痛・局所熱感は、感染を示唆する。重篤化すると、敗血症などを引き起こす危険性があるため、十分な観察が必要となる。
- 普段から、皮膚やシャント部の清潔を維持する。ただし、消毒薬などによるかぶれが、感染の原因となることもある。
- 長袖を着用するなど吻合部の保護を心がける（シャント肢をぶつけたり、けがしたりしないように）。
- 透析では、採血時に用いる針より太い針を穿刺する。透析後、シャント肢に貼付するテープは翌日剥がす。透析当日の入浴は避ける（穿刺部からの感染を防ぐため）のが望ましい。やむを得ず入浴する場合には、穿刺部を濡らさずに入浴するよう説明する。
- 低栄養の改善に努めるよう指導することも大切である。

Point 3　末梢循環障害を予防する

- シャント血流増加による末梢側動脈の血流不足は、スチール症候群の原因となる。
- スチール症候群が生じると、手指の冷感、疼痛、潰瘍、壊死などの症状が見られる。シャント肢のしびれや腫脹が見られる場合もある。

> **看護のポイント**
> - スチール症候群は、透析患者の2%前後に発症するといわれる。「シャントが末梢の動脈血を大量に"盗む(steal)"ことで生じる虚血」ととらえるとわかりやすい。
> - スチール症候群は、高齢者、糖尿病など末梢循環障害を有する患者、末梢動脈血流量の低下がある患者（アクセス手術の反復など）、中部より中枢側に内シャントを作成した患者、人工血管を用いたシャントを作成した患者などに多く発生するとされている。
> - 悪化した場合には、シャントを閉鎖して別の部位に作成し直さなければならなくなるため、症状が出現していないか注意深く観察する必要がある。

Point 4　シャント血流量の増加に伴う症状について説明する

- シャント肢の静脈拡張、透析中の静脈圧の上昇、穿刺部の止血困難、高拍出性心不全が起こりうる。
- シャント血流が過剰になると、心負荷が増大し、息切れや動悸が出現することがあるため、患者に説明しておく必要がある。

日常生活指導のポイント

Point 1　患者自身に記録をつけてもらう

- 透析の状況や患者の体調を把握するため、毎日の記録が大切となる。
- 患者自身が観察すべきポイント、記録する内容、異常発見時の対応について説明し、記録をとってもらうように伝える。
- 糖尿病を有する患者は、血糖値の測定と記録を行う。血液透析前の高血糖に対しては、インスリンの追加投与を行わない（透析によって糖が除去されると低血糖を引き起こす恐れがあるため）。

> **Check　記録の内容**
> - 透析に関すること：透析実施日、透析中に生じたこと、透析を実施していない日の体調変化、血液検査の結果、透析以外で医療機関を受診した場合はその内容　など
> - バイタルサイン：血圧、脈拍、体温
> - in-outバランスと体重：水分摂取量と尿量、体重の記録
> - その他：便秘の有無や下剤の使用状況、浮腫の有無、バスキュラアクセスの異常の有無　など

Point 2　食事療法について指導する

- 食事療法は「慢性腎臓病に対する食事療法基準2007年度版：成人の慢性腎臓病（CKD）に対する食事療法基準」に則って行われる。
- 詳細は、日本腎臓学会ホームページ（http://www.jsn.or.jp/）などを参照のこと。

	食事指導の内容	摂取のポイント
エネルギー	●エネルギー所要量は「BMI＝22」となる標準体重を維持する量が基本。摂取エネルギーについては、患者の体重変化を観察し、適正量となっているか評価・調整していく必要がある	●油の使用（揚げ物や炒め物）、ドレッシング、マヨネーズを用いる方法がある ●脂肪の質と過剰摂取に注意が必要。脂質は植物性油脂類が望ましい
タンパク質	●標準体重1kgあたり1.0～1.2gとされている。適正量の摂取が大切 ●維持透析患者がこれ以上タンパクを摂取しても、それが直接血清アルブミン濃度の上昇へつながるわけではなく、血清尿素窒素やリン・カリウム濃度の上昇につながることに注意する ●タンパク摂取不足は低栄養を招き、感染症や貧血を起こしやすくなる	●アミノ酸スコアの高い動物性食品（肉類、魚類、卵類など）を選択し、適正量を摂取する
食塩	●食塩・水分の摂取は、極力抑えることが望ましいとされる ●食塩摂取量が少なければ、水分管理も行いやすい	●加工食品や外食は、塩分が多いため、摂取を控えたり、選び方に注意する ●香辛料・酢・香り物（レモン、ゆず、ショウガ、みょうが、しそ、ネギなど）を上手に利用する ●しょうゆやソースを用いる際は、かけるのではなく、つけて食べる ●表面に味を付けたり、焦げ味や香ばしさを利用する
カリウム	●腎不全では、血清カリウムが上昇しやすく、重篤な不整脈を引き起こすことがあるため、適正なカリウム摂取が必要となる ●カリウムは、野菜・果物・海藻類・芋類に多く含まれる印象があるが、タンパク質食品である魚介類・肉類・乳製品にも多く含有されている	●カリウムは、熱や酸に強いため、蒸す・焼く・揚げるなどしても量は減らない ●カリウム含有量が減少する調理法として「水にさらす」「ゆでる」が提唱されていたが、食品の種類や調理時間によって違いがあることから、実際にどの程度減少しているのか把握することは不可能である。そのため、過剰摂取に注意する ●100％ジュースや野菜ジュースの摂取を控える
水分	●体重増加が3％を超えると心臓に負荷がかかるため、食事内・食事外の水分の調整が必要となる	●食事外量（服薬時の水分、食事時の水分など）も考慮し、食事でのスープや汁物の摂取はできるだけ避ける ●麺類は、つけ麺で摂取するなど注意が必要
リン	●高リン血症になると、動脈の石灰化・硬化をきたし、骨代謝や副甲状腺機能に悪影響を及ぼす ●タンパク質量とリン量は相関関係にあるため、リン摂取量を抑えるには、タンパク質摂取量をコントロールすることが必要である	●適正なタンパク質量を摂取する ●乳製品、レバー、卵類（いくら、すじこ、鶏卵など）、小魚（しらす干し、丸干し、ししゃもなど）の過剰摂取を避ける ●リン吸着薬の飲み忘れがないように管理する
カルシウム	●腎不全患者は、食事中のカルシウム摂取不足やビタミンD活性化障害に伴う腸管カルシウム吸収の低下から、低カルシウム血症を生じやすい	●カルシウム含有量が多い食品は、タンパク質やリンの多い食材が多い。カルシウムの不足は薬剤から補うことも可能であるため、必ずしも食品から摂取しなくてもよい

■糖尿病性腎症患者の場合

●糖尿病と慢性腎不全の両面からの食事療法指導が必要となる。
●血圧、体重管理だけでなく、血糖のコントロールも重要となる。
●血糖コントロールに気を取られがちで、エネルギー摂取不足や食塩摂取過剰に陥るケースがある。繰り返し栄養相談や生活指導を行い、アドバイスをしていく必要がある。

Point 3 合併症に気を配る

①透析導入期の合併症
- **血圧低下**：透析によって尿毒素を取り除き、水を引いていくと、急激な浸透圧の変化が生じ、循環している血液量が減り、血圧が低下する。
- **不均衡症候群**：透析中から透析終了12時間以内に起こる。頭痛、嘔気、嘔吐、全身倦怠感、血圧変動が主で、その他、視力障害、興奮、錯乱、四肢振戦、けいれん、昏睡、低酸素血症、イライラ感、筋けいれん、不整脈などの症状が見られる。

不均衡症候群のしくみ

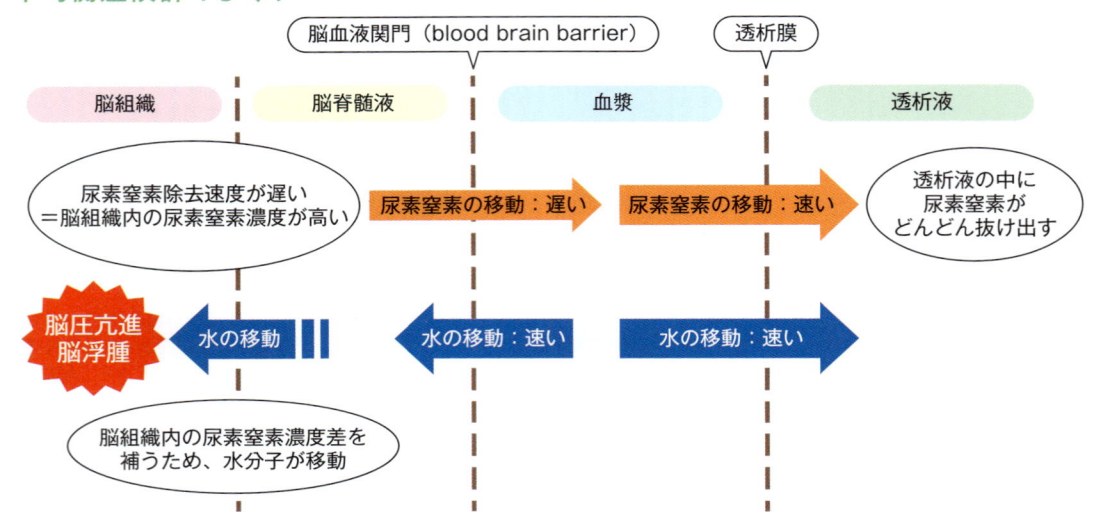

	脳組織	脳脊髄液	血漿	透析液
		脳血液関門（blood brain barrier）		透析膜

- 尿素窒素除去速度が遅い＝脳組織内の尿素窒素濃度が高い
- 尿素窒素の移動：遅い → 尿素窒素の移動：速い → 透析液の中に尿素窒素がどんどん抜け出す
- 脳圧亢進・脳浮腫 ← 水の移動 ← 水の移動：速い ← 水の移動：速い
- 脳組織内の尿素窒素濃度差を補うため、水分子が移動

- 脳組織には、血液中から物質が移動しにくいように血液脳関門があり、尿素窒素の除去速度が遅い。
- 透析を行うと、体内の血中老廃物は急激に除去されてきれいになる。しかし、血液脳関門の影響で脳内の老廃物は除去されにくく、身体と脳との間に浸透圧の濃度差が生じ、脳は水をどんどん吸い込んで脳内の老廃物を薄めようとする。その結果、脳浮腫、脳内圧上昇が発生する。

- **筋けいれん・手足のつり**（こむらがえり）：透析により電解質のバランスが崩れたり、急激に循環血液量が減少することが考えられている。
- **不整脈**：心臓病の合併や動脈硬化がある場合、透析による急激な除水による循環血液量の低下と電解質（K、Ca、Mgなど）の急激な変化によって生じる。
- ショックや出血も起こりうる。

②透析維持期の合併症
- 貧血、瘙痒感、心不全、脳血管障害、血圧変動、腎性骨異栄養症（線維性骨炎、骨軟化症、無形性骨など）、透析アミロイドーシス（手根管症候群、破壊性など）、感染症、悪性腫瘍などが起こりうる。

（関本琴恵／則竹敬子）

Part 2

ナースがかかわる検査

Part 2　ナースがかかわる検査

尿流測定・残尿測定

尿流測定（uroflowmetry：UFM）は、排尿障害の有無、1回排尿量、最大尿流率を測定する検査です。これにより、器質的・機能的な下部尿路通過障害における排尿困難の程度がわかります。
残尿測定は、排尿直後に膀胱内にどれくらい尿が残っているか（post-void residual urine：PVR）を調べる検査です。残尿測定は、治療が必要な排尿機能障害かどうかを評価するために行われます。

Check　尿流測定検査の基準値

- 健康な人では、排尿時間20〜30秒で、その間に250〜400mLが排尿される。
- 最大尿流量は、男性で15mL/秒以上、女性で20mL/秒以上とされる。

評価指標
・軽症：15mL/秒以下
・中等症：10mL/秒以下
・重症：5mL/秒以下

残尿量の基準値
・以下の2つに分類し、治療が必要であるかの基準とする。
・50mL未満：残尿少ない
・50mL以上：残尿多い

手順1　必要物品を準備する

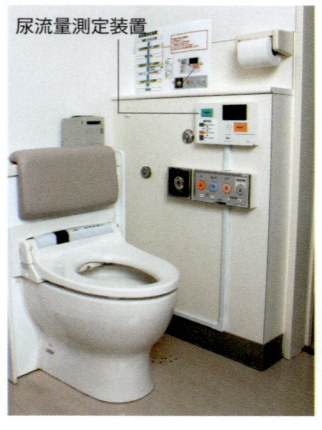

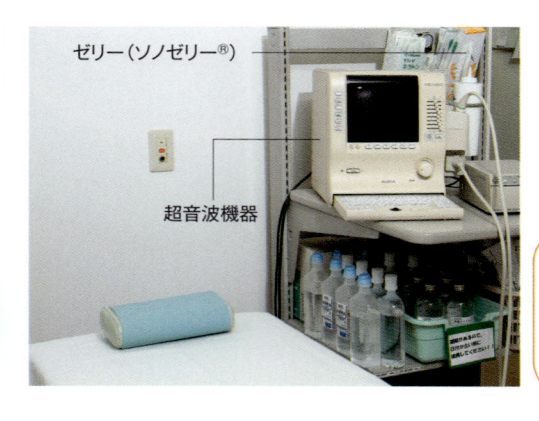

尿流量測定装置

ゼリー（ソノゼリー®）
超音波機器

〈その他に準備するもの〉
・処置用シーツ
・ティッシュペーパー
・バスタオル

手順2　患者に検査内容を伝える

- 検査前に膀胱に十分に尿をためるよう患者に説明する。
- 尿がたまったら、ナースに声をかけるよう伝える。

手順 3 検査室に案内し、測定を開始する

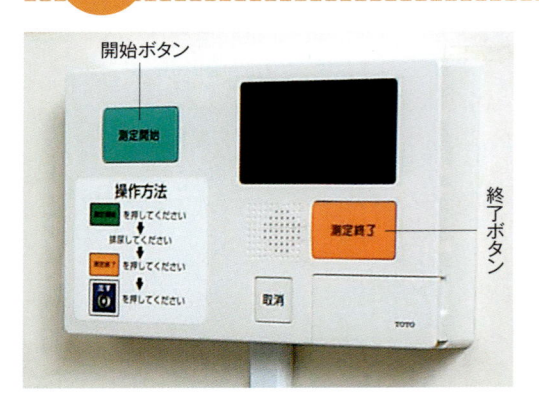

- 測定開始ボタンを押し、尿流量測定装置の便器に向かって、いつもと同じ姿勢で排尿してもらう。
- 排尿終了後は、終了ボタンを押すよう伝える。
- 尿流測定記録を送信する。

看護のポイント
- 尿流量率は、緊張やストレスや排尿量によって左右されるため、検査の意味や流れを説明する必要がある。
- 尿流量は尿量に比例するため、少なくとも膀胱に尿が150mL以上たまっているのが理想である。
- 1度だけでなく、複数回の実施が望ましい。

手順 4 排尿終了後、残尿測定の準備をする

- ベッドに仰臥位になり、下腹部が見えるよう、ベルトやズボン、下着などをおろす。
- ゼリーで衣類が汚染されないよう、衣服と下腹部の間に処置用シーツを挟む。
- 露出しているところをバスタオルで保護する。

手順 5 残尿測定を行う

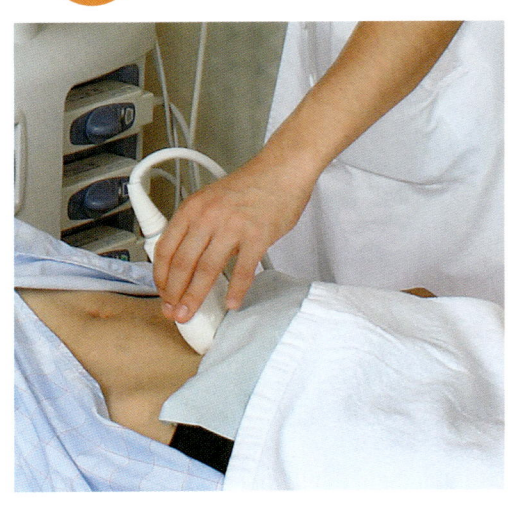

- バスタオルを取り、医師にゼリー(ソノゼリー®)を付けたプローベを渡す。
- 医師が残尿の量を測定する。
- 終了後、ゼリーをティッシュペーパーで拭き取り、患者に衣類を整えてもらう。
- 残尿記録を送信する。

注意！
- 残尿測定は排尿直後に行う。
- 排尿後15分以上経過している場合は、尿が再生されるため、再度排尿してもらう。

（佐々木直美）

文献
1. 新島礼子：尿流動検査の介助のポイント.泌尿器ケア2011：冬季増刊：279-289.

台上診（内診）

台上診は、主に骨盤臓器脱（pelvic organ prolapse：POP［→p.154］）がある患者に対して行います。骨盤臓器脱には、膀胱瘤、子宮脱、直腸瘤、腟脱がありますが、泌尿器科的には、主に膀胱瘤や子宮脱の患者が対象となります。
骨盤臓器脱のある患者は、腹圧性尿失禁があることが多く、その程度や適応に応じてリングペッサリーを挿入して、尿失禁を予防します。

手順1　必要物品を用意する

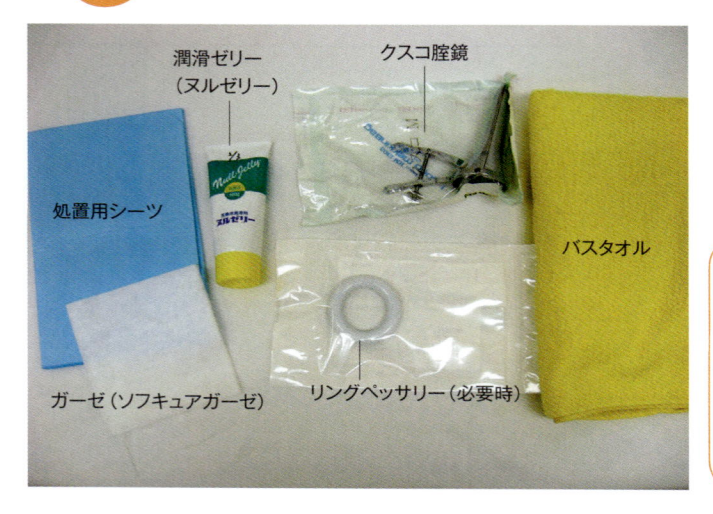

（写真内ラベル）
- 処置用シーツ
- 潤滑ゼリー（ヌルゼリー）
- クスコ腟鏡
- バスタオル
- ガーゼ（ソフキュアガーゼ）
- リングペッサリー（必要時）

〈その他に用意するもの〉
・内診台
・光源装置
・鑷子（必要時）
・綿球（必要時）
・消毒液（0.025％逆性石けん液など：必要時）

手順2　患者の準備を行う

- ズボン、下着をすべて脱いでもらう。
- 内視鏡台に処置用シーツを敷き、台に乗ってもらう。
- 陰部にはバスタオルをかける（露出部分を最小限にする）。

看護のポイント

- 診察時は、下半身を露出した状態となるため、室温に配慮する。

手順 3　台上診を実施する

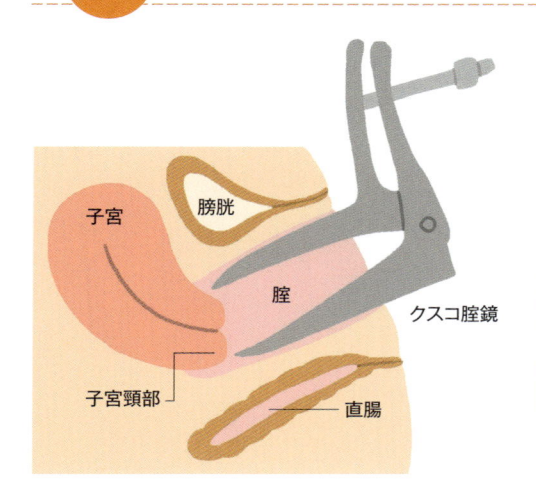

- 医師に、潤滑ゼリー（ヌルゼリー）を塗布したクスコ腟鏡を渡す。
- 光源の電源を入れ、クスコの中を照らす。
- 必要に応じて、消毒液（0.025％逆性石けん液）入りの綿球で消毒する。

子宮／膀胱／腟／クスコ腟鏡／子宮頸部／直腸

> **看護のポイント**
> - 腟内にクスコを挿入し、診察を行うため、力を抜いて診察を受けられるよう声かけを行う。

こんなときどうする？
リングペッサリーを挿入する場合
- リングペッサリーは、腟内に留置することで、臓器の下垂を抑える器具である。
- 医師の指示に従って、リングペッサリーに潤滑ゼリーを塗布し、挿入する。

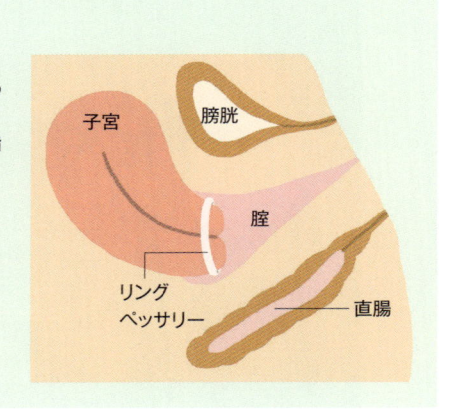

子宮／膀胱／腟／リングペッサリー／直腸

手順 4　後片づけを行う

- 陰部をガーゼで拭く。
- 台を戻し、衣類を整えてもらう。

（佐々木直美）

文献
1. 新島礼子：尿流動検査の介助のポイント．泌尿器ケア2011；冬季増刊：290-299．

Part 2 ナースがかかわる検査

膀胱内圧検査（cystometry）

膀胱内圧検査（cystometry）では、膀胱容量と膀胱内圧を測定します。膀胱内に注水しながら連続的に膀胱内圧を測定し、これを膀胱内圧の変化の圧として曲線で記録します。そして、膀胱内圧曲線と、本人の尿意などとの関係を調べ、膀胱神経あるいは膀胱自体に異常がないかを検査するのです。
主に、排尿障害の患者に対して行う検査ですが、脳脊髄疾患、末梢神経障害、下部尿路通過障害などの患者にも行われます。

手順 1　必要物品を用意する

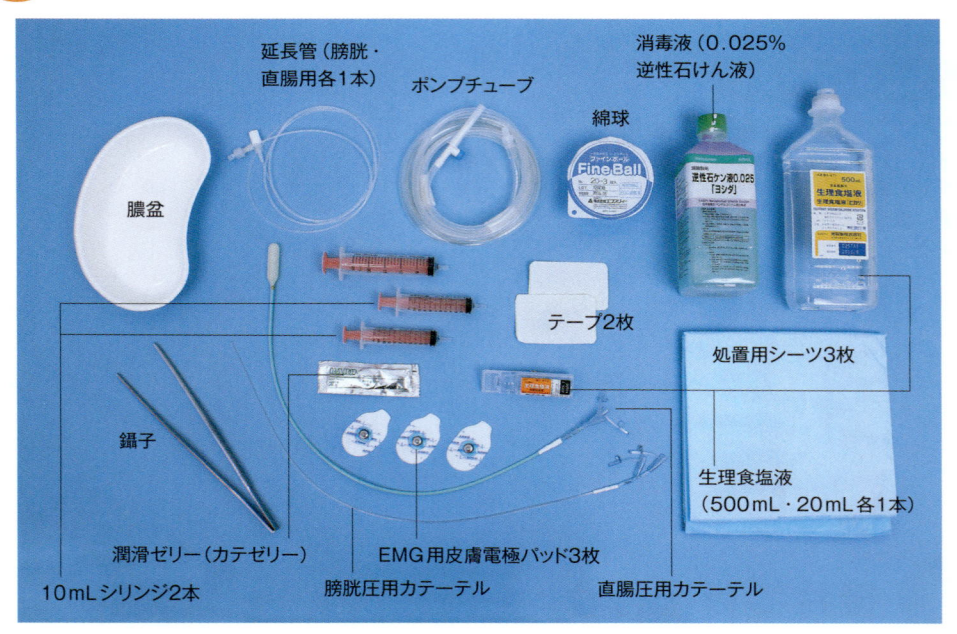

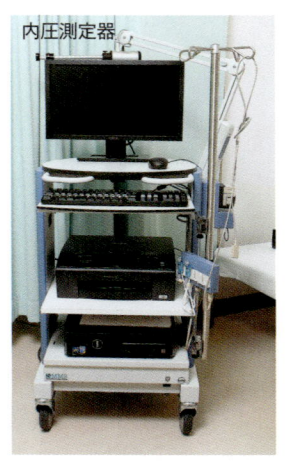

- 膿盆
- 延長管（膀胱・直腸用各1本）
- ポンプチューブ
- 消毒液（0.025％逆性石けん液）
- 綿球
- 鑷子
- 10mLシリンジ2本
- 潤滑ゼリー（カテゼリー）
- EMG用皮膚電極パッド3枚
- 膀胱圧用カテーテル
- 直腸圧用カテーテル
- テープ2枚
- 処置用シーツ3枚
- 生理食塩液（500mL・20mL各1本）
- 内圧測定器

〈その他に用意するもの〉
・圧力トランスデューサ（P1：膀胱用／P2：直腸用）
・三方活栓2個
・バスタオル
・検査着

手順 2　内圧測定器の準備を行う

①電源を入れ、生理食塩液と圧力トランスデューサをセットする

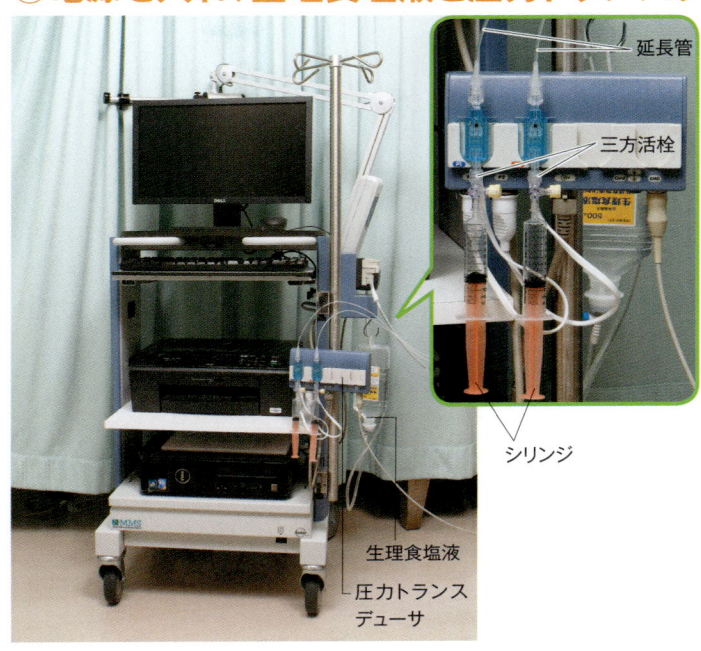

- 内圧測定器の電源を入れる。
- フックに生理食塩液500mLを掛け、ポンプチューブを接続し、ルート内を生理食塩液で満たし、内圧測定器にセットする。
- 圧力トランスデューサP1（膀胱）、P2（直腸）の上部に延長管を、下部に三方活栓を接続する。
- 生理食塩液を吸った2本の10mLシリンジを三方活栓の下部に接続し、延長管内を生理食塩液でフラッシュする。

②直腸内圧用カテーテルの準備をする

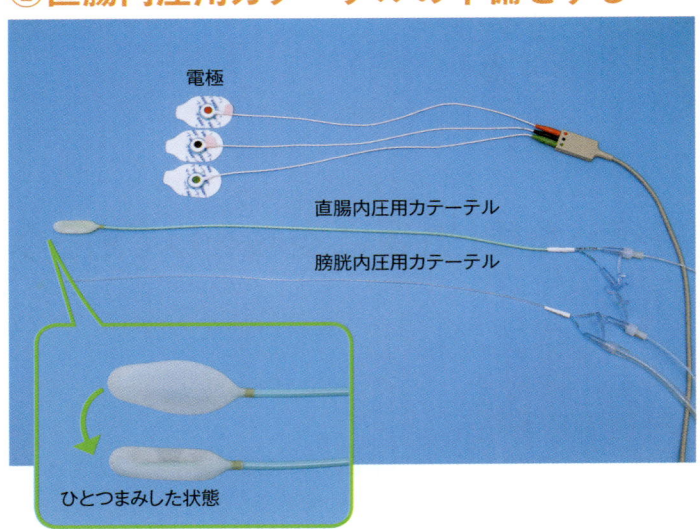

- 直腸圧用カテーテル内を生理食塩液で満たす。
- 先端のカフの部分を、ひとつまみして、空気を抜く。

なぜ？
膀胱内圧測定で直腸内圧を測定する理由
- 直腸にも腹圧が加わるため、カテーテルを挿入して直腸内圧を測定し、腹圧の代用とする。

注意！
- 膀胱内圧は、腹圧の影響（いきみ、体位、咳など）を受けやすく、膀胱平滑筋（排尿筋）の収縮による正確な内圧を測定することが難しい。
- 検査中の激しい動きや会話は結果を判定しにくくなるため、安静が必要であることを事前に十分に説明する必要がある。

手順 3　患者の準備を行う

①排尿をすませ、ベッド上で仰臥位をとってもらう
- 患者に検査内容について説明し、排尿をすませる。
- 検査着に着替えてもらい、殿部周辺に処置用シーツを敷いたベッドに上がり、仰臥位をとってもらう。

②膀胱内圧用カテーテルを挿入する
- 尿道口を消毒液入りの綿球で消毒する。
- 膀胱内圧用カテーテルに潤滑ゼリーを塗り、膀胱へ挿入し導尿する。
- 導尿後、カテーテルが抜けないようテープで固定し、圧力トランスデューサP1（膀胱）に接続する。

③側臥位とし、直腸内圧用カテーテルを挿入する
- 側臥位となり、直腸内圧用カテーテルに潤滑ゼリーを塗り、肛門より10cm挿入し、カテーテルが抜けないよう、テープで固定する。
- 直腸圧用カテーテルを圧力トランスデューサP2（直腸用）に接続する。

④尿道括約筋筋電図用の電極を貼る
- 側臥位のまま尿道括約筋筋電図用皮膚電極パッドを貼る。
- 赤・黒は肛門周囲、緑（アース）は大腿部に貼る。

⑤仰臥位とし、ベッドの高さを調整する
- 仰臥位に戻ってもらい、ベッドの高さを圧力トランスデューサ部分まで上げる。
- カテーテルや、延長管に触れないように、バスタオルでプライバシーを保護する。

手順 4　圧のゼロ調整を行った後、患者に空咳をしてもらう

- 医師は、検査前に圧のゼロ調整を行う。
- 患者に空咳をしてもらうのは、圧の確認を行うためである。

> **こんなときどうする？　圧が確認できない場合**
> - 咳をした際に圧が上昇しない場合は、カテーテルの位置調整を行うか、延長管内に生理食塩液を再度注入する。
> - カテーテルの側孔が膀胱壁に付着していると、圧の変化が見られないときがある。

手順 5　検査を開始する

- 一定速度で膀胱内に生理食塩液を注入し、初発尿意・通常尿意を感じたら、患者に手を挙げて教えてもらう。
- 尿意が最大になったら排尿を促し、そのときの膀胱内圧を測定して変化の度合いを観察する。

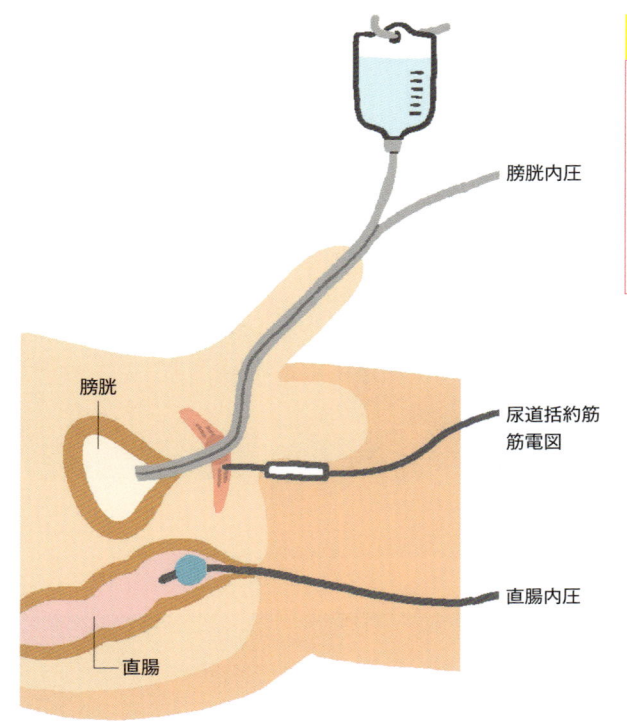

Check

- 膀胱内圧測定では、直腸内圧や尿道括約筋筋電図なども一緒に測定する。
- 内圧とともに、最大膀胱容量や過活動膀胱(不随意収縮)症状の有無なども測定する。
- 最大尿意を訴えた時点で、なお膀胱内圧が低く保たれている場合はさらに注水を続け、不随意収縮が発生するかどうかも測定する。

手順 6　後片づけを行う

- 膀胱圧用カテーテル、直腸用カテーテルを抜く。
- 電極を外し、濡れているところは、バスタオルで拭き取る。
- 患者に衣類を整えてもらう。
- 内圧測定器に接続した生理食塩液や延長管などを外す。

看護のポイント

- 排尿が見られなかった場合は、残尿があることが予測されるため、膀胱用カテーテルを抜く前に、尿を吸引し、残尿量を確認する。

(佐々木直美)

文献
1. 新島礼子：尿流動検査の介助のポイント.泌尿器ケア2011；冬季増刊：279-289.

Part 2 ナースがかかわる検査

膀胱鏡検査（cystoscopy）

膀胱鏡検査は、膀胱内および尿道内の精査、ステント抜去、膀胱内異物除去の際に行われます。
膀胱鏡には、軟性鏡と硬性鏡の2種類があり、軟性鏡は主として男性の検査に、硬性鏡は主として女性の検査に使用されます。

手順1 必要物品を準備する

膀胱鏡（軟性鏡または硬性鏡）

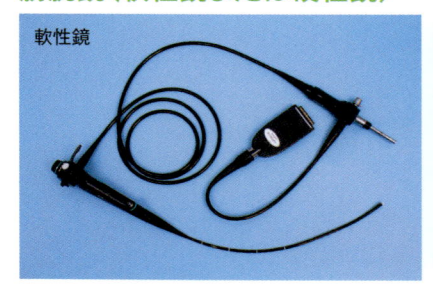

軟性鏡

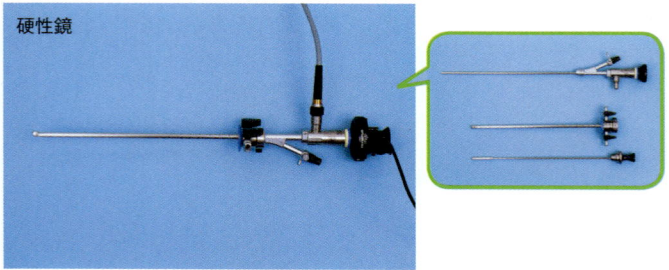

硬性鏡

その他必要物品

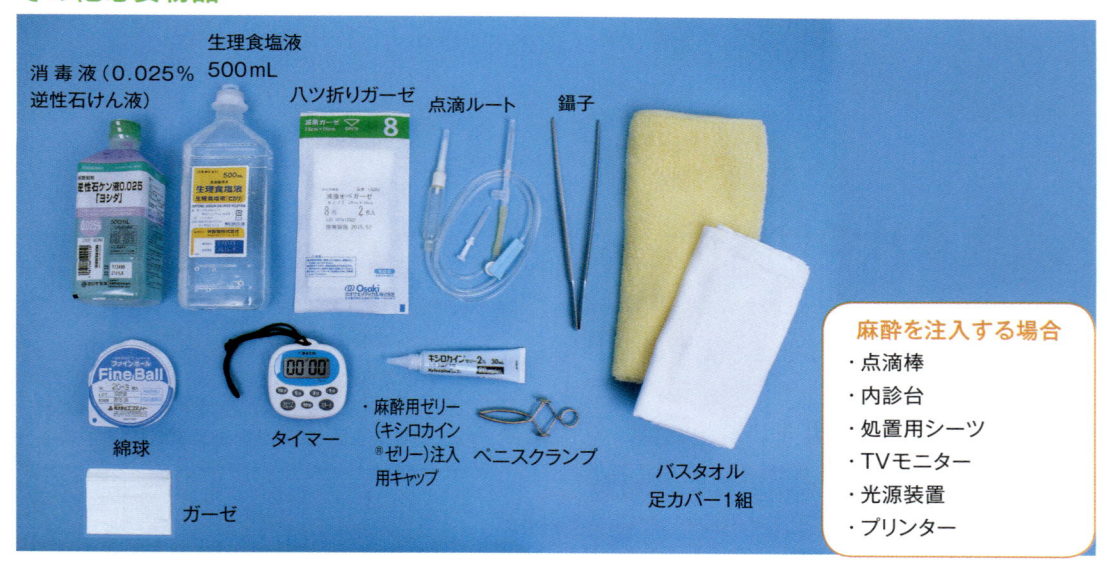

- 消毒液（0.025％逆性石けん液）
- 生理食塩液 500mL
- 八ツ折りガーゼ
- 点滴ルート
- 鑷子
- 綿球
- タイマー
- 麻酔用ゼリー（キシロカイン®ゼリー）注入用キャップ
- ペニスクランプ
- バスタオル 足カバー1組
- ガーゼ

麻酔を注入する場合
- 点滴棒
- 内診台
- 処置用シーツ
- TVモニター
- 光源装置
- プリンター

Check 軟性鏡と硬性鏡

- 軟性鏡：やわらかい内視鏡で、主に男性に使用する。
- 硬性鏡：硬い内視鏡で、シース（内筒と外筒がセットになったもの）と、カメラ（70度・0度など）を使用する。シースとカメラの接続に、ブリッジを使用する。硬さがあり、軟性鏡に比べると挿入時に疼痛がある。主に女性に使用する。

コツ！

- 麻酔：医師の指示により尿道に潤滑ゼリー（キシロカイン®ゼリー）を注入し、指示した時間経過後に膀胱鏡検査を行う。
- 男性の場合、内視鏡挿入時に疼痛があるため、緩和する目的で行うことが多い。

手順 2　検査機器を準備する

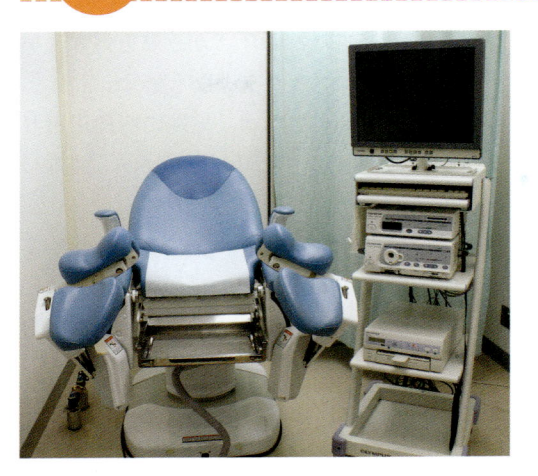

- TVモニター、光源装置、プリンターの電源を入れる。
- 生理食塩液500mLを点滴棒に掛け、点滴ルートを生理食塩液に接続する。
- 軟性鏡または硬性鏡を八つ折りガーゼの上に用意する。
- TVモニター、光源のコードを装置に差し込む。

こんなときどうする？
麻酔の指示がある場合
- 潤滑ゼリー（キシロカイン®ゼリー）に注入用キャップを付ける。

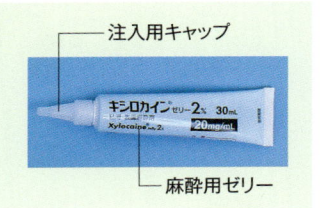

注入用キャップ
麻酔用ゼリー

手順 3　患者の準備を行う

- 最終排尿の時間を確認し、最終排尿から時間が経過しているようであれば、排尿を促す（膀胱内に尿が貯留していると、尿によって膀胱粘膜の観察ができないため）。
- ズボン、下着をすべて脱いでもらう。
- 内視鏡台に処置用シーツを敷き、台に乗ってもらう。
- 陰部にはバスタオルを掛け、下肢は足カバーで保護する。

手順 4　尿道口を消毒する（→p.4）

- 消毒液（0.025％逆性石けん液）入り綿球で、尿道口を消毒する。
- 消毒後は、バスタオルでプライバシーを保護する。

看護のポイント
- 男性で麻酔の指示がある場合は、麻酔用ゼリー（キシロカイン®ゼリー）を尿道より注入し、陰茎にガーゼ（ソフキュアガーゼ）を巻き、ペニスクランプで挟む。
- 麻酔時間は、医師の指示によりタイマーをセットする。

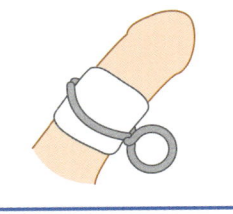

膀胱鏡検査（cystoscopy）

手順 5 膀胱鏡検査を開始する

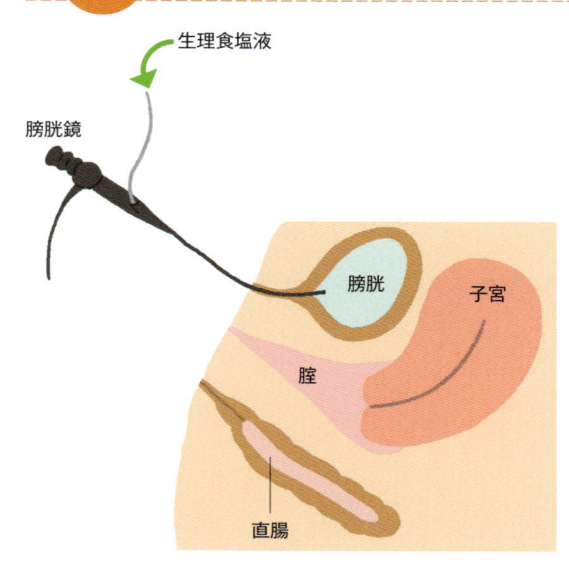

- 麻酔を行っている場合はガーゼを外す。男性の場合はペニスクランプも外す。
- 内視鏡を挿入する際は、先端に麻酔用ゼリー（キシロカイン®ゼリー）を付け、医師に渡す。
- 膀胱鏡検査は、基本カメラの映像を見やすくするため、電気を消して行うことが多い。
- 写真撮影が必要な場合は、医師の指示どおりに行う。

コツ！
- 羞恥心を感じる検査であるため、プライバシーの保護に努める。
- 疼痛を伴う検査であるため、内視鏡挿時は深呼吸を促し、リラックスして検査できるよう声をかける。

手順 6 後片づけを行う

- 膀胱鏡終了後、患者の陰部の汚れを拭き取り、足カバーを外し、内視鏡台から下りる介助を行う。
- 身支度を整えてもらう。
- 軟性鏡の場合は、膀胱内に生理食塩液が注入されているため、排尿を促す。
- 後片づけを行う。
- 内視鏡を洗浄し、サイデザイム®（酵素洗浄剤）→ステリスコープ®（グルタラール製剤）の順に15分ずつ浸し、消毒する。

（佐々木直美）

文献
1.新島礼子：尿流動検査の介助のポイント.泌尿器ケア2011；冬季増刊：290-299.

Part 2 ナースがかかわる検査

腎機能検査①
尿検査（検尿）の理解

腎臓の機能を調べるために行うのが、腎機能検査です。目的により、尿検査、血液検査、画像検査、腎生検が行われます。
尿の一般的な性状は、腎・尿路系の病態を強く反映します。臨床症状に乏しい早期のCKD（chronic kidney disease：慢性腎臓病）を早期発見するために、検尿（タンパク尿、血尿）は、簡便で有用な方法です。一般に、尿定性検査、尿沈渣、尿定量検査があります。

Check 検査後の分類

- 尿定性の測定項目：比重、pH、タンパク、糖、ケトン体、潜血、ウロビリノゲン、ビリルビン、白血球、亜硝酸塩、色調、混濁など。試験紙で判定する。
- 尿沈渣の測定項目：赤血球、白血球、扁平上皮、移行上皮、尿細管上皮、封入体細胞、円柱
- 尿定量の測定項目：糖、タンパク、β_2-マイクログロブリン、N-アセチル-β-グルコサミニダーゼ、アミラーゼ、クレアチニンなど。機器分析を行う。

注意！

- 尿検査は「新鮮尿を用いる」のが原則である。尿は、細菌にとって最良の培地であり、多種多様な有機・無機成分を含むため、放置すると細菌の増殖をきたすばかりでなく、多くの成分が変化してしまうからである。
- 日常検査での尿検体は、採尿後冷暗所保存で、2～3時間以内に検査する必要がある。
- 尿沈渣では時間がすぎると顕著に変形・崩壊するため、1時間以内の検査が望ましいとされている。

Point 1 腎機能検査の種類と目的を理解する

早期発見	尿検査 （→p.85）	● 尿タンパクや血尿がないか確認する ● ただし、尿タンパクや血尿は、発熱や激しい運動などでも出ることがあるため、1度検出されたら、2～3度繰り返し検査して確認する必要がある
進行の度合いの確認	血液検査 （→p.87）	● さまざまな値を調べて腎臓のはたらきをチェックする ● 主に、尿素窒素（BUN）、血清クレアチニン（Cr）、尿酸、クレアチニンクリアランス（Ccr）、血清総タンパク、電解質（Na、Cl、K、Ca、P）を参考にする ● なかでも、Cr値がわかると、腎臓のはたらきを数値的に確認できる
詳細な診断	画像診断 （→p.94）	● 超音波や腹部CTなど ● 腎臓の形、大きさ合併症（腫瘍や結石など）の有無を調べる
	腎生検 （→p.100）	● 腎臓の組織を顕微鏡で検査し、正確な診断をする

Point 2 「採尿方法」を理解する

排尿開始 ────────────────────────► 排尿終了

初尿
- 排泄された最初の尿を用いる。
- 淋菌やクラミジアなどの検出に有効である。

中間尿
- 陰部を清潔にしたのち、出始めの尿を避け、排尿途中の尿を用いる。
- 外尿道や腟由来の成分の混入を防ぐために、一般的に用いられる。

全尿
- 蓄尿した尿を用いる。
- 24時間の尿量と尿中Cr、タンパク、リン、カリウムの量を測定する。

分杯尿
- 排尿を前半・後半で2つのコップに分けた尿を用いる。
- 尿路内における出血や炎症部位の推定に有効である。

看護のポイント
- 尿培養検査のときには滅菌カップを用いる。
- 尿培養は、採取した尿検体に含まれる細菌を検査室で増殖させる検査で、尿路感染症の診断の際に行われる。
- 尿培養に用いる尿は、中間尿を採取するか、カテーテル尿を滅菌操作で採取する。

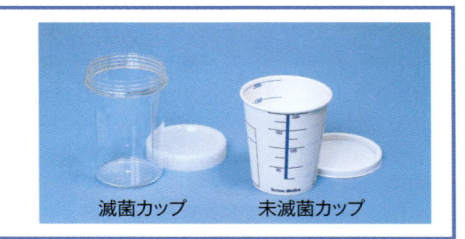

滅菌カップ　未滅菌カップ

Point 3 「採尿時間」の違いによる検体の特徴を理解する

- **早朝尿**：就寝前に排尿をすませた後、起床時に採取した尿。尿中成分が濃縮された状態である。尿が濃縮されていると、弱酸性で細胞の保存がよいため、尿沈渣や尿定性検査に適している。
- **随時尿**：尿が希釈されている場合が多く、化学成分や沈渣成分はそれだけ少ない。しかし、スクリーニングとしては、この尿で十分である。
- **24時間蓄尿**：24時間に排尿された全量を集めたもの。食事の影響を受ける成分の尿中排泄量を正確に測定するために用いる。

Point 4 「カテーテル尿」の採尿方法を理解する

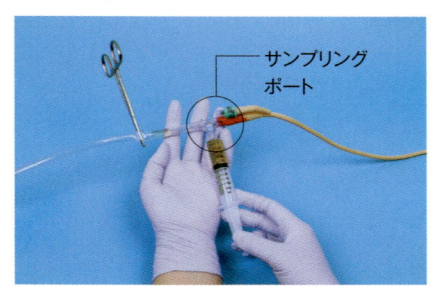

サンプリングポート

- ニードルレス・サンプリングポートを消毒して、滅菌注射器でポートから新鮮尿を吸引して、滅菌容器に採取する。
- 採取した検体を室温に長時間放置すると菌が増えるため、できるだけ早く検査室に提出する。

こんなときどうする？ すぐに提出できない場合
- 冷蔵（4℃）で保存する

（関本琴恵）

文献
1. 鈴木祐介, 富野康日己：CKD診断における尿検査. 腎と透析 2010；69：41-44.
2. 昆浩：尿培検査って絶対、導尿でやらないとダメですか？. Expert Nurse 2011；27(4)：72.

腎機能検査②
血液生化学検査の理解

血液生化学検査では、血中の尿素窒素（BUN）、クレアチニン（Cr）、クレアチニンクリアランス（Ccr）、尿酸、総タンパク、電解質の値を見ます。
主として、腎機能悪化の進行の度合いを確認するために行われます。

Point 1 糸球体濾過量（GFR）を理解する

- 腎臓は、老廃物の排泄、水・電解質バランスの調整、酸塩基平衡調整、血圧調節、内分泌機能（エリスロポエチン、レニン、活性型ビタミンB_3など）をはたしている。
- 腎機能は、臨床的に糸球体濾過と尿細管機能に分けられ、腎の荒廃、全体的な障害の程度は糸球体濾過量（glomerular filtration rate：GFR）の低下となって現れる。
- CKD（chronic kidney disease：慢性腎臓病）のステージ分類も、GFRを1つの指標としている。CKDステージ分類では、GFRの値が低いほど腎機能の悪化や障害があり、末期腎不全になると透析治療が必要となる。

看護のポイント

- GFR換算式には日本人を対象に開発された日本人用GFR換算式がある。
- eGFR（estimated glomerular filtration rate：推算糸球体濾過量）

男性用 eGFR早見表（mL/分/1.73m^2）
$= 194 \, Cr^{-1.094} \times 年齢^{-0.287}$

女性用 eGFR早見表（mL/分/1.73m^2）
$= 194 \, Cr^{-1.094} \times 年齢^{-0.287} \times 0.739$

Point 2 血液生化学検査の内容を理解する

①尿素窒素（blood urea nitrogen：BUN）
- 腎機能が低下し、排泄量が少なくなると血中BUN濃度が増加する。したがって、血中BUN濃度の増減は腎機能を反映する。

②血清クレアチニン（creatinine：Cr）
- クレアチニンは、糸球体で濾過され、腎尿細管で再吸収されることなく尿中に排泄される。そのため、血中濃度はほぼ一定であり、腎機能のスクリーニングに使用される。

③クレアチニンクリアランス(creatinine clearance：Ccr)

- 1分間あたりに、クレアチニンが腎から尿中に排泄されるのに必要な血漿量を表したものである。
- クレアチニンは尿細管で再吸収されないことから、尿中に排泄される量が糸球体濾過量(GFR)とほぼ一致する。そのためCcrは、腎機能の指標として利用されている。

Ccrの考え方

- 面積は水分量、点の密度は濃度を表す。
- 尿中の点の数と同数の点を含む血漿の面積(血漿量)が腎クリアランスである。

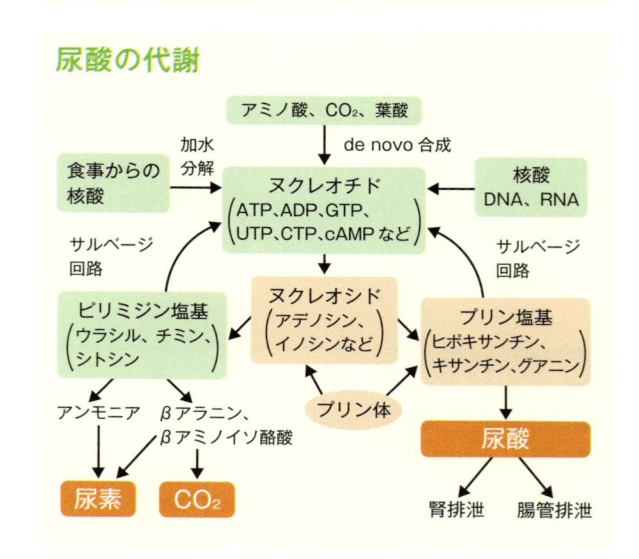

④尿酸

- 尿酸は、核酸に含まれるプリン体の最終代謝産物で、肝・筋肉・骨髄などで生成される。また、体外から肉食によって取りこまれた核酸が分解されると尿酸となる。
- 尿酸は溶解度が低く、人にはそれを溶解するウリカーゼがないため、体内での生成の亢進、腎での排泄の低下が起こると、血液中・組織液中の尿酸濃度が上昇する。
- 慢性腎不全・妊娠高血圧症候群では、腎機能障害(濾過の低下、および再吸収)により高値を示す。

尿酸の代謝

⑤血清総タンパク

- 血清中にはさまざまな種類のタンパクが含まれているが、約60％はアルブミン、約20％は免疫グロブリンで占められている。その他のタンパクは微量で、その増減が総タンパク濃度に反映されることはないため、総タンパク濃度は、アルブミンと免疫グロブリンの増減によって変動する。
- 4.5g/dL以下の高度の低タンパク血症は、重症肝障害(ネフローゼ症候群またはタンパク漏出性胃腸炎や肝硬変など)にしぼられる。
- ただし、血清総タンパク値だけで特定の疾患を診断するのは難しく、同時にアルブミン濃度などの測定もする必要がある。

> **看護のポイント**
> - 血清総タンパク値は、体位や運動の有無により変化する。
> - 採血の前は、安静が望ましい。

⑥電解質

種類	特徴	上昇時	低下時
Na（ナトリウム） 基準値135〜145mEq/L	●細胞外液の陽イオンの90％を占め、浸透圧の調節や酸塩基平衡の維持に重要な役割をはたしている ●水分の変動によって濃度も変動するので、Na濃度を測定することにより体液水分量の平衡状態を知ることができる	口渇、錯乱、昏睡、神経筋の興奮／脱水症、尿崩症、糖尿病、アルドステロン症、クッシング症候群	嘔気、嘔吐、下痢、頭痛、倦怠感、こむらがえり、人格変化、傾眠、錯乱、呼吸困難、脳ヘルニア、大脳浮腫、昏睡、けいれん／腎不全、ネフローゼ症候群、甲状腺機能低下症、心不全
K（カリウム） 基準値3.6〜5.5mEq/L	●Naとは反対に、主として細胞内液に存在する。 ●血清中にも一定量存在するが、その濃度は神経や筋肉の興奮性に関与し、特に心筋に大きな影響を及ぼす	嘔気、嘔吐、下痢、しびれ感、知覚過敏、脱力感、徐脈、不整脈／腎不全、糖尿病、アジソン病	筋力低下、筋けいれん、倦怠感、頻尿、多尿、呼吸筋麻痺、不整脈、腸閉塞、低換気、低血圧、テタニー、骨格筋の壊死／呼吸不全症候群、アルドステロン症、クッシング症候群、横紋筋融解症
Cl（クロール） 基準値96〜108mEq/L	●NaとともにNaClとして大部分細胞外液中に存在し、他の電解質との総合関係のもとに水分平衡、浸透圧の調節、酸塩基平衡の調節などに重要な役割をはたしている	ネフローゼ症候群、腎不全、クッシング症候群、脱水症、高ナトリウム血症、過換気症候群	下痢、嘔吐／肺気腫、肺炎、慢性気管支炎、アジソン病、尿崩症、急性腎不全
Ca（カルシウム） 基準値8.4〜10.0mg/dL	●99％が骨および歯牙中に含まれており、残る1％が軟部組織および細胞外液に存在している ●細胞外液中、ことに血漿中に存在するCaは約900mgとされており、これが神経筋肉の興奮、血液凝固、細胞膜機能、ホルモン分泌など生体の重要な生理機能にかかわっている	便秘、嘔気、嘔吐、腹痛、食欲低下、不眠、めまい、瘙痒、発疹、多尿、脱水症状、不整脈、高血圧、意識混濁、昏睡／悪性腫瘍、多発性骨髄腫などの骨代謝異常、副甲状腺機能亢進症、骨軟化症、腎結石	心筋の収縮減少による心拍出量低下、慢性心不全、甲状腺機能亢進症、悪性腫瘍、サルコイドーシスなどの内分泌異常
P（リン） 基準値4.4〜5.5mg/dL	●骨中に最も多く含まれ、次いで筋肉、細胞内、細胞外液中に広く存在する ●Caとともに骨ミネラルの重要な構成成分であると同時に、生体内の重要な陰イオン、細胞膜や核酸の成分などとして重要である ●血清中のPの測定は、日内変動や食事による変動もあるため早朝空腹時の採血が望ましい	低カルシウム血症、手足・口唇のしびれ、瘙痒、異所性石灰化（末梢循環障害、動脈硬化など）、高血圧、嚥下障害、気管けいれんによる息苦しさ、喘鳴、けいれん、副甲状腺ホルモン分泌異常による骨や関節の破壊、貧血の増悪	筋肉の麻痺、嚥下障害、複視、構音障害、心筋の収縮力低下による心拍出量減少、血圧低下、不整脈、呼吸不全／横紋筋融解症、溶血性貧血、神経麻痺、錯乱、けいれん、昏睡

> **注意！**
> ●K上昇によって生じる不整脈のなかには、致死性不整脈（心室細動）が含まれる。
> ●心室細動が出現した場合は、心肺蘇生・電気的除細動を行いつつ、すみやかに医師に報告すること。

心室細動

（早坂真美）

文献
1. 栗原由利子, 宮里逸郎：ナースのための検査データの活かし方 血液生化学検査. 月刊ナーシング1998；増刊号：59-62, 84, 89.
2. 松尾清一監修：知ろう・ふせごう・慢性腎臓病（CKD）腎臓病を悪化させないために. 協和発酵キリン．（http://www.kyowa-kirin.co.jp/ckd/prevention/［2015年4月23日閲覧］．

Part2 ナースがかかわる検査

副腎ホルモン検査

副腎皮質から分泌される各種ステロイドホルモンは、Na・Kバランスの維持を担うもの、糖やタンパクの代謝を担うものだけでなく、末梢血管の収縮や血圧維持の要としてはたらくものなど、生命維持に非常に大切な役割をはたしています。
ここでは、副腎の疾患と、それにかかわる各種ホルモンの検査について解説していきます。

副腎の病気とホルモン検査

Point 1 患者説明の内容

患者説明用紙
副腎腫瘍　内分泌検査を受ける方へ
　　　　　　　　　　　様

病棟
主治医
担当看護師
説明日　　年　月　日

日付 項目	第1日目（　/　） 入院日	第2日（　/　）	第3日（　/　）	第4日（　/　）	第5日（　/　） 退院日
検査	血液検査・尿検査・蓄尿があります 入院時から24時間尿をためます（1回目）	内分泌血液検査 （朝30分以上の安静臥床後に採血） 午後から24時間蓄尿をします（2回目）	血液ホルモンの日内変動を調べます 朝食前　昼食前 夕食前　就寝前 に採血をします	利尿薬（ラシックス®）立位負荷試験血液検査 （朝30分以上の安静臥床後に採血） ☆8時の利尿薬投与後は、2時間立位または座位のままでいてください（横にならないでください） 利尿薬投与後　60分後120分後に採血をします	ステロイド負荷試験 血液検査 （朝に採血します）
治療 処置					
内服薬	内服薬の確認をします			21時にステロイド（デカドロン）を内服します	入院前中止薬を再開します
注射				利尿薬（ラシックス®）を朝8時に注射します	
食事	常食 (バナナ／アイス／コーヒー禁)	常食 (バナナ／アイス／コーヒー禁)	常食	常食	常食
検温	入院時　身長・体重・握力測定 検温・診察	検温　適宜	検温　適宜	検温　適宜	検温　適宜
活動 清潔	病院内自由 シャワー可	病院内自由 シャワー可	病院内自由 シャワー可	病院内自由 シャワー可	病院内自由 シャワー可
説明 指導	医師：検査について説明 看護師：入院生活について説明、ネームバンド装着				IDカード返却 次回外来予約票 体調不良時外来を受診してください
文書	入院診療計画書、患者説明用紙				退院療養計画書 退院証明書

この計画書は、入院中の検査および治療のおおよその予定を記入したものです。わからないことがありましたらいつでもご質問ください。

杏林大学医学部付属病院で使用されているもの

Check　副腎ホルモン検査でわかること

- GH（growth hormone：成長ホルモン）
- ACTH（adrenocorticotropic hormone：副腎皮質刺激ホルモン）
- TSH（thyroid stimulating hormone：甲状腺刺激ホルモン）、TH（thyroid hormone：甲状腺ホルモン）
- PRA（plasma renin activity：血漿レニン活性）・アルドステロン
- hCG（human chorionic gonadotropin：ヒト絨毛性ゴナドトロピン）
- CPR（C-peptide immunoreactivity：Cペプチド）
- PRL（prolactin：プロラクチン）　など

Point 2 「Cushing症候群」とその検査

- Cushing症候群は、副腎皮質ステロイドホルモンの1つであるコルチゾールが増えすぎるために起こる疾患である。

①特徴的な症状
- 手足が細くなるが、おなかは太り、顔がむくんで赤ら顔になるなど、特徴的な身体所見がある。
- うつ傾向、全身倦怠感、易疲労感、無月経または勃起障害、脱力、易骨折性などの症状がある。

②検査
- 血液中や尿中のコルチゾールや副腎皮質刺激ホルモン（adrenocorticotropic hormone：ACTH）などを測定する。

> **なぜ？ ACTHを測定する理由**
> - 副腎皮質ステロイドホルモン（コルチゾール）が出すぎていることを確認するため。

> **看護のポイント**
> - コルチゾールやACTHは、健康な人でもストレスがかかると変動するので、さまざまな条件下でホルモンの変動に異常がないかどうかを調べる（負荷試験）検査が必要となる。
> - 例：副腎皮質ホルモン薬を投与して副腎皮質の抑制の程度を判断したり、深夜の血中ホルモンを測定したりする。

Cushing症候群の特徴的な所見

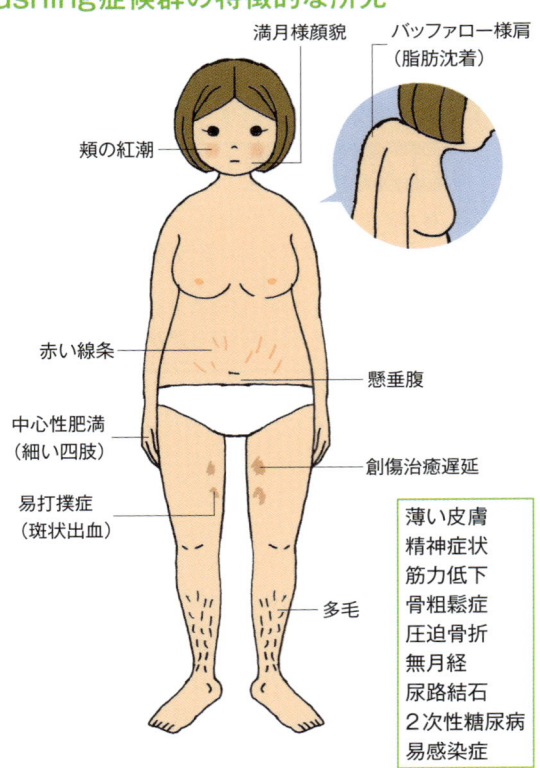

- 満月様顔貌
- バッファロー様肩（脂肪沈着）
- 頬の紅潮
- 赤い線条
- 懸垂腹
- 中心性肥満（細い四肢）
- 創傷治癒遅延
- 易打撲症（斑状出血）
- 多毛
- 薄い皮膚
- 精神症状
- 筋力低下
- 骨粗鬆症
- 圧迫骨折
- 無月経
- 尿路結石
- 2次性糖尿病
- 易感染症

Part2 副腎ホルモン検査

Point 3 「原発性アルドステロン症」とその検査

- 副腎皮質ステロイドホルモンの1つのアルドステロンの分泌が過剰になるために起こる疾患である。

①代表的な症状
- 高血圧（アルドステロンは腎に作用し、体内にナトリウムと水分が蓄えられるため）。
- 下肢の脱力や四肢麻痺（アルドステロンは尿中にカリウムを排泄する作用をもつため、過剰になると血液中のカリウムが減る）。
- 夜間尿の増加（過剰のアルドステロンによりナトリウムと水再吸収が促進されて循環血液量が増加する）。

②検査
- アルドステロンの分泌過剰を確かめるため、血液中、尿中のホルモンを測定する。

> **なぜ？**
> - アルドステロンは腎臓から分泌されるレニンというホルモンによって調整されている。
> - 副腎から勝手にアルドステロンが出てくると、レニンはそのはたらきを控える。そこで、この診断のためには血漿レニン活性が抑制されていることを確認する。

> **看護のポイント**
> - これらのホルモン値は姿勢によって変化し、また高血圧の薬に対する影響を受けやすいため、通常、できるだけ薬を飲まずに、安静にして仰向けの姿勢で採血をする。
> - ただし、ときに、わざと立位や薬剤を投与した状態で採血し、それらの影響を調べることがある。

Point 4 「褐色細胞腫」とその検査

- 副腎髄質あるいは脊髄に沿った交感神経節細胞にできる腫瘍である。
- 腫瘍からはカテコールアミン（アドレナリン、ノルアドレナリン、ドーパミンの総称）というホルモンが分泌され、このホルモンの作用でさまざまな症状が出現する。

①代表的な症状
- 高血圧、頭痛、発汗過多、代謝亢進、血糖の上昇（カテコールアミンが多く分泌されることによる）
- 動悸、やせ、便秘、胸痛、視覚障害

> **看護のポイント**
> - バナナ、ミカン、コーヒー、バニラなどを摂取すると、高値傾向を示して偽陽性となるため、制限する必要がある。
> - 水分の過剰摂取、強度の水分摂取制限や点滴中の尿の提出は避ける必要がある。

②検査
- 血液中および尿中のホルモンの測定を行う。発作中に血液検査ができる場合は診断に有効。
- 発作が起こっていないときは、血液中のカテコールアミン濃度は正常値を示すことがあるため、発作直後の尿中あるいは1日中ためた尿中のカテコールアミンやその関連物質を測定する。

（林静香）

Column

おさえておきたい基礎知識「内分泌器官としての副腎のはたらき」

副腎皮質で分泌されるホルモン

　副腎皮質細胞からは、ステロイドホルモンである副腎皮質ホルモンが分泌される。

　ステロイドホルモンは、コレステロールをもとにして生成されるが、この生成を助ける酵素系は皮質細胞のなかに含まれている。

　副腎皮質の各皮質細胞層からは、それぞれ特別なステロイドホルモンが分泌される。

①アルドステロン(鉱質コルチコイド)
　球状層で主に生産され、体液のナトリウム濃度を正常に保つはたらきをもつ。つまり、腎臓に作用して、ナトリウムイオンの再吸収を促進させ、カリウムイオンの排泄を増加させるようにはたらくわけである。

②コルチゾール(糖質コルチコイド)
　束状層で主に生産される。糖代謝に関係する他、タンパク質の合成を抑制し、分解を促進させる。また、体の中の炎症を抑える作用もある。
　コルチゾールの分泌は、副腎皮質刺激ホルモンによって調整されている。

③性ホルモン(副腎アンドロゲン)
　網状層で主に生産される(少量)。

副腎髄質で分泌されるホルモン

　副腎髄質細胞には、アドレナリン細胞とノルアドレナリン細胞とが存在している。これらの細胞によって分泌されるホルモン(アドレナリン、ノルアドレナリン)は、末梢血管の収縮や血圧の維持に重要なはたらきをもっている。

　髄質細胞は、交感神経線維の支配を受けるため、交感神経系の興奮によってホルモンの分泌が高まる。生体が興奮状態になったり、生体に危険が迫ったりすると、交感神経系の興奮によってアドレナリンの分泌が行われ、血行が盛んとなり、危険から脱出しようとするさまざまな反応が起こる。

Part 2 ナースがかかわる検査

超音波検査(ultrasonic examination)

超音波検査は、超音波の原理を使い、跳ね返ってくる反射波(エコー)をとらえ、体内の情報を画像化するしくみです。組織によって、超音波の吸収・反射の度合が異なることを応用しています。
超音波検査は、外来(検査室)で行う場合と、ベッドサイドで用いて行う場合があります。
腎・泌尿器領域で行われる超音波検査は、検査の対象となる部位により、腎臓超音波、陰嚢超音波、膀胱・前立腺超音波の3種類があります。

Check 腎・泌尿器領域で行われる超音波検査

腎臓超音波
- 目的:腎の腫瘤性病変(腎腫瘍・腎嚢胞・水腎症など)の診断を鑑別
- 腹臥位での撮影が基本(患者の状態により、側臥位や仰臥位で検査することもある)
- 患者の呼吸を一時的に止めさせて検査することがある

陰嚢超音波
- 目的:陰嚢内部の観察
- 仰臥位での撮影が基本

膀胱・前立腺超音波
- 目的:膀胱内の様子の観察、前立腺の大きさの測定
- 仰臥位での撮影が基本
- 尿を検査一時間前からためておき、尿がたまった状態で検査を実施(尿で膀胱充満すると、超音波がよく通り観察しやすいため)

ベッドサイドで行う超音波検査(ポータブルの場合)

手順1 必要物品を準備する

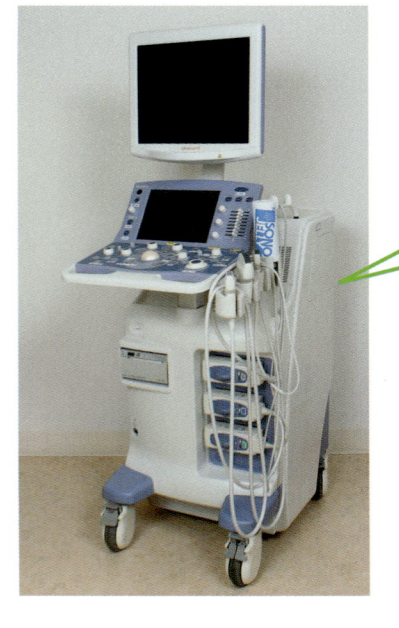

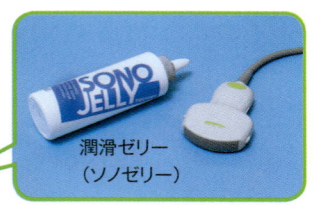

潤滑ゼリー
(ソノゼリー)

〈その他に準備するもの〉
・バスタオル
・ティッシュペーパー
〈必要時に準備するもの〉
・腹部用の枕(腎臓超音波の場合)

手順2 患者の準備を整える

- 靴を脱ぎ、ベッド上で仰臥位となり、検査部位（ここでは下腹部）を出してもらう。
- 服がゼリーで汚れないようにシートを洋服に挟む。
- 検査台を検査しやすい位置に上げる。
- 環境、羞恥心に配慮し、検査までバスタオルで覆う。

> **看護のポイント**
> - 腎臓超音波の場合は、腹臥位となり、腰背部を出してもらった後、腹部用の枕を腹部に敷く。
> - 陰嚢超音波の場合は、仰臥位になり、腰部にシートを敷き、ズボン、下着を下げ、陰部を出してもらう。

手順3 検査を実施する

陰嚢超音波、前立腺・膀胱超音波の場合

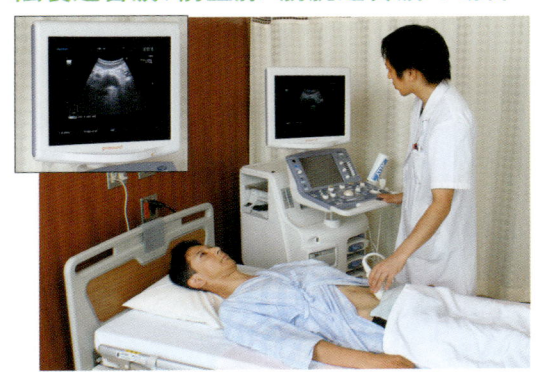

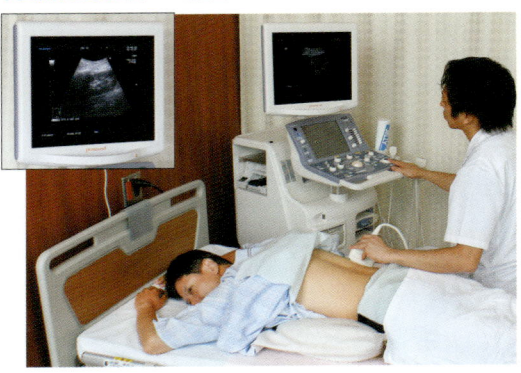

腎臓超音波の場合

- 患者に声をかけ、検査部位に、適温に温めたゼリーを塗布する。
- 医師または検査技師が、検査部位にプローブを当てて観察・撮影する。
- 検査を実施しているときは、電気を消しておく。

手順4 後片づけをする

- 検査が終了したら電気をつけ、患者に検査終了を伝える。
- 検査台を下げる。
- ゼリーをティッシュペーパーなどで拭き取り、めまいやふらつきがないよう介助して体を起こし、身支度を整える。
- 検査結果をカルテに記録する。

（茂木しのぶ）

文献
1. 青木妙子：超音波検査.月刊ナーシング2011；31(12)：21-23.

超音波検査（ultrasonic examination）

Part 2 ナースがかかわる検査

X線検査（KUBとDIP）

X線検査は、患者を感光板（フィルム）とX線照射装置との間に挟み、X線を照射して感光板に画像を焼きつけるものです。腎・泌尿器領域では、KUB（腎臓・尿管・膀胱単純X線撮影）と、DIP（点滴静注腎盂造影）がよく実施されます。
ここでは、DIP実施の流れについて解説していきます。

Check 腎・泌尿器領域で行われる主なX線検査

KUB：腎尿管膀胱部単純X線撮影
(plain film of kidney, ureter and bladder)
- 目的：腎臓の大きさ・位置・形、尿路結石を含む石灰化の有無、骨の変化（二分脊柱、腫瘍の転移像など）、消化管のガス像などの診断
- 撮影範囲は、第11肋骨から恥骨結合下縁まで、副腎部も入れる

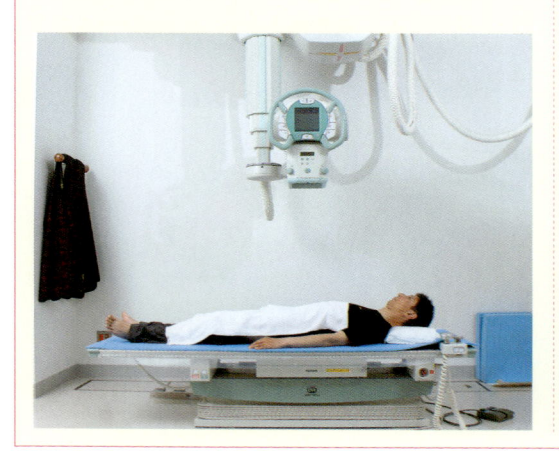

DIP：点滴静注腎盂造影検査
(drip infusion pyelography)
- 目的：腎臓・尿路系（腎実質・腎杯・腎盂・尿管・膀胱）の機能、形態の診断
- 静脈内に点滴注入し、造影剤が腎臓から膀胱に流れる様子を撮影する
- 単純撮影実施後、造影剤滴下開始5分後・10分後・20分後（場合により60分後も）の撮影

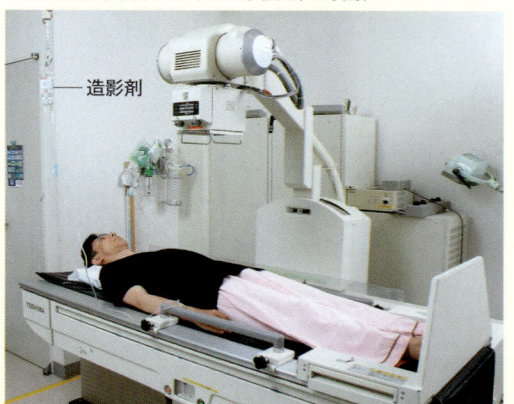

手順 1　検査前：医師からの説明を行い、同意書を取る

- 医師から、検査の必要性・方法・副作用の説明を行い、同意書を取得する。

看護のポイント
- 最近では、造影剤の副作用予防のため、水分制限していないが、当院では、検査前に水分を摂りすぎないように説明している（撮影部分がよく見えるようにするため）。
- 食事を摂ると、消化管内にガスが発生し、尿路の影像と重なるため読影の妨げとなる。

注意！
- DIP検査前は禁飲食（造影剤の副作用として、嘔気が起こることがあるため）。薬は少量の水のみで可能。ただし、糖尿病薬は内服しない。
- ヨード禁、アレルギー体質、喘息の確認をする。
- 腎機能低下がないか検査データを確認する。

手順 2 検査中

①必要物品を準備し、患者の準備を行う
- 尿管カテーテルを挿入している場合は、検査前にカテーテルキャップをする。

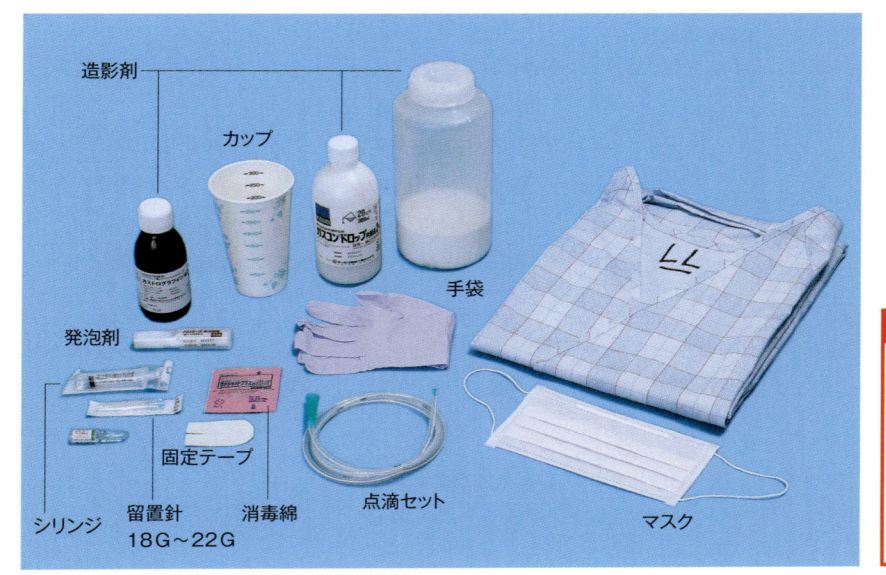

〈その他に用意するもの〉
・駆血帯

注意！
- ボタン、ファスナー、金属の付いた衣類は、検査着に着替えてもらう。
- カイロ、湿布類、コルセットを外してもらう。

（画像ラベル：造影剤、カップ、手袋、発泡剤、シリンジ、留置針18G〜22G、固定テープ、消毒綿、点滴セット、マスク）

②造影剤を注入する
- 医師が、点滴で造影剤を注入する。
- 造影剤注入後、副作用症状の有無を観察する。

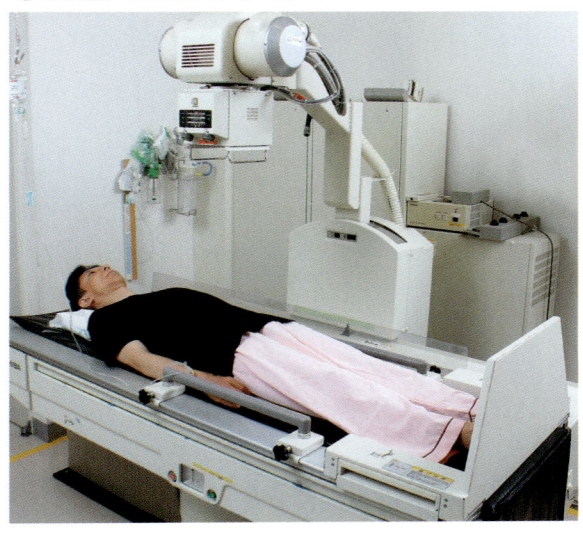

③撮影を開始する
- 体位は仰臥位から撮影する。
- 仰臥位での撮影が終了したら、排尿後、立位で撮影する。介助が必要な場合は、プロテクターを使用し、介助する。
- 検査が終了したら、点滴を抜針する。

看護のポイント
- 検査は30分程度で終わる。患者に声をかけ、不安を除去する。

※写真はDIPの場合

X線検査（KUBとDIP）

手順 3　検査後：患者の状態を確認し、患者への説明を行う

Check　検査後の観察項目
- バイタルサイン
- 蕁麻疹、顔面・全身の発赤、発疹、紅潮、瘙痒感、冷汗、顔面蒼白、嘔気・嘔吐、血圧低下、頻脈、動悸、頭痛、呼吸困難、意識障害　　　　　　など

- バイタルサインの異常の有無、左記の症状が出現していないかを確認する。症状が出現していたら、すぐに医師に連絡する。
- 患者にも症状の説明をし、異常時は知らせてもらうよう説明する。
- 造影剤の副作用がなければ、飲食の許可をする。造影剤の排泄を促すため、水分制限がなければ、できるだけ多くの水分を摂ってもらう。
- 安静、入浴についての制限は特にない。

（茂木しのぶ）

文献
1. 小林瑞穂：X線検査. 月刊ナーシング2011；31(12)：6-11.
2. 日本医薬品集フォーラム：2011 DRUGS IN JAPAN 日本医薬集. じほう, 東京, 2011.
3. 山口秋人監修, 武井実根雄編：患者さんにやさしい！パーフェクト泌尿器科検査. メディカ出版, 大阪, 2007.

Column

実際のX線画像（例）

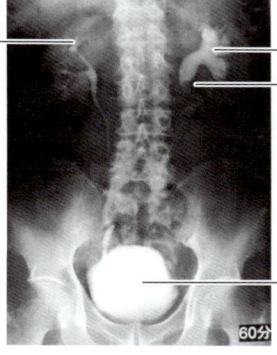

- 正常な腎盂尿管
- 水腎症
- 腫瘍による造影剤の欠損像
- 膀胱

- 写真は、腎盂尿管がんのX線画像（排泄性腎盂造影検査）。

核医学検査（腎シンチグラフィ）

核医学検査では、ラジオアイソトープ（RI：放射性同位元素）を含む製剤を用います。投与されたRIを体外から検出し、画像として描出することをシンチグラフィといい、RIの分布や集積量・経時的変化から、臓器や組織の形態・機能を評価するために用いられます。ここでは、腎シンチグラフィについて、解説していきます。
腎シンチグラフィは、使用する核種と検査内容によって、動態シンチグラフィと静態シンチグラフィとに大別されます。

Point 1　腎動態シンチグラフィについて理解する

- 腎動態シンチグラフィは、RI（radioisotope：ラジオアイソトープ、放射性同位元素）を注入し、その直後から、腎から尿管を経時的に連続撮影する検査である。
- 腎血流・腎実質機能・尿路の通過状態および、腎の形態を非侵襲的に診断できる。
- 閉塞性尿路疾患、腎不全における腎機能評価、腎移植の急性拒絶反応の診断、腎血管性高血圧症の診断などに用いられる。

看護のポイント　検査の流れ

① 検査20分～30分前に水200～300mLを飲む。
② 検査直前に、排尿後検査を開始する。
③ アイソトープを静脈注射し、患者の腰部へシンチカメラを近づけ、20～30分連続して撮影し、画像解析する。

Point 2　腎静態シンチグラフィについて理解する

- 左右別の腎尿細管機能を、静的イメージとして定量的に抽出する検査である。
- 腎臓の位置・大きさ・形態・病変が確認できる。
- 慢性腎炎、腎不全、腎梗塞、腎損傷の診断、腎盂腎炎などの感染症後の腎瘢痕の早期診断、腎尿細管性アシドーシスの診断、腎移植後の残存機能評価などに用いられる。

看護のポイント　検査の流れ

- アイソトープを静脈注射して2時間後に撮影する。

（関本琴恵）

Column
腎シンチグラフィ画像（例）

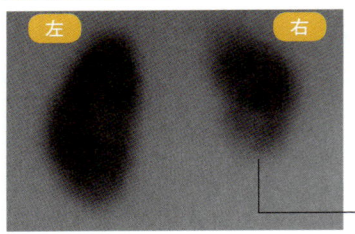

- 写真は、背面から撮影した膀胱尿管逆流症の腎シンチグラフィ画像。
- 左腎に対して萎縮している

文献
1. 国立国際医療研究センター放射線核医学科：腎シンチグラムとは?. http://www.ncgm.go.jp/sogoannai/housyasen/kakuigaku/inspect/scinti_02.html［2015年4月23日閲覧］.

腎生検（超音波ガイド下腎生検）

腎生検は、腎病変の診断・予後の決定・治療方針の決定・治療過程の追跡を目的として、背部から腎臓の皮質へ生検針を刺して腎臓組織を採取し、顕微鏡下で評価する検査です。腎臓は、血管の豊富な臓器であるため、検査後の出血リスクが高くなります。検査前には、抗凝固薬、抗血小板薬等の内服状況を確認し、医師の指示に従い、内服を中止しておくべきです。

Check 腎生検の適応と禁忌

＜適応＞
- 検尿異常（持続性の糸球体性血尿、タンパク尿）
- ネフローゼ症候群
- 原因不明の腎性急性腎不全
- その他（移植腎など）

＜絶対禁忌＞
- 腎の形態的異常（片腎、水腎症、嚢胞腎など）
- 一定の体位が維持できない症例
- 協力が得られない症例

＜相対禁忌＞
- 高度腎機能低下例
- 重度の高血圧
- 感染症のある症例
- 悪性腫瘍
- 出血・凝固系に異常を認める症例
- 高度の貧血
- 大量ステロイド薬投与中
- 子癇
- 高齢者

手順1 必要物品を準備する

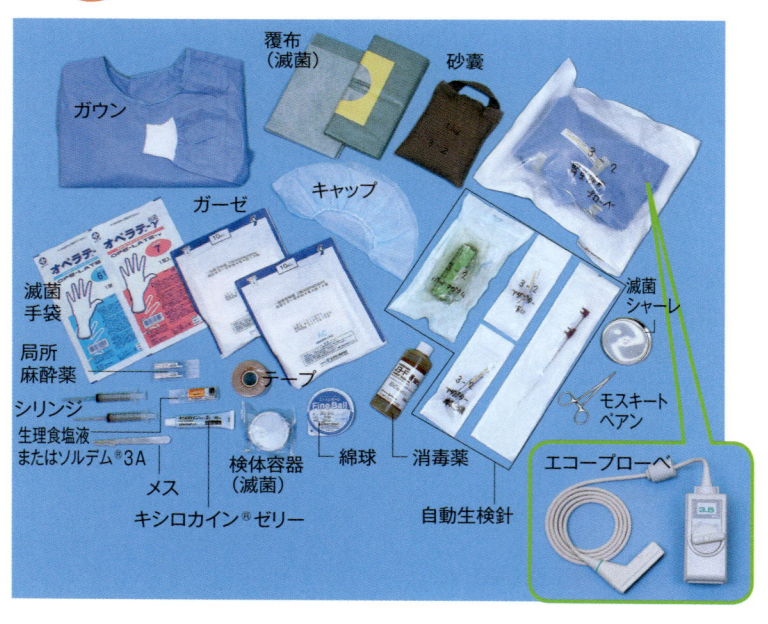

（物品写真：ガウン、覆布（滅菌）、砂嚢、ガーゼ、キャップ、滅菌手袋、局所麻酔薬、シリンジ、生理食塩液またはソルデム®3A、メス、キシロカイン®ゼリー、検体容器（滅菌）、テープ、綿球、消毒薬、自動生検針、滅菌シャーレ、モスキートペアン、エコープローベ）

- 患者に、大判バスタオル2枚を持参してもらう。（1枚は腹臥位のときに身体の下に入れ、もう1枚は検査後に仰臥位へ体位変換するときに背中側に使用する）
- 検査後24時間は仰臥位で安静を保持する必要があるため、吸い飲み（ペットボトルに挿せるようなストローでもよい）や、スプーンなどを用意しておいてもらう。

看護のポイント

- 検体容器1つ＋生理食塩液20mL1本で1セット。実施するまで何回採取するかわからないため、多めに用意しておく（皮下脂肪や腎萎縮の影響により、ねらった部位に1度で届くとは限らないため）。
- 未開封のキシロカイン®ゼリーを2〜3本用意しておく（腎生検施行中のエコーのプローベは、滅菌部で使用するため）。

手順 2　患者の準備を整える

- 患者の同意が得られる場合は、検査前に、尿道カテーテルを留置する。できない場合は、検査前に床上排泄を練習する。
- 静脈留置針を挿入し、補液を開始する。
- 術衣へ着替え、ベッド上で腹臥位をとってもらう。腹臥位をとる際、バスタオルなどのリネン類を腹部に当てる（腎臓の可動範囲を制限するため）。

> **コツ！**
> - 背部に穿刺するため、術衣の前後を逆に着て、背中が開くようにするとよい。

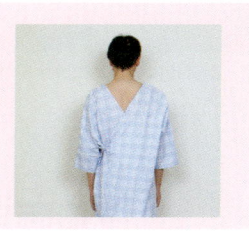

手順 3　生検を開始する

①医師へガウン・手袋・必要物品を清潔操作で渡す

②医師が局所麻酔を施行する
- 局所麻酔施行後、バイタルサイン測定・気分不快などがないか観察し、医師へ報告する。

③医師は、エコー下で穿刺を実施する

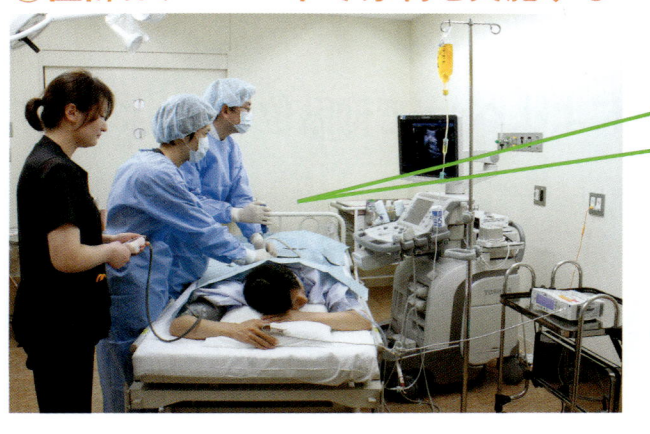

- 穿刺後は、バイタルサインを測定し、医師へ報告する。
- 採取した検体は、すみやかに検体容器へ移す。
- 医師は、検体容器内に敷いたガーゼの上で、採取した検体に生理食塩液をかける（腎組織は空気に触れるとすぐに縮んでしまい、後で顕微鏡の確認ができなくなってしまうため）。

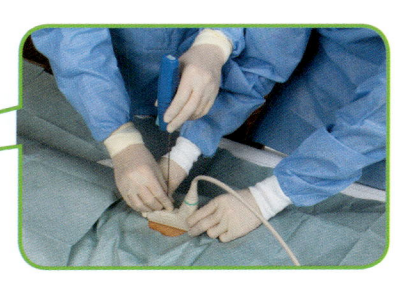

> **看護のポイント**
> - 検体採取時、「バチン」と大きな音がすることを伝えておく。
> - 腎臓は呼吸性に移動するため、大きく息を吸ってもらい、息を止めたところで「バチン」と穿刺する。

> **注意！**
> - 合併症：肉眼的血尿、腎血腫、出血性ショック、腎動脈瘤・腎動脈瘻、穿刺部感染など

手順 4　生検終了後、医師が圧迫止血を行う（15分間）

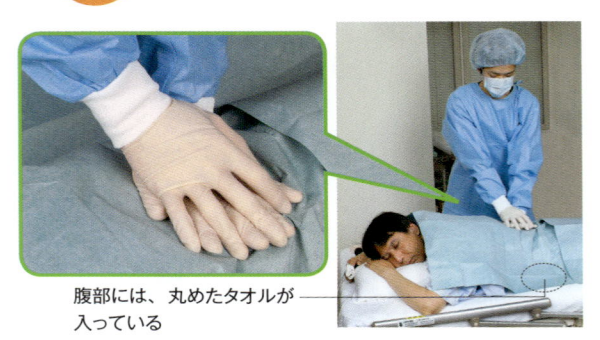

- 医師による圧迫止血は15分間行われる。
- その後、医師は、エコーにて止血確認、血腫の有無の確認を行う。

腹部には、丸めたタオルが入っている

手順 5　圧迫固定を行い、砂嚢を乗せて固定し、30分安静にする

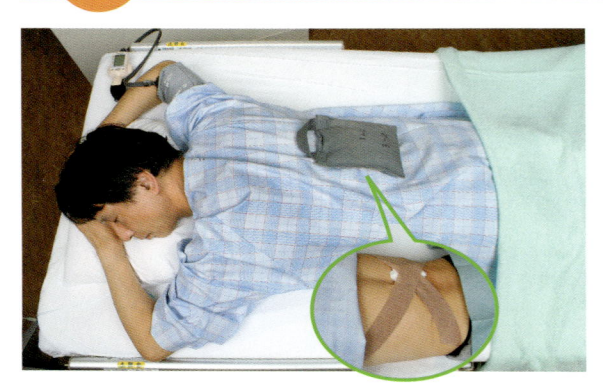

- テープで圧迫固定を行い、その上に砂嚢を乗せて固定する。
- そのまま腹臥位の状態で30分間安静を維持する。

看護のポイント
- すぐ連絡できるよう、ナースコールを持っていてもらう。

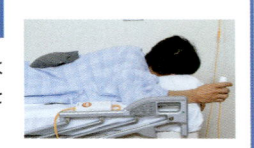

手順 6　医師・看護師の介助により、ベッドで仰臥位をとるよう移す

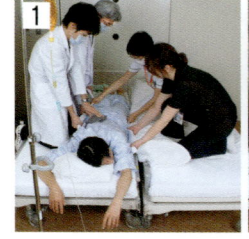

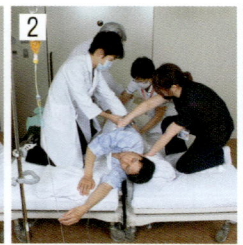

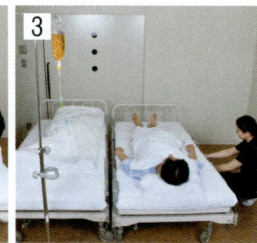

Check　観察ポイント
- 血圧
- 体温
- 脈拍
- 腹痛
- 腹部膨満感
- 穿刺部痛
- 腰痛
- 肉眼的血尿の有無

- 医師1名は砂嚢を押さえながら移動をする。
- 検査後の観察を行う。
- 6時間までは、1時間ごとにバイタルサイン測定・尿性状の観察を行う。

看護のポイント
- 医療者に身をゆだね、下肢を曲げたり腰を動かしたりしないよう説明する。
- 尿道カテーテルや点滴ルートが絡まないように整理する。
- ベッド柵のレールの保護、ベッド間の隙間や高さの調整が必要な場合、布団やバスタオルを使用する。
- 腹臥位をとる際、患者の下にバスタオルを1枚敷いておくと移動介助を行いやすい。

手順 7　6時間後に砂嚢を除去し、仰臥位で安静を保つ（検査後24時間）

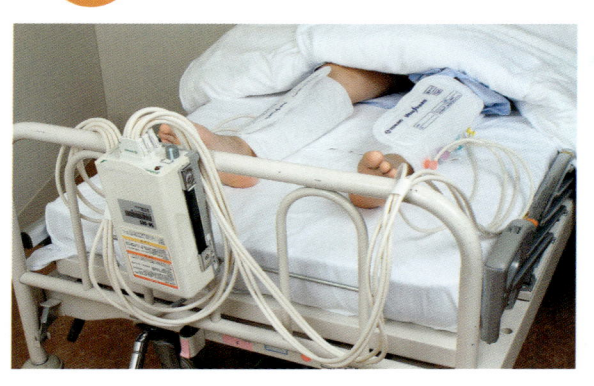

- 深部静脈血栓（deep vein thrombosis：DVT）予防のため、下肢に非侵襲式DVT予防システム（フットポンプ）を装着する。
- 検査後は、仰臥位で24時間絶対安静となる。食事・排泄も安静解除までは床上で行うため、介助が必要となる場合がある。
- 検査後は、水分摂取を普段より多くする。

看護のポイント
- 24時間ベッド上に仰臥位での安静となるため、エアマットを使用し、腰痛の軽減を図る。
- 十分な睡眠が得られるよう、疼痛時や不眠時の指示を必ず確認する。
- 下肢を曲げると腎の位置が移動する（動いてしまう）ため、出血のリスクがある。そのため、足を伸ばした姿勢を維持することが大切である。

こんなときどうする？
「足を伸ばしているのがつらい」と言われたら…
- 患者の体の下に敷いたバスタオルをいったん少し浮かせて圧を除去することもある。
- 穿刺側の反対側に、薄いバスタオルを出し入れすることもある。ただし、患者は、下肢・腰部を曲げたり、力を入れたりしないこと。

手順 8　24時間後、エコーで止血確認後、安静解除となる

- 急に起き上がると血圧の低下を招く恐れがあるため、ゆっくり起き上がりの介助を行う。
- 気分不快の有無を確認し、血圧低下に注意する。
- 血圧だけでなく、手順6に示した項目の観察を行う。
- 穿刺部の消毒も行う。
- 腎生検後の生活指導を行う。
  - 腰部を曲げたり、ひねったりする動作は出血のリスクがあることを説明する。
  - 約1か月は、腹圧をかけるような動作や、激しい運動、自転車、階段昇降を避けるよう伝える。
  - 入浴は、検査後4日以降に可能となる。ただし、血腫の形成や出血（貧血の進行など）が認められた場合は医師に確認する。

（早坂真美）

Part2 ナースがかかわる検査

前立腺生検（経直腸式前立腺生検）

前立腺生検は、経直腸的に超音波装置を用いながら直腸壁より組織採取針を挿入し前立腺の組織の一部を採取する検査です。
直腸診もしくは血清PSA（prostate specific antigen：前立腺特異抗原）の結果より、前立腺がんが疑われた場合に実施されます。

手順1 必要物品を準備する

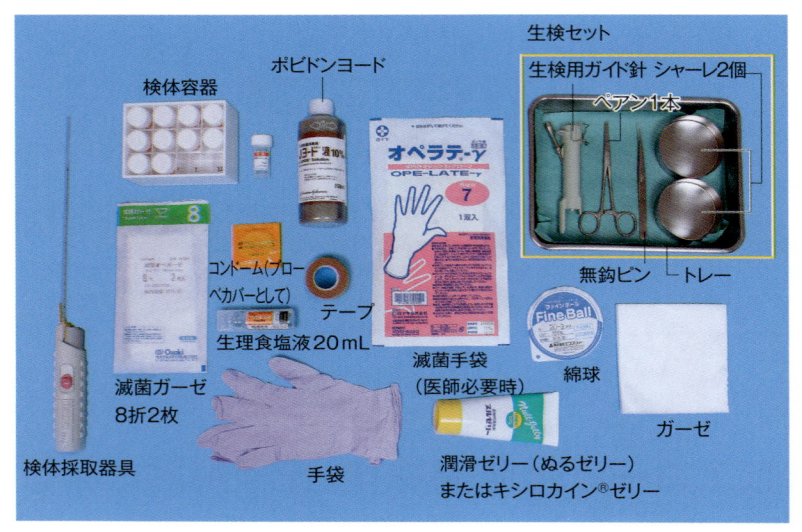

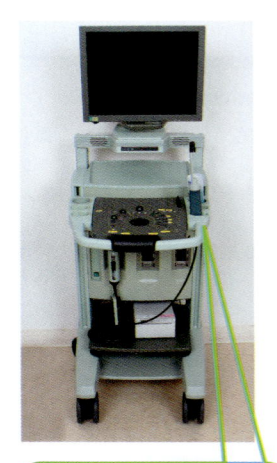

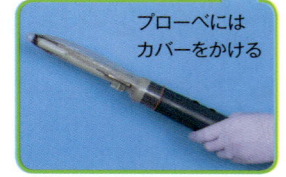

検体容器／ポビドンヨード／生検セット／生検用ガイド針／シャーレ2個／ペアン1本／無鉤ピン／トレー／コンドーム（プローベカバーとして）／テープ／生理食塩液20mL／滅菌ガーゼ8折2枚／検体採取器具／手袋／滅菌手袋（医師必要時）／潤滑ゼリー（ぬるゼリー）またはキシロカイン®ゼリー／綿球／ガーゼ

プローベにはカバーをかける

手順2 検査前の確認を行い、オリエンテーションを行う

①検査前の確認

● 検査前には、感染症の有無、内服薬、アレルギーの有無、既往歴、PSA値、同意書、バイタルサイン（血圧、体温）を確認する。

看護のポイント　検査前の観察項目
● 点滴刺入部の発赤・腫脹・疼痛・熱感の有無
● 点滴の滴下状態

②オリエンテーション

●検査に関する説明(オリエンテーション)を行う。
●オリエンテーションの内容を以下に示す。
・クリニカルパスを用いて、検査前後の説明および副作用などの注意事項を伝える。
・抗凝固薬の内服が休薬されているか確認する(抗凝固薬を内服していると血が止まりにくくなるため、血尿や肛門出血が持続してしまう)。
・感冒症状の有無を確認する(感染のリスクが高くなるため、発熱などがあると生検中止となる)。
・肛門に力を入れないように口呼吸をする(肛門に力が入ると強い疼痛を感じることがある)。
・途中で気分が悪くなったら教えてもらうように伝える。

クリニカルパス(杏林大学医学部付属病院の例)

経直腸式前立腺生検を受けられる方へ 患者説明用紙
様
病名
病棟: 科名:
主治医:
看護師:
説明日: 年 月 日

項目／日付	入院日（ ／ ）検査前	検査後	入院2日目（ ／ ）退院日
検査	採血　前立腺生検		
治療・処置			
注射	昼から点滴をします	夜まで点滴をします	
内服	持参薬の確認をします		朝から抗生物質の内服を開始します
食事	制限はありません	制限はありません	制限はありません
検温	適宜行います	検査直後・1時間後・3時間後・6時間後に行います	適宜行います
活動	制限はありません	制限はありません 入浴不可	制限はありません 入浴可
説明・指導	医師から検査について 看護師から病棟オリエンテーション 転倒リスクについて ネームバンド着用について	検査後の注意点について	退院後の注意点について IDカードの返却 次回外来予約票
文書	入院診療計画書・患者説明用紙 検査同意書		退院療養計画書 退院証明書

注1:病名、検査、治療、処置、薬剤(注射・内服)、食事、安静度などは現時点で考えられるものであり、今後検査などを進めていくにしたがって変わりえるものです。
注2:入院期間については現時点で予想されるものです。

杏林大学医学部付属病院

経直腸式前立腺生検　医療者用クリニカルパス

ID
患者氏名　　　性別 M・F　年齢　歳
主治医　　　担当看護師

項目／日付	（ ／ ）入院日・検査当日生検前 11時入院	実施者	（ ／ ）入院日・検査当日検査後	実施者	検査後1日目（退院日）	実施者
アウトカム	不安が表出できる バイタルサインが安定している		バイタルサインが安定している		苦痛なく排尿できる 尿閉がない 発熱がない	
検査						
治療・処置						
輸液・注射	指示実施表A参照 輸液1本 抗生物質1回		指示実施表A参照 抗生物質1回			
内服・外用薬	持参薬の確認				朝〜抗生物質内服開始　メイアクトMS	
医師への報告・処置基準			収縮期血圧100mmHg以下Drコール 血尿・出血持続時Drコール 尿閉時Drコール 収縮期血圧180mmHg以上：ヘルラートミニ5mg内服		収縮期血圧100mmHg以下Drコール 血尿、出血持続時Drコール 尿閉時Drコール 収縮期血圧180mmHg以上：ヘルラートミニ5mg内服	
食事(栄養)	常食		常食		常食	
観察	バイタルサイン		バイタルサイン(直後・1時間後・3時間後・6時間後) 疼痛・尿色・嘔気・嘔吐・血尿・肛門出血の有無		バイタルサイン・排尿状態・血尿の有無 肛門出血の有無	
活動 排泄 清潔	フリー 入浴可		フリー 全身清拭		フリー 入浴可	
説明・指導	医師から検査について 入院オリエンテーション、転倒リスク・入院生活について　ネームバンド装着　検査説明				後出血の予防について IDカードの返却 次回外来予約票のお渡し	
文書	入院診療計画書・患者説明用紙 検査同意書、研究同意書				退院証明書 退院療養計画書	
その他			退院決定の入力			
評価	ヴァリアンス(有・無) 医師(　)看護師(　)		ヴァリアンス(有・無) 医師(　)看護師(　)		ヴァリアンス(有・無) 医師(　)看護師(　)	

杏林大学医学部付属病院

杏林大学医学部付属病院で使用しているもの

手順 3 検査を開始する

①生検セットを開封し、準備する

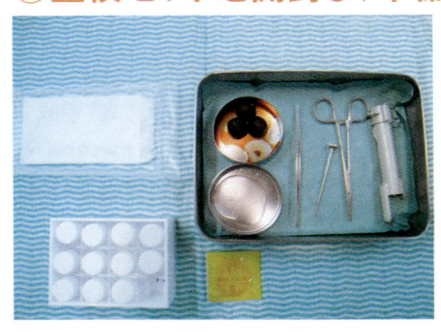

- 生検セットを開ける。
- 片方のシャーレに綿球・ポビドンヨードを入れる。
- もう1つのシャーレに潤滑ゼリーを入れる。
- 検体が取りやすいように、滅菌ガーゼに生理食塩液をかけておく。

②医師が静脈針を留置し、抗菌薬を投与する

③生検室に入室してもらい、患者の準備を行う

- 入室したら、血圧・脈拍の測定を行う。
- 下半身の着衣を脱ぎ、検査台に移乗してもらう。
- バスタオルで保温し、検査台を検診位置へ移動する。

④医師がプローベを挿入し、前立腺の細胞を採取する

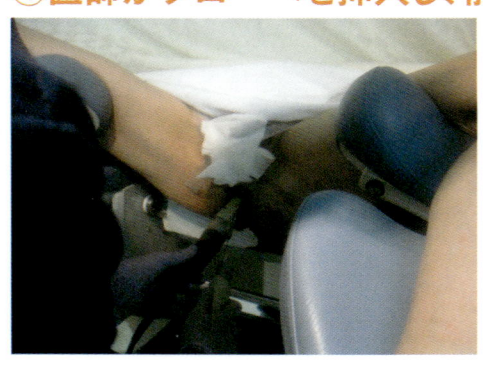

- プローベを挿入しやすくするため、ガーゼ・テープで陰茎・陰嚢を固定する。
- 医師は、ポビドンヨード綿球にて肛門を消毒後、滅菌手袋を装着し、直腸診を行った後プローベを挿入し、前立腺の大きさや採取場所を確認後、前立腺を採取する。
- 看護師は、検体を1つずつ検体容器に入れる。

Check　前立腺の細胞を採取する部位(例)

- 当院では、以下に示す11か所を採取する。

看護のポイント　検査中の観察項目

- 冷汗の有無
- 意識レベルの観察
- 疼痛の有無
- 点滴刺入部の発赤・腫脹・疼痛・熱感の有無
- 点滴の滴下状態

手順 4 医師が止血確認を行い、問題なければ検査終了となる

- 医師が止血確認を終えたら、血圧・脈拍を測定する。
- 陰嚢の固定テープを外し、ガーゼで陰嚢・殿部を清拭する。
- 検査台を元の位置に戻し、更衣を行う。
- 患者に初回尿を看護師に見せるよう説明し、退室する。
- 検査が終了した1時間後・3時間後・6時間後に、バイタルサインの測定を行う（肛門出血や血尿が続くと、血圧の低下などショックを起こす可能性があるため）。

注意！
前立腺生検の合併症
- 血尿、血精液症（精液に血が混じる）：穿刺に伴って前立腺より出血し、隣接する尿道や精管に血液が混入して起こる。
- 尿閉：穿刺によって前立腺が腫脹し、尿道を圧迫することで生じる。検査当日に起こることが多い。
- 肛門出血、血便：経直腸的に検査をするため、肛門内が傷つき、出血しやすくなる。
- ショック：生検中〜直後、ときに迷走神経反射による血圧低下、発汗、徐脈が生じることがある。
- 細菌感染（前立腺炎・精巣上体炎・敗血症など）：生検針で刺した部位より細菌感染を起こすことがある。
- 腹部膨満：尿閉に伴って生じる。

看護のポイント
検査後の観察項目
- 止血の有無
- 検査後の尿性状の観察
- 排尿時痛の有無
- 下腹部膨満の有無
- 下血の有無
- バイタルサインの測定
- 点滴刺入部の発赤・腫脹・疼痛・熱感の有無
- 点滴の滴下状態

手順 5 退院指導を行う

- 検査の結果は1週間後の外来受診時に説明する。

①飲水
- 飲水は、1日1.5〜2Lをめやすにする（水分を摂取することで尿量を増やし、血尿・血塊による尿閉を予防するため）。

②日常生活上の注意
- 検査後1週間は、自転車・自動車の長時間の運転・激しい運動・アルコール摂取・湯船に浸かることは避ける（上記の行為は血流が増し、血尿・肛門出血を増強させるため）。

③感染予防
- 尿閉時・38度以上の発熱・強血尿時は受診する。
- 抗菌薬の内服を確実に行う（肛門からの検査であり、感染予防が重要となるため）。

（大槻幸恵、小俣朋菜）

文献
1. 橋根勝義, 矢野梢：前立腺生検. 泌尿器ケア2011；夏期増刊：180-188.
2. 合谷信行：生検. 東間紘監修, 中沢速和, 野田洋子編, Nursing Selection腎・泌尿器疾患第3版, 学研メディカル秀潤社, 東京, 2003：269-271.

Part 2 ナースがかかわる検査

パッドテスト

パッドテストは、飲水後、物理的に尿が漏れやすい行動をとってもらい、客観的に漏れの程度や状態を測定し、診断の参考にする検査です。パッドテストの終了後に、ストレステスト、残尿測定、尿流測定などを行い、尿失禁の有無や排尿状況を合わせて確認することもあります。

手順 1 必要物品を準備する

尿失禁定量テスト

_____ 様
この検査は、尿失禁の程度を測定する検査です。
約1時間かかります。
＜方法＞
排尿しないでお待ちください。
検査前に、指定の紙パッドを当ててください。

パッド重量	
前	g
後	g
パッドテスト結果	
	G

検査開始です。
（1）15分間　　時　　分
　　　500mLの水を15分で飲んでください。
　　その間は、寝ているか座っているなどして安静にしていてください。
（2）30分間　　時　　分
　　　30分間歩いていただきます。
　　この間に、階段の上り下りを1階分行ってください。
（3）15分間　　時　　分
　　1．椅子に座る、立ち上がるの繰り返し　　10回
　　2．強く咳をする　　　　　　　　　　　　10回
　　3．1か所を走り回る　　　　　　　　　　1分間
　　4．床の上のものを腰をかがめて拾う動作　5回
　　5．流水で手を洗う　　　　　　　　　　　1分間
検査終了です。終了後は排尿してかまいません。紙パッドをとり、指定の復路に入れて提出してください。

杏林大学医学部付属病院で使用しているもの

- 計量器（はかり）
- 検査用パッド
- 検査後の交換用パッド
- ビニール袋
- 検査に関する説明用紙

コツ！
- パッドは、検査前にビニール袋に入れて重さを測定し、用紙に記載しておく。
- 検査用パッドは、失禁量やいつも使用しているパッドの吸収量や大きさを基に、検査中パッドを交換しなくてもよいように「尿取りパッド」や「紙パンツ」などを選択する。

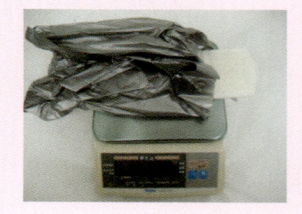

Check 説明のポイント

- 検査用パッドに付け替える。
- 尿失禁の検査のため、検査前・検査中は、トイレに行きたくなってもがまんする。
- 検査終了後、ストレステストや尿流測定・残尿測定などの検査を行う際は、排尿しないでパッドだけ外すよう説明する。特に検査がなければ、検査直後に排尿可能である。
- 歩行や運動時の正しい状況を知りたいので、できるだけ座ったり、休憩したりしない。
- 事前に他の物をたくさん飲水していても、必ず飲水してから検査を開始する。
- 検査時の飲水は、コーヒー・お茶・ジュースなどの刺激物は控え、水を飲む。
- 検査中に漏れた感じがわかった場合、どの動作であったのか、検査後まで記憶しておいてもらう。

手順 2 患者への説明を行い、準備する

- 説明用紙をもとに、検査の内容・方法・注意点を説明する。
- 検査前にトイレで検査用パッドに付け替えてもらう。

手順 3 用紙の手順に沿って検査を行う

①飲水

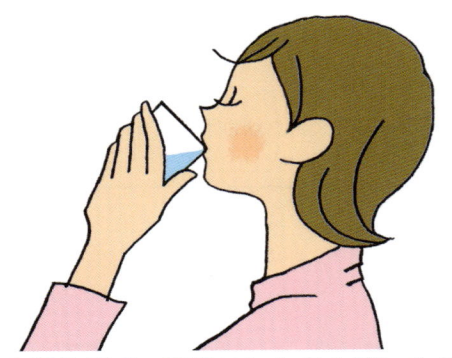

- 15分間で、安静にしながら500mLの飲水をする。

②30分間の歩行

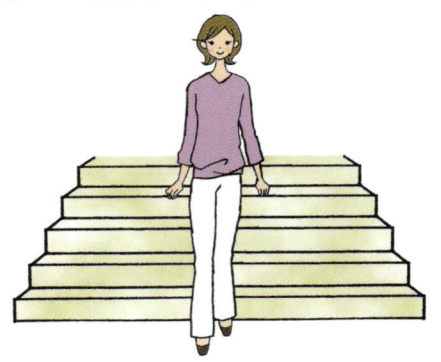

- 階段の上り下り（1階分）を含めて、30分間の歩行を行う。

こんなときどうする？
階段昇降が難しい場合…
- 高齢や下肢障害などにより、階段の昇降が困難な場合は、医師と相談して、可能な範囲で歩行してもらう。

③15分間で、以下に示す5つの運動を行う

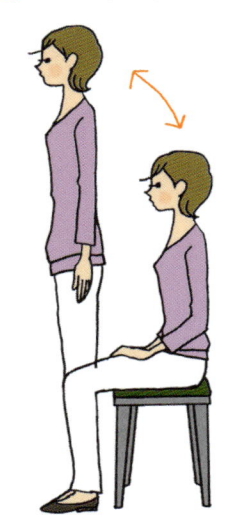

- 椅子に座る→立ち上がる（10回）。
- 強く咳き込む（10回）。
- 流水で手を洗う（1分間）。
- 同じ場所を小走りする（1分間）。
- 床に落ちている物を、腰をかがめて拾う（10回）。

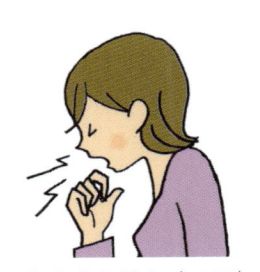

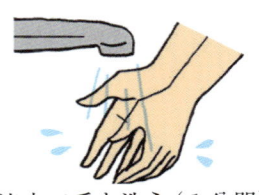

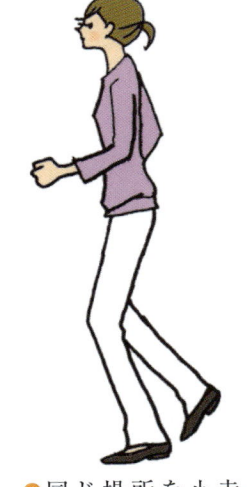

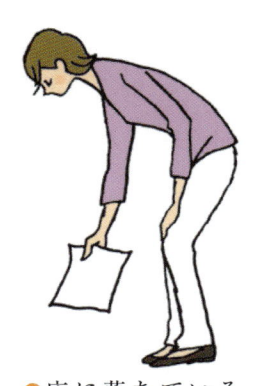

手順 4　終了後、患者へ説明して後片づけをする

- 検査終了後は、トイレで排尿し、新しいパッドを装着してもらう。
- 検査終了後、ビニール袋にパッドを入れて重さを測定する。検査後に測定した重量から検査前の重量を引くと、失禁量が分かる。
- 検査に使用したパッドは廃棄する。

> **看護のポイント**
>
> - 検査終了後、ストレステストや尿流測定・残尿測定を実施する場合には、先にそれらの検査を実施してからパッドを外すとよい。
> ＜パッドテスト後に実施されることがある検査＞
> - ストレステスト：強い咳やいきみなどの腹圧が掛かる動作をしてもらい、尿失禁や尿道の可動性があるかを確認する検査。尿失禁や尿道の可動性があれば、腹圧性尿失禁の診断指標となる。
> - 尿流測定：排尿時の勢いや尿の出方、排尿量を確認する検査。
> - 残尿測定：排尿後に残尿の有無を超音波で確認する検査。残尿が50mL以下であれば問題なく、100mL以上あれば、腎機能保持のために導尿の対象となる。

Check　パッドテストの判定基準

- 2g以下：正常
- 2.1～5.0g：軽度
- 5.1～10.0g：中等度
- 10.1～50.0g：高度
- 50.1g以上：重症

（平山千登勢）

文献
1. 田中秀子・溝上祐子監修：失禁ケアガイダンス.日本看護協会出版会,2007：213-218.

Part 2 ナースがかかわる検査

結石分析

尿路結石症患者の結石成分を知ることは、再発予防のために最も重要です。なぜなら、結石成分から原因となる病態を推定でき、再発予防にとってきわめて有用な情報が得られるからです。したがって、尿路結石症再発に対する診断のためには、結石採取器具などを用いて可能な限り砕石片を回収し、結石成分分析を行う必要があります。

手順 1 必要物品を準備する

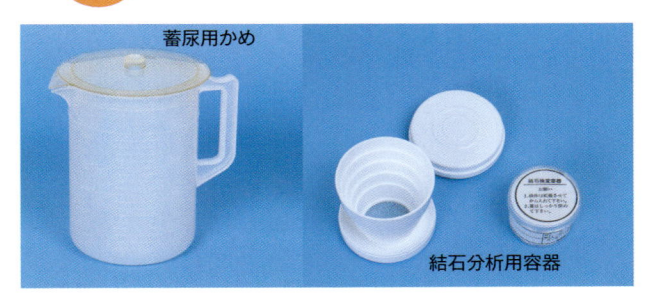

看護のポイント
- 結石分析用容器を使用する場合は、直接容器に排尿する。底が網目になっているので、尿が漉され、結石を採取できる。
- 自宅で簡便に結石を採取できるため、外来で用いられる。

〈その他に用意するもの〉
・尿器　・ガーゼ　・手袋　・鑷子

手順 2 患者に説明し、尿器に排尿した尿を蓄尿用かめに移し替える

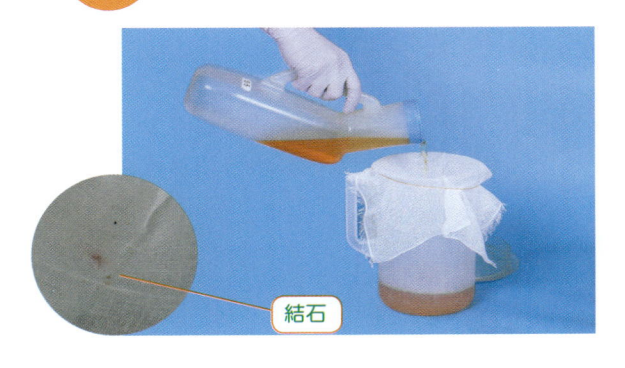

- 尿器へ排尿し、排尿ごとに蓄尿用かめに蓄尿する。
- 排尿の際に出た結石を分析に出すことができる。

看護のポイント
- 蓄尿用かめの口にガーゼを張り、尿を漉すことで結石を採取する。

手順 3 排出された結石を結石分析用容器に入れ、結石分析へ出す

- 手袋を着用し、鑷子で排出された結石を採取し、結石分析用容器に入れる。
- 結石分析へ出す。

(柳田賀恵)

文献
1. 日本泌尿器科学会, 日本Endourology・ESWL学会, 日本尿路結石学会：尿路結石症診療ガイドライン. 金原出版, 東京, 2002：53-56.

Column

AKI(acute kidney injury：急性腎障害)

　急性腎不全は以前より知られた病態であるが、最近、AKI（急性腎障害）という考え方が広まり、その臨床的な重要性が増してきている。

　急性腎不全もAKIも「急激な腎障害を起こす病態」を念頭に置いていることに変わりはないが、急性腎不全の診断では「腎機能の低下」が必須であるのに対して、AKIの診断では腎機能低下は必須でなく、「腎機能低下の発生が予想されるような強い障害が腎に加わった病態」が念頭に置かれている。

　すなわち、AKIは、尿量の減少だけでも診断でき、腎機能障害が始まる以前から、近い将来起こりうる腎機能障害に向けて早期に対応できるようにと考えられた概念である。このために早期診断に必要なバイオマーカーにも目が向けられているが、これも腎機能の指標でなく、「腎に障害が加わったことの指標とその後の腎機能障害の発症とその程度を予想できる指標」になることが望まれている。

Part 3

よく見る腎・泌尿器疾患の知識

腫瘍①
腎がん
Renal cell carcinoma

> **Point**
> - 腎がんは、腎実質の上皮性悪性腫瘍であり、進行性に増大、浸潤、転移する疾患である。
> - 起こりうる症状は、血尿・腹痛・腹部腫瘤触知であるが、新規に発見される患者のほとんどは偶発がんである。
> - 根治療法は手術であるが、転移性腎がんに対しては、分子標的薬を中心とした集学的治療が行われる。

腎がんとは

- 腎がんは、腎実質の上皮性悪性腫瘍である。
- 腎がんは、悪性腫瘍全体の約2～3%を占めるとされる。泌尿器科系腫瘍のなかでは頻度の高い腫瘍であり、年間54,000人以上が罹患し、13,000人以上が死亡しているとされる[1]。
- 腎がん発症の危険因子は、喫煙、肥満、高血圧、von Hippel-Lindau（VHL）病[*1]などが挙げられる。

症状

- 以前は、血尿、腹痛、腹部腫瘤触知が3大徴候であったが、画像診断の革新的変化によって、健診や他疾患の検索・診断中に偶然発見される、いわゆる偶発がん（incidental cancer）が増加しており、現在では腎がん患者の70～80%を占めるようになっている[2,3]。
- 進行した腎がんでは、さまざまなサイトカインを分泌し、貧血・発熱・高カルシウム血症、高LDH（lactic acid dehydrogenase：乳酸脱水素酵素）血症、CRP（C-reactive protein：C反応性タンパク）高値といった尿路外の症状をきたすこともある。

組織学的分類

- **淡明細胞型腎細胞がん**（clear cell carcinoma）：最も頻度が高く、肉眼的には黄色ないし黄白色調を呈する。周囲組織との境界明瞭な結節状の病変が多い。
- **多房嚢胞性腎細胞がん**（multilocular clear cell carcinoma）：厚い隔壁もしくは、充実部をもつ多房性の嚢胞性腎がんで、予後はきわめて良好である。
- **乳頭状腎細胞がん**（papillary renal cell carcinoma）：肉眼的の脆い腫瘍で、しばしば壊死や出血、嚢胞形成などを伴う。腫瘍細胞の核や細胞質の形状から、type1とtype2に分類され、type1のほうが予後良好である。
- **嫌色素性腎細胞がん**（chromophobe renal cell carcinoma）：境界明瞭な充実性腫瘍で、肉眼的には、褐色調ないし灰色調を呈する。淡明細胞型腎細胞がんに比べると予後はよい。
- **集合管がん**（collecting duct carcinoma）：腎がんの1%以下とまれな腫瘍であり、肉眼的には灰白色調で境界不明瞭な浸潤性増殖を示す。悪性度が高く、予後不良である。
- **腎髄質がん**（renal medullary carcinoma）：鎌状赤血球症を有する黒人の腎髄質に発生するまれな腫瘍で、白色長の境界不明瞭である。急速

図1　腎がんの超音波検査所見

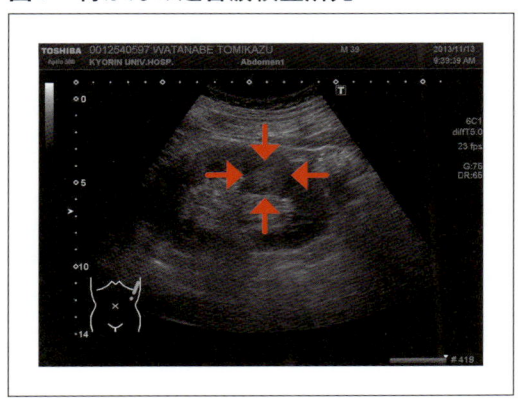

図2　腎がんのCT所見

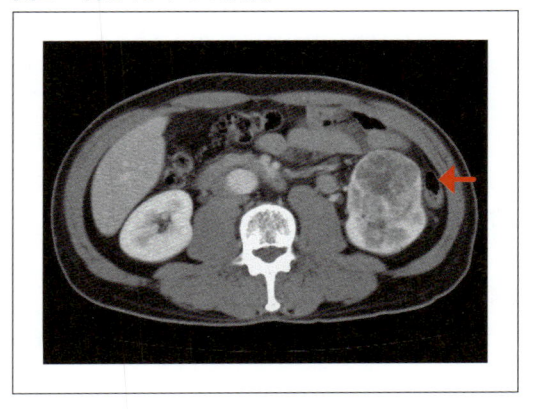

図3　腎細胞がんの病期分類

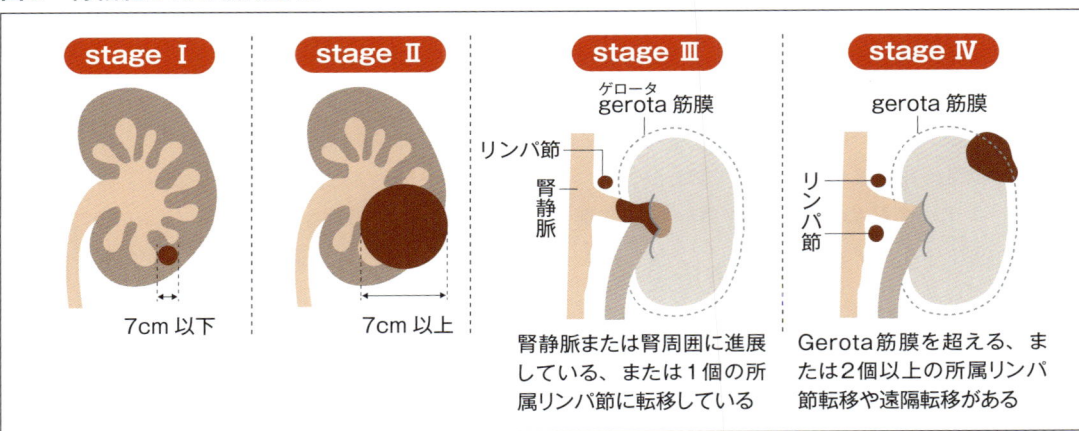

stage Ⅰ	stage Ⅱ	stage Ⅲ	stage Ⅳ
7cm以下	7cm以上	腎静脈または腎周囲に進展している、または1個の所属リンパ節に転移している	Gerota筋膜を超える、または2個以上の所属リンパ節転移や遠隔転移がある

日本泌尿器科学会,日本病理学会,日本医学放射線学会：腎癌取扱い規約 第4版.金原出版,東京,2011.を元に作成

な増大を示し、予後不良である。

診断・検査

- 超音波検査（図1）、CT検査（図2）、MRI検査が有用である。これらにより、腎嚢胞、腎盂腫瘍、腎血管筋脂肪腫などと鑑別する。
  - ・造影CT：腎がんの血流動態により、組織型も含め、質的診断、腎動脈の本数の評価を行う。
  - ・MRI：コントラスト分解能に優れ、質的診断に優れている。肝臓や脳転移などの転移性腫瘍に対しても検出が優れている。
- 胸部CT検査、骨シンチグラフィ、PET-CT（positron emission tomography-CT：陽電子放出断層撮影CT）検査などで遠隔転移の有無を確認する。骨シンチグラフィでは骨転移、全身の転移検索についてはPET-CTも有用である。
- 腎がんの多くは、超音波検査では充実性腫瘍として描出される。カラードプラー検査で豊富な血流を有していれば腎がんの可能性が高く、悪性リンパ腫は乏血性、嚢胞は血流を有さない。
- 腎細胞がんの病期分類を図3に示す。

治療

1．転移のない場合
1）手術療法
- 放射線治療はほとんど効果がなく、手術療法が主体となる。摘出可能であれば、腫瘍のある腎臓を摘出する根治的腎摘除術を行う。
- 腎機能が生命予後に与える影響が大きいことが

わかり、できるだけ腎機能を温存するように考えられているため、Stage Ⅰの小さな腫瘍に対しては、腫瘍部分のみを摘出する腎部分切除術が行われる。
- これらの手術は、開腹手術だけではなく、腹腔鏡手術、ロボット支援手術（現在、日本では保険適用外）も施行されている（→p.195）。

2）その他の小径腎がんの治療
- ラジオ波焼灼術（radiofrequency ablation：RFA）、凍結療法がある。
  - **RFA**：細い針のような電極をターゲットとする腫瘍に挿入し、高周波ジェネレータによる高周波エネルギーを熱に変換することで、熱凝固壊死による細胞死を誘発し、治療効果を得る。
  - **凍結療法**：Joule-Thompson効果を利用して生体組織を凍結壊死させる方法である。モニターを用いて腫瘍の中心にプローブを穿刺し、高圧アルゴンガスを通気して急激な低温化を起こしたあと、高圧ヘリウムガスを通気して急激に解凍することで、治療効果を得る。

2．転移がある場合
- 腎摘除術を行う場合もあるが、免疫療法や、分子標的薬による治療を行う。

1）免疫療法
- 免疫療法には、細胞を利用するものやワクチンを使用するものなども含まれるが、腎がんに保険適用のある免疫療法は、インターフェロンとインターロイキン-2である。
- ただし、わが国で保険適用となっている低用量インターロイキン-2のエビデンスレベルは低い。

2）分子標的薬
- 分子標的薬は、近年の分子生物学的研究の進歩を背景に、がんの増殖・進展にかかわる分子を標的として、選択的かつ効率的な治療を目指す薬剤である。
- わが国で腎がんに対して使用できる分子標的薬としては、スニチニブリンゴ酸塩（スーテント®）、ソラフェニブトシル酸塩（ネクサバール®）、テムシロリムス（トーリセル®）、エベロリムス（アフィニトール®）、アキシチニブ（インライタ®）、パゾパニブ塩酸塩（ヴォトリエント®）が挙げられる。
- これらの薬剤の使用により、奏効率の増加や無増悪生存期間の延長が認められるが、高血圧症・消化器症状・皮膚症状・骨髄抑制など多彩な有害事象が出現するため、それらに気を配った経過観察やケアが必要となる。

5．ケアのポイント
- 手術を受けることによる身体的・心理的・社会的苦痛がある。
- 分子標的薬の副作用による苦痛がある。
- がんの進行による全人的苦痛がある。

（原 秀彦）

文献
1. 大島明,黒石哲生,田島和雄 編: がん・統計白書―罹患/死亡/予後―2004. 篠原出版新社,東京, 2004
2. Doeuk N, Guo DY, Haddad R, et al. Renal cell carcinoma: stage, grade and histology migration over the last 15 years in a large Australian surgical series. *BJU Int* 2010; 107(9): 1381-1385.
3. Kane CJ, Mallin K, Ritchey J, et al. Renal cell cancer stage migration: analysis of the National Cancer Data Base. *Cancer* 2008; 113(1): 78-83.

---

*1 VHL病：常染色体優性遺伝性疾患（原因遺伝子はVHL病がん抑制遺伝子）。脳や脊髄、網膜の血管腫、腎細胞がん、副腎褐色細胞腫、膵臓腫瘍、精巣上体腫瘍などが生じ、どの腫瘍も多発し再発して発症する。

腫瘍②
膀胱がん、腎盂尿管がん
bladder cancer, renal pelvis and ureter cancer

> **Point**
> - 膀胱がん・腎盂がん・尿管がんは、病理学的には移行上皮がんと呼ばれる。肉眼的血尿で発見されることが多く、多発・再発を繰り返すことも少なくない。
> - 膀胱がんは、表在性の場合は内視鏡手術による治療が可能だが、浸潤性の場合は膀胱摘出手術や抗がん剤治療が必要となる。膀胱全摘出術が行われた場合は、尿路変向も行われる。
> - 腎盂尿管がんは、患側の腎尿管全摘出術が行われる。転移がある場合には、抗がん剤治療も実施される。

- 腎盂がん、尿管がん、膀胱がんは、尿路に発生するがんである（図1）。尿路は、移行上皮と呼ばれる粘膜で構成されており、腎盂がん、尿管がん、膀胱がんも、多くはここから発生することから、病理学的には移行上皮（尿路上皮）がんと呼ばれる。
- しばしば多発し、再発を繰り返すのが特徴である。上部尿路（腎盂、尿管）にがんがある場合、約30％で膀胱がんが見つかる。一方、膀胱がんがある場合、5％弱で上部尿路がんが見つかる。
- 年齢別に見た罹患率は、膀胱がん・腎盂尿管がんともに50歳以降で増加する。男女比は2〜4：1で男性のほうが多い。

膀胱がん

症状
- 最も多いのが、無痛性の肉眼的血尿である。
- 上記の他、膀胱炎と同じような症状（頻尿、排尿時痛、残尿感）、排尿障害をきたすことがある。

分類
- 表在性膀胱がんと浸潤性膀胱がんとに大別できる（p.118図2）。病期分類をp.118表1に示す。

図1　尿路の解剖

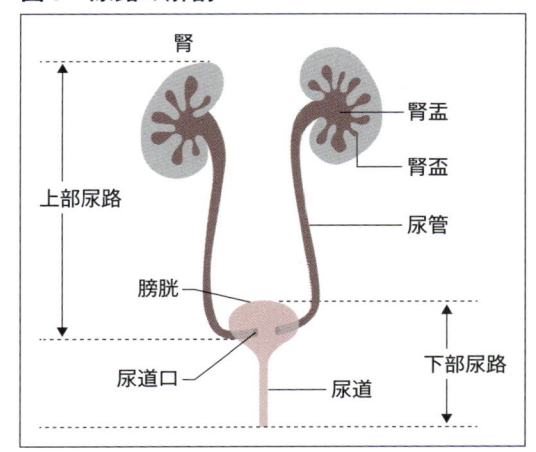

（腎、腎盂、腎盃、尿管、膀胱、尿道口、尿道、上部尿路、下部尿路）

1．表在性膀胱がん
- 膀胱内腔に乳頭状（カリフラワー様）に発育し、膀胱の筋層へは浸潤していないものを指す。
- 膀胱がんの70％を占め、内視鏡による手術で治療することができる。生命にかかわるほど重篤なものではないが、再発を繰り返しやすい。再発を繰り返しているうちに浸潤性がんに移行することもある。
- 特殊なものとして、肉眼的には腫瘍が確認できない上皮内がんがある。上皮内がんの約50％が浸潤性膀胱がんに移行するため注意が必要である。

図2 膀胱がんの分類

湿潤性　　表在性

← 上皮
← 粘膜固有層
← 筋層
← 周囲脂肪組織

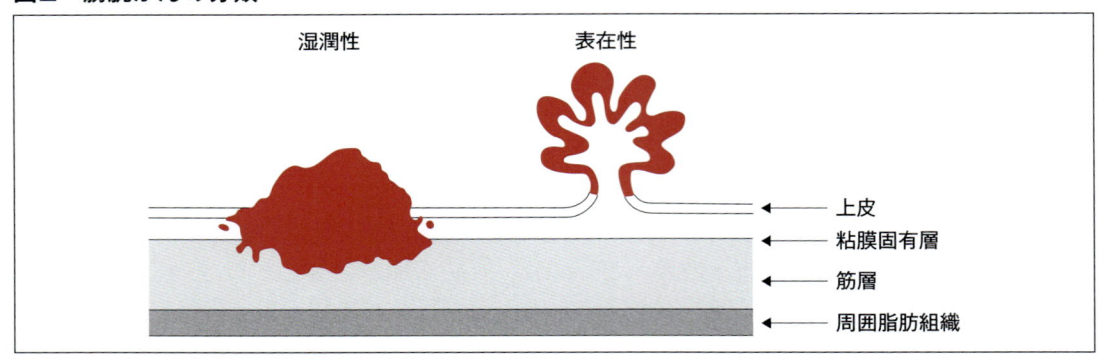

表1 膀胱がんの分類（病期分類：がんの広がり）

T 原発腫瘍の壁内深達度	Tis		上皮内がん
	Ta		粘膜にとどまる
	T1		粘膜固有層までの浸潤
	T2		筋層までの浸潤
		T2a	筋層半ばまで浸潤
		T2b	筋層半ばを超えて浸潤
	T3		膀胱周囲脂肪組織へ浸潤があるもの
		T3a	顕微鏡的浸潤
		T3b	肉眼的浸潤
	T4		腫瘍が周囲臓器に浸潤するもの
		T4a	前立腺、子宮あるいは腟へ浸潤
		T4b	骨盤壁あるいは腹壁への浸潤
N 所属リンパ節（総腸骨動脈分岐部以下の小骨盤腔リンパ節）への転移状態	N0		所属リンパ節転移なし
	N1		2cm以下の1個の所属リンパ節転移
	N2		2cmを超え5cm以下の1個の所属リンパ節転移、または5cm以下の多数の所属リンパ節転移
	N3		5cmを超える所属リンパ節転移
M 遠隔転移の状態	M0		遠隔転移なし
	M1		遠隔転移あり

日本泌尿器科学会,日本病理学会,日本医学放射線学会：腎盂・尿管・膀胱癌取扱い規約,金原出版,東京,2011.を元に作成

2．浸潤性膀胱がん

- 膀胱壁の深部へ浸潤し、筋層にまで達しているものを指す。転移もしやすい。
- 内視鏡手術で治療することは難しく、膀胱摘出手術や抗がん剤などの治療が必要となる。

検査

- **膀胱内視鏡**：診断には不可欠な検査である。腫瘍の形態で、表在性か浸潤性かを、ある程度、予測することができる。
- **MRI**：腫瘍の深達度を見るための検査である。
- **CT、骨シンチグラフィ**：転移の有無を検索するために行う検査である。CTは、上部尿路腫瘍の検索にもなる。
- **排泄性腎盂尿管造影**：造影剤を注射または点滴し、造影剤が腎から排泄され、腎盂尿管を通過

表2 腎盂尿管がんの分類（病期分類：がんの広がり）

T 原発腫瘍の壁内深達度	Tis	上皮内がん
	Ta	粘膜にとどまる
	T1	粘膜下結合組織までの浸潤
	T2	筋層に浸潤
	T3	筋層を超えて周囲脂肪織または腎実質に浸潤
	T4	腫瘍が周囲臓器に浸潤するもの
N 所属リンパ節（総腸骨動脈分岐部以下の小骨盤腔リンパ節）への転移状態	N0	所属リンパ節転移なし
	N1	2cm以下の1個の所属リンパ節転移
	N2	2cmを超え5cm以下の1個の所属リンパ節転移、または5cm以下の多数の所属リンパ節転移
	N3	5cmを超える所属リンパ節転移
M 遠隔転移の状態	M0	遠隔転移なし
	M1	遠隔転移あり

日本泌尿器科学会,日本病理学会,日本医学放射線学会：腎盂・尿管・膀胱癌取扱い規約,金原出版,東京,2011.を元に作成

していく様子をX線で撮影する検査である。上部尿路腫瘍や水腎症の有無の検索として行う。
- **尿細胞診**：がんの上皮細胞が剥がれて尿中に混じっていないかを確認するために行う。特に、上皮内がんや悪性度の高いがんで検出率が高くなる。

治療
1．手術
- **経尿道的膀胱腫瘍切除術（transurethral resection of bladder tumor：TUR-Bt）**：ループ型の電気メスのついている内視鏡を尿道から挿入して内視鏡的に膀胱腫瘍を切除する方法である。表在性膀胱がんの場合に適応となる。また、浸潤性膀胱がんの診断目的に行うこともある。
- **膀胱全摘出術＋尿路変向術**：筋層に達する浸潤性がんの場合、原則として膀胱全摘出術の適応となる。この場合、膀胱がなくなるため、尿路変向をしなくてはならない。尿路変更には、尿管皮膚瘻（尿管を直接皮膚につなげて体外に尿を出す方法）、回腸導管（回腸を一部遊離して、尿管を遊離した回腸に縫合し反対側を皮膚から出して尿を体外に出す方法）、新膀胱（腸管で代用の膀胱を作る方法）がある。

2．化学療法
- **抗がん剤治療**：診断時転移がある場合や、術後遠隔転移が出現してきた場合に適応となる。また、膀胱全摘後の補助療法として行う場合がある。
- **膀胱内注入療法**：経尿道的膀胱腫瘍切除後の再発予防目的に、BCG（bacillus Calmette-Guerin：結核菌の弱毒化ワクチン）や各種抗がん剤を膀胱内に注入する。

ケアのポイント
- 表在性膀胱がんでTUR-Btのみで治療を行った場合でも、再発の危険性が高く、定期的に外来での経過観察が必要になることをよく説明する。
- 尿路変向は患者本人のボディイメージを大きく変える。術前にこのことを十分に伝え、不安を取り除くようにする。

腎盂尿管がん

症状
- 膀胱がんと同様、肉眼的血尿で発見されることが多い。
- がんの増大により、尿管が閉塞してそれより上

方の腎盂や尿管の拡張が生じ（＝水腎症）、がんのある側の腰背部痛などが起こることがある。
- 無症状で、検診にて顕微鏡的血尿や超音波検査で異常を指摘され、発見されることもある。

分類
- 腎盂尿管がんの病期分類を表2に示す。

検査
- **超音波検査**：水腎症の有無を見る。腎盂がんの場合、腎盂内に腫瘍が見えることがある。
- **排泄性腎盂造影**：腎盂尿管がんの90％以上に、何らかの異常所見が見られる（図3）。
- **逆行性腎盂造影**：逆行性に尿道膀胱を経て尿管内に細いカテーテルを挿入し、直接造影剤を注入して病変を描出する方法である。同時に腎盂や尿管の尿を選択的に採取し、細胞診検査に提出する。
- **腎盂尿管内視鏡**：細い内視鏡を尿道から挿入して尿管や腎盂を観察し、生検による組織検査を行う。
- **CT、MRI**：がんの浸潤程度、転移の有無を検索するために行う。

治療
- **手術**：転移がない場合、がんの部分だけ切除すると、残された腎盂や尿管にがんが発生するこ

図3　腎盂尿管がんの排泄性腎盂造影所見

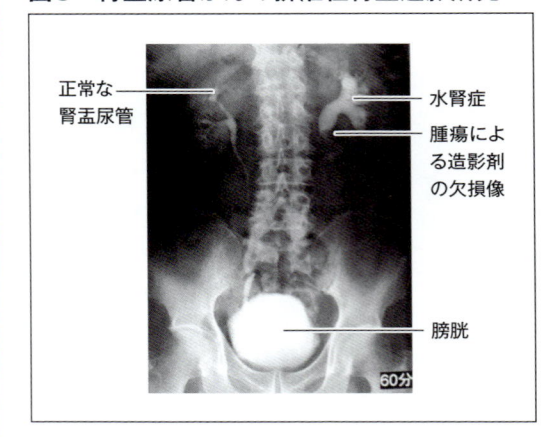

（ラベル：正常な腎盂尿管、水腎症、腫瘍による造影剤の欠損像、膀胱）

とがあるため、患側の腎尿管全摘出術が標準的に行われる。
- **抗がん剤治療**：診断時に転移がある場合や、術後転移が出現してきた場合に適応になる。

ケアのポイント
- 近年では、Low grade, low stageのがんに対して内視鏡的切除が行われることがある。再発に対して定期的な保護観察が必要になることをよく説明する。
- 腎尿管全摘術後に膀胱内再発が見られることもある。定期的な膀胱鏡検査が必要なことを説明する。

（森川泰如）

腫瘍③ 前立腺がん
prostate cancer

Point

- 50歳以上の男性に好発する男性ホルモン依存性がんである。尿道から離れた部位（辺縁域）から発生するため、早期には無症状である。
- 前立腺がんの多くは、前立腺肥大症の精査中に発見され、直腸指診による石様硬の硬結を触知や血液中のPSA高値から疑われ、前立腺生検によって診断される。確定診断後、前立腺がんの広がりや転移を検索する目的で画像診断が行われる。
- 治療方針は、病期・がんの悪性度（グリソンスコア）、患者の全身状態、年齢などから決定される。前立腺に限局したがんでは根治的前立腺全摘術や放射線療法、前立腺外にがんが浸潤している場合は手術療法や放射線療法に内分泌療法が併用される。転移がある症例では、内分泌療法が行われる。

前立腺がんとは

- 前立腺の局所解剖としてよく用いられるのは、McNeal（マクニール）の分類（図1）である。これは、前立腺を、腺成分を含まない前部線維筋性間質（anterior fibromuscular stroma）、腺組織を含む辺縁域または末梢域（peripheral zone：PZ）、中心域（central zone：CZ）、移行域（transition zone：TZ）に区分するものである。
- 前立腺がんの発生母地は、辺縁域（PZ）が約70％、移行域（TZ）が約20％、中心域（CZ）が約10％といわれている。一方、前立腺肥大症は、移行域より発生する。
- 解剖学的関係よりわかるように、特に、尿道に接していない辺縁域より発生した前立腺がんでは、発生早期に排尿障害や血尿を見ることはまれであるが、比較的早期から直腸指診で発見されることがある。
- がんが小さい場合や、中心域や移行域にある場

図1　McNealの分類（前立腺の局所解剖）

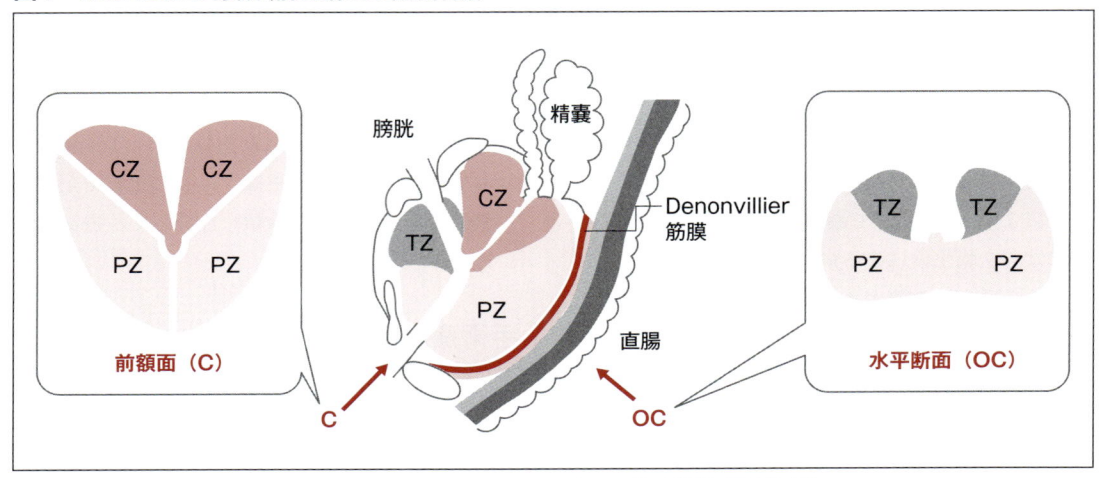

McNeal JE. Origin and evolution of benign prostatic enlargement. *Invest Urol* 1978; 15: 340-345.

合には、触診での早期発見は望めない。

症状

早期がん
- 多くの早期前立腺がんは、尿道から離れた部位から発生するため、無症状である。
- 発症年齢が重なる前立腺肥大症を併発している場合、前立腺がんとしては無症状ながら排尿障害が見られる。
- 高齢者で排尿障害を主訴に受診した患者の4〜7％において前立腺がんが発見されるという報告もあり、これらの患者に対してPSA（prostate specific antigen：前立腺特異抗原）値の測定・直腸指診を行うことは、前立腺がん早期発見の契機になる。

進行がん
- 前立腺がんが進行し、周囲臓器に浸潤してくると、排尿困難や血尿、夜間頻尿などを呈する。さらに膀胱壁に浸潤して尿管口を閉塞すれば、水腎症をきたし、腰背部の叩打痛が見られる。これが両側に起これば、腎後性腎不全にまで進行する。
- 進行がんでは骨転移を伴うことが多く、この場合には、骨痛・骨折が見られる。脊椎転移から、神経麻痺が生じることもある。

検査・診断

スクリーニング検査
1．PSA測定
- 前立腺がんに有効なスクリーニング検査は、採血によるPSA測定である。ただし、確定診断には前立腺生検による病理診断が必要となる。
- 一般には、PSA値が4 ng/mLを超えていれば、直腸指診・前立腺生検を行う。一部の医療機関ではPSA関連マーカー（PSA密度：血清PSA濃度を前立腺容積で除したものや、遊離PSAと総PSAの比、F/T比など）を加味して生検を行うかを決定している。
- 前立腺肥大症で受診した患者に対しても、前記の理由からPSA測定を行い、これが4 ng/mLを超えた場合には、検診や人間ドックと同様、患者と相談のうえで前立腺生検を行う。
- 一般に、前立腺生検を行った場合の生検陽性率は、PSA値4〜10 ng/mLで25〜30％、10 ng/mL以上で50〜80％といわれている。

2．前立腺生検
- 前立腺がんの有無のみならず、組織悪性度（グリソンスコア）や、生検検体中にがんの占める割合もわかり、治療方針を決定する際に重要な因子になる。

病期診断
- 前立腺がんが生検で発見された後には、MRI、CT、骨シンチグラフィの結果をもとにTNM分類や病期分類（表1）に基づく病期診断を行う。
  - **MRI**：局所浸潤の有無や骨盤内リンパ節転移の検索に使用される。
  - **CT**：骨盤内リンパ節転移や肺や肝への転移の検索に使用される。
  - **骨シンチグラフィ**：骨転移の有無を見るために用いられる。
- 病期診断に診断時のPSAの値や、前立腺生検による悪性度診断（グリソンスコア）を加味したリスク分類（p.124表2）があり、治療法決定に役立てることもある。

治療

- 病期分類を元に大別した治療法をp.124表3に示す。ただし、実際には、これに年齢や全身状態、前述したリスク分類を加味して治療法を決定する。

手術療法：前立腺全摘術
- 一般には、病巣が前立腺内に限局している症例に対して施行される。施設によっては、T3症例に対しても、ホルモン療法や放射線療法を併

表1　前立腺がんの臨床病期分類（TNM分類とABCD分類）

TNM分類（改訂第7版，2009年）

T 原発腫瘍	Tx		原発巣の評価不可能
	T0		原発巣なし
	T1		触知不能、画像では診断不可能
		T1a	切除標本の5％以下
		T1b	切除標本の5％超
		T1c	針生検にて確認（例えばPSAの上昇による）
	T2		前立腺に限局する腫瘍
		T2a	一葉の1/2以下
		T2b	一葉の1/2超
		T2c	両葉に浸潤する腫瘍
	T3		被膜を超えて浸潤する腫瘍
		T3a	被膜外浸潤（片側、両側）。膀胱頸部への顕微鏡的浸潤を含む
		T3b	精嚢に浸潤する腫瘍
	T4		精嚢以外の隣接臓器（外括約筋、直腸、挙筋および/または骨盤壁）に固定または浸潤する腫瘍
N 所属リンパ節	Nx		所属リンパ節転移評価不可能
	N0		所属リンパ節転移なし
	N1		所属リンパ節転移あり
M 遠隔転移	M0		遠隔転移なし
	M1		遠隔転移あり
		M1a	所属リンパ節以外のリンパ節転移
		M1b	骨転移
		M1c	リンパ節、骨以外の転移

＊所属リンパ節は総腸骨動脈分岐部以下の小骨盤リンパ節

UICC日本委員会TNM委員会：TMN悪性腫瘍の分類日本語版第7版. 金原出版, 東京, 2010. より引用

ABCD分類（Jewett Staging System, 2001）

病期A		偶発がん
	A1	限局性、高分化
	A2	中―低分化あるいは複数の前立腺内腫瘍
病期B		前立腺に限局した腺がん
	B0	DRE：直腸指診（digital rectal examination）陰性、PSA高値で発見
	B1	片葉内単発
	B2	片葉全体または両葉
病期C		前立腺周囲にとどまり、前立腺被膜を超えるか精嚢浸潤
	C1	臨床的に被膜外浸潤
	C2	膀胱頸部あるいは尿管閉塞
病期D		転移を有する
	D0	転移所見を認めないACP：酸ホスファターゼ（acid phosphatase）の持続的上昇
	D1	所属リンパ節転移
	D2	所属リンパ節以外のリンパ節転移。骨その他の臓器転移
	D3	D2に対する内分泌療法後再燃

Jewett HJ. The present status of radical prostatectomy for stages A and B prostatic cancer. *Urol Clin North Am*：2(1):105-124.

表2 リスク分類(D'Amico)

Low risk(低リスク)	PSA<10 かつ グリソンスコア<6 かつ T1-2
Intermediate risk(中間リスク)	PSA10.1-20 かつ/または グリソンスコア7 かつ/または T2a
High risk(高リスク)	PSA>20 または グリソンスコア>8 または T2c

D'Amico AV, Whittington R, Malkowicz SB, et al. Biochemical outcome after radical prostatectomy, external beam radiation therapy, or interstitial radiation therapy for clinically localized prostate cancer. *JAMA* 1998; 280: 969-974.

表3 リスク分類・年齢を加味した前立腺がんの治療適応

リスク分類	75歳以下	76歳以上
低リスク	●ロボット支援下腹腔鏡下前立腺全摘術 ●腹腔鏡下前立腺全摘術(前立腺全摘術) ●小線源療法 ●IMRT*3 ●HIFU*4	●小線源療法 ●IMRT ●HIFU ●内分泌療法 ●PSA監視療法
中間リスク	●ロボット支援下腹腔鏡下前立腺全摘術 ●腹腔鏡下前立腺全摘術(前立腺全摘術) ●小線源療法 ●IMRT+内分泌療法	●小線源療法 ●IMRT+内分泌療法 ●内分泌療法
高リスク	●ロボット支援下腹腔鏡下前立腺全摘術(術前内分泌療法) ●腹腔鏡下前立腺全摘術(術前内分泌療法) ●前立腺全摘術(術前内分泌療法) ●小線源療法+外照射 ●外照射(+内分泌療法)	●小線源療法+外照射 ●外照射(+内分泌療法)

肺や骨に転移のあった場合:内分泌療法
*3 IMRT(intensity-modulated radiation therapy):強度変調放射線照射療法
*4 HIFU(high intensity focused ultrasound):ハイフ。高密度焦点式超音波治療法

用して本法を行うことがある。
- 開創手術には恥骨後式前立腺全摘術と会陰式前立腺全摘術がある。この他に、腹腔鏡手術やロボット(ダヴィンチ)支援下腹腔鏡下前立腺全摘術がある。
- 前立腺全摘術では、前立腺・精嚢・精管膨大部が摘出され、膀胱と尿道の再吻合術が行われる。
- 術後合併症としては、尿失禁と勃起障害が挙げられる。術式の改良により、尿失禁の頻度は長期的には改善してきている。また、神経温存がなされれば、勃起機能障害もかなり避けられるようになったが、根治性を重視し神経温存ができない症例もある。
- 吻合部狭窄が問題となることがあるが、尿道粘膜と膀胱粘膜を確実に合わせることで、かなりの程度でこれを防止できる。

内分泌療法

- 前立腺は、男性ホルモンであるアンドロゲン依存性の臓器である。前立腺がんも、その発育にアンドロゲンを必要とするため、これを遮断するホルモン療法は転移巣を含め全身的に効果のある治療法である。
- ただし、治療初期に効果的であったとしても、1~2年で再び病勢の進行を見る症例がある(再燃がん、去勢抵抗性前立腺がん)ことも知っておく必要がある。

外科的去勢術(surgical castration)

- 両側精巣を摘出する方法で、精巣由来のアンドロゲンを完全に消失させる。

薬物的去勢術(medical castration)

- 一般的に、ホルモン療法の副作用として、女性化乳房や勃起障害が見られる。また、まれながら肝機能障害、肝不全、間質性肺炎、白血球減少、血小板減少が見られることもある。
- 抗アンドロゲン薬ではないが、女性ホルモン製剤を使用した際には心血管系合併症が増加するので慎重な投与が必要である。

1．LH-RHアゴニスト
- 投与開始直後はLH分泌増加によりテストステロン分泌増加が起こるが、その後、下垂体LH産生細胞の感受性が低下し、血中テストステロンレベルは低下する。
- 1か月と3か月の徐放製剤が使用可能である。
- 初期の投与時に、原発巣や転移巣が一時的に増大悪化する現象（フレアアップ：flare up）を防止するため、抗アンドロゲン薬を先行投与する。

2．LH-RHアンタゴニスト
- LH-RHの作用を直接的に遮断するため、フレアアップを起こすことがなく、抗アンドロゲン薬の先行投与を必要としない。
- 現在、1か月の徐放製剤が使用できる。

3．抗アンドロゲン薬
- アンドロゲン受容体に作用して、前立腺細胞におけるアンドロゲン作用（細胞増殖）を抑制する。
- LH-RHアゴニストや外科的去勢術と併用すると、精巣および副腎由来のアンドロゲン分泌の双方が抑制される。これを最大アンドロゲン除去療法（maximal androgen blockade：MABないしtotal androgen blockade：TAB）と呼ぶ。
- 抗アンドロゲン薬投与中にPSA上昇や症状の進行が見られたときに、これを中止するとPSAの上昇や症状の進行が抑えられることがある。これを抗アンドロゲン薬中止症候群（antiandrogen withdrawal syndrome：AWS）と呼び、TAB療法中にPSA上昇（PSA再燃）が見られた場合に、すぐに抗がん薬投与を行うのでなく、まず試みる治療法として位置づけられている。
- 抗アンドロゲン薬には、非ステロイド性とステロイド性の2系統の薬剤があり、一般には非ステロイド製剤が使用されることが多い。
- 抗アンドロゲン薬は、LH-RHアゴニスト製剤使用時の先行投与や、併用（TAB療法）することが一般的であり、抗アンドロゲン薬単独療法は行われない。

抗がん化学療法
- 内分泌療法再燃がん（去勢抵抗性前立腺がん）に対してエストラムスチンリン酸エステルナトリウム水和物投与が行われることがあったが、必ずしも効果的ではなかった。
- 近年、これに対するドセタキセル水和物とステロイド併用療法の生存率に対する有用性が報告され、一般化しつつある。
- 新規薬剤として、アビラテロンやエンザルタミドがわが国でも使用できるようになり、その効果が確認されつつある。

放射線療法
- 前立腺限局がんに対しての根治療法として行われる場合と、転移巣の疼痛対策・緩和医療として行われる場合がある。

1．根治療法
- 外照射療法と組織内照射療法がある。
- 外照射療法だけで局所制御を行うためには総計70Gy以上の線量が必要になり、三次元原体照射（three-dimensional conformal radiation therapy：3D-CRT）ないし強度変調放射線照射療法（intensity modulated radiation therapy：IMRT）が必要になる。粒子線治療も外照射療法の1つに位置づけられる。
- 全骨盤内照射にホルモン療法を併用すると非再発生存率が向上するという報告もある。
- 本法で行われている組織内照射療法には、^{125}Iによる密封小線源永久挿入法と、^{192}Irによる高線量率組織内照射がある。前者では高リスク群では外照射を併用することが多い。

予後
- 一般的に、前立腺限局がんに対して手術療法・放射線療法が行われた場合、10年無再発生存率は90％程度、放射線療法で70〜80％とされるが、生存率自体は再発時にホルモン療法を追加するなどしてさらに高くなっている。他のがん同様に、根治療法後の長期経過観察が必要で

- ある。
- 所属リンパ節以外の遠隔転移を有する症例では、ホルモン療法を施行しても5年生存率は40％程度である。

ケアのポイント

- 各治療法別に合併症や副作用を理解し、ケアを行う。

根治的前立腺全摘術の場合

- 術早期の尿失禁が問題になる。肛門括約筋を締める失禁体操を指導する。
- 長期的には、勃起機能障害の可能性についてもケアする。

放射線療法の場合

- 中長期にわたり、肛門出血や下痢、血尿や尿道狭窄が起こりうる。
- それぞれの対応策を、日常での注意事項（ウォシュレット®を強く当てないなど）とともに説明する。

内分泌療法の場合

- 勃起機能障害だけでなく、乳房痛や乳房の腫大、薬剤性肝機能障害、男性ホルモンの減少によるほてりなどが出現しうることを説明する。
- 乳房痛には、局所にガーゼを当て、ゆったりした衣服にするなどの生活指導も行う。

（奴田原紀久雄）

Column

前立腺のラテントがん

ラテントがんとは、生前には臨床的に前立腺がんの徴候が認められず、死後の解剖によって前立腺がんが初めて見つかるものである。ラテントがんの頻度は加齢に伴い増加し、50歳以上では20％前後に至る。一般に、臨床的な前立腺がんの罹患率は欧米で多いが、ラテントがんの発生頻度は欧米とわが国で大きな差はない。ラテントがんの多くは進行が遅く、臨床がんに進行するには10年以上かかるといわれている。

現在、PSA値が高いために生検を受け、前立腺がんが発見される患者が増えているが、この中にラテントがんの患者が混在している可能性が問題視されている。すなわち「治療の必要のないものまで発見していないか」ということである。

これに対して、発見された前立腺がんのグリソンスコアや全体量・発見時PSA値・年齢などより、進行が遅い（悪性度が低い、低リスク）と判断された患者に対しては、PSAを定期的にチェックし、手術療法・放射線療法・薬物療法を行わないPSA監視療法が行われるようになってきた。

本来のPSA監視療法では、PSA値を3〜6か月おきに追うだけでなく、1〜3年おきの前立腺再生検が必要になる。再生検に関しては、6か月以内に初回再生検を行うグループもある。これは、初回生検で一番悪い病巣から検体が得られているかが不明なためである。

この監視療法が真に安全で有益なものであるのか、現在、国際的な研究が組まれている。

Part 3 よく見る腎・泌尿器疾患の知識

腫瘍④
精巣腫瘍
Testicular cancer

Point
- 好発年齢は15〜35歳の青壮年期である。精巣の無痛性腫大を自覚し、発見されることが多い。診断には陰嚢の超音波検査が有用である。
- 組織は、セミノーマと非セミノーマに大別される。
- 精巣腫瘍と診断したら、まず高位精巣摘除術を行うことで組織型を決定し、画像診断をもとに臨床病期診断を行う。臨床病期別に放射線療法や化学療法などを施行する。

精巣腫瘍とは

- わが国での精巣腫瘍の発生率は、10万人あたり1年に1〜2人とまれである。しかし、20〜30歳代の男性では、最も頻度が高い悪性腫瘍である。
- 通常、片側の精巣が原発であるが、1〜2％で両側性が原発となる場合もある。早期に転移することも多く、10〜20％では初発時に肺やリンパ節への転移が見られる。
- 組織型は、セミノーマ（精上皮腫）、胎児性がん、絨毛がん、卵黄嚢腫瘍、奇形種など多彩だが、通常、セミノーマのみで他の成分を含まない単一型のものを「セミノーマ」、セミノーマ以外の成分を含む場合は単一型・混合型を問わず「非セミノーマ」と大別する。

症状

- 主訴には、精巣の無痛性腫大や精巣内の結節触知などが挙げられる。
- 腹部腫瘤・腹痛・女性化乳房などといった転移巣による症状を訴えることもある。

診断・検査

- 精巣腫瘍を疑った場合は、触診および画像検査（超音波検査、MRIなど）を行う。
- 同時に腫瘍マーカー（AFP［α-fetoprotein：αフェトプロテイン］、hCG［human chorionic gonadotropin：ヒト絨毛性ゴナドトロピン］、LDH［lactic acid dehydrogenase：乳酸脱水素酵素］）も測定する。
- 転移の有無の検索にはCTを行い、必要に応じて骨シンチグラフィやMRIなども行う。
- 精巣腫瘍と診断した場合には、まず高位精巣摘除術を施行し、組織診断（セミノーマか非セミノーマか）、および、画像診断をもとに臨床病期診断を行う（p.128表1、2）。

治療

- 遠隔転移した進行症例でも、化学療法（抗がん剤）・手術・放射線療法の適切な組み合わせによる集学的治療を行うことで、80％以上の確率で治癒可能である。
- 予後：5年生存率は、Ⅰ期で98％以上、Ⅱ期で90％以上、Ⅲ期で40〜90％と報告されている。

表1　日本泌尿器科学会病期分類

I期	転移を認めない		
II期	後腹膜以下のリンパ節にのみ転移を認める		
	IIA	後腹膜転移巣が最大径5cm未満のもの	
	IIB	後腹膜転移巣が最大径5cm以上のもの	
III期	遠隔転移		
	IIIO	腫瘍マーカーが陽性であるが、転移部位を確認しえない	
	IIIA	縦隔までは鎖骨上リンパ節に転移を認めるが、その他の遠隔遠位を認めない	
	IIIB	肺に遠隔転移を認める	
		B1	いずれかの肺野で転移巣が4個以下でかつ最大径が2cm未満のもの
		B2	いずれかの肺野で転移巣が5個以上、または最大径が2cm以上のもの
	IIIC	肺以外の臓器にも遠隔転移を認める	

日本泌尿器科学会,日本病理学会 編:精巣腫瘍取扱い規約 第3版.金原出版,東京,2005:23.より引用

表2　IGCCC（国際胚細胞腫瘍予後分類）

		予後良好群	予後中間群	予後不良群
セミノーマ	原発部位	問わず	問わず	該当なし
	肺以外への転移	なし	あり	
	腫瘍マーカー値	AFP正常値 他は問わず	AFP正常値 他は問わず	
非セミノーマ	原発部位	精巣もしくは後腹膜	精巣または後腹膜	縦隔
	肺以外への転移	なし	なし	orあり
	腫瘍マーカー値 AFP	<1000ng/mL	〜	or>10000ng/mL
	腫瘍マーカー値 hCG	<5000IU/L	〜	or>50000IU/L
	腫瘍マーカー値 LDH	1.5×正常上限	〜	or>10×正常上限

International Germ Cell Consensus Classification:a prognostic factor-based staging system for metastatic germ cell cancers. Internationl Germ Cell Cancer Collaborative Group. *J Clin Oncol* 1997; 15(2): 594-603.

病期Ⅰの治療

- **セミノーマ**：精巣摘出術後、経過観察する場合が多いが、予防的に放射線照射（後腹膜リンパ節領域に20〜25Gy）を行うこともある。
- **非セミノーマ**：腫瘍マーカーおよび画像診断で厳重に経過観察を行う。脈管侵襲などのリスクファクターを考慮し、化学療法を行うこともある。

病期Ⅱの治療

- **セミノーマ**：後腹膜リンパ節転移の長径が2cm以下であれば放射線療法、病期ⅡBであれば化学療法を行う。
- **非セミノーマ**：後腹膜リンパ節転移の長径が2cm以下で腫瘍マーカーが正常値であれば後腹膜リンパ節郭清、後腹膜リンパ節転移の長径が2cmを超えるか、もしくは腫瘍マーカーが異常値であれば化学療法を先行させる。

1．精巣腫瘍に対する導入化学療法

- IGCCC（International Germ Cell Consensus Classification：国際胚細胞腫瘍予後分類）に基づいて選択される。

- 予後良好群に対しては、BEP療法（ブレオマイシン塩酸塩、エトポシド、シスプラチン）3コース、もしくはEP療法（エトポシド、シスプラチン）4コースを行うのが基本である。
- 予後中間群・予後不良群に対しては、BEP療法4コースが標準である。

2. 難治性精巣腫瘍
- 導入化学療法で、完全奏効もしくは腫瘍マーカーが正常化しない場合、救済化学療法を行う。
- 救済化学療法としては、VIP療法（エトポシド、イホスファミド、シスプラチン）、TIP療法（パクリタキセル、イホスファミド、シスプラチン）などが試みられている。

ケアのポイント

- 化学療法の一般的な副作用として、骨髄抑制や消化器症状（食欲不振、悪心・嘔吐など）、末梢神経炎、耳鳴、聴力障害、造精機能障害などがあり、これらに注意しながらケアを行う。
- なかでもシスプラチンで生じやすい消化器症状は、最も患者のQOLを下げる要因となるため、最初から十分な対策を講じることが重要である。
- 本疾患は、青壮年期の患者が多い。生殖機能が損なわれる可能性があることや、手術・化学療法…と治療が長期にわたる場合、仕事を長期休業しなければならないことなどが、患者にとって大きなストレスとなりうるため、精神面でのサポートも重要である。

（山口剛）

文献
1. 日本泌尿器科学会,日本病理学会 編:泌尿器科・病理 精巣腫瘍取扱い規約 第3版.金原出版,東京,2005:109.
2. International Germ Cell Consensus Classification: a prognostic factor-based staging system for metastatic germ cell cancers. Internationl Germ Cell Cancer Collaborative Group. *J Clin Oncol* 1997; 15(2): 594-603.

Part3 よく見る腎・泌尿器疾患の知識

腫瘍⑤
副腎腫瘍
adrenal tumor

> **Point**
> - 原発性アルドステロン症では、高血圧、レニン分泌の抑制、低カリウム血症、代謝性アルカローシスが見られる。治療として副腎摘除術が施行されるが、両側性の場合は降圧療法を施行する。
> - Cushing症候群では、急激な体重増加、満月様顔貌、中心性肥満、水牛様脂肪沈着、皮膚線条、皮下溢血、高血圧が見られる。下垂体性Cushing症候群や副腎皮質がんでは副腎性アンドロゲンの増加が見られ、女性では男性化徴候・月経異常が生じる。治療は原因によって異なるが、下垂体腫瘍では経蝶形骨洞的下垂体腺腫摘出術、副腎皮質腺腫・がんでは患側の副腎摘除術が選択される。
> - 褐色細胞腫では、5Hまたは6H（高血圧・頭痛・発汗過多・高血糖・代謝亢進＋消化管の運動低下）が生じる。治療として副腎摘除術が行われるが、両側性の場合は両側副腎摘除術後ステロイド補充療法が施行される。

- 外科治療の対象となる副腎腫瘍は、高血圧症の精査中に発見されることの多い内分泌活性腫瘍として、副腎皮質球状層由来の原発性アルドステロン症、副腎皮質束状層由来のCushing症候群、副腎髄質由来の褐色細胞腫がある。
- 上記の他、他疾患の検査中にCT等で偶然発見される偶発腫瘍（incidentaloma）があるが、これにも一部内分泌活性腫瘍が含まれる。

原発性アルドステロン症

- アルドステロンの過剰により、高血圧、レニン分泌の抑制、低カリウム血症、代謝性アルカローシスを示す。高血圧患者の3～10％を占める（より低頻度との報告もある）。
- アルドステロンによる脳・心血管系・腎などの臓器障害が少なくないことから、早期診断・治療が必要とされる。

診断と検査
1. 診断の手がかり
- 以下の場合は、積極的にスクリーニング検査を行う。

①低カリウム血症合併の高血圧
②Ⅱ度以上の高血圧（収縮期血圧＞160mmHgまたは拡張期血圧＞100mmHg）
③治療抵抗性高血圧
④高血圧を伴う副腎偶発腫瘍合併
⑤40歳以下で脳血管障害など臓器障害を合併する高血圧を有するもの

2. スクリーニング検査
- 安静時血漿レニン活性（plasma renin activity：PRA）と血漿アルドステロン濃度（plasma aldosterone concentration：PAC、単位はpg/mL）の同時測定を行い、PAC/PRA比＞200で本症を疑う。このとき「PAC＞120～150pg/mL」を併用すると特異度が上がる。
- PRA・PAC同時測定は、30分の安静臥位後、できたら午前中に実施する。また、2週間以上降圧薬を休薬して検査する（ただし、アルドステロン拮抗薬［スピロノラクトン］は2か月以上の休薬が必要）。

3. 機能確認検査
- スクリーニング検査陽性例で、カプトプリル負

表1 コルチゾールの生理作用

糖代謝	●糖新生を促進し、糖の利用を抑制（高血糖）
タンパク代謝	●タンパク異化促進 ●タンパクを分解し、糖新生を促進（筋肉の消耗と筋力低下）
脂質代謝	●脂肪分解、脂肪酸産生を亢進 ●ただし部位によって脂肪の沈着が起こる（中心性肥満、満月様顔貌）
免疫抑制作用	●創傷治癒遷延
骨、カルシウム代謝異常	●尿路結石形成と骨粗鬆症を発症
血圧	●レニン基質の増加によるアンジオテンシンⅡの増加や、腎におけるPGE$_2$産生障害を介して血圧上昇 ●ミネラルコルチコイド作用も出現し、ナトリウムの貯留が起こり、高血圧の発症に関与

荷試験、フロセミド立位負荷試験、生理食塩液負荷試験のどれかを行い、確定診断に至る。

4. 病型・局在診断

- アルドステロン産生腺腫（aldosterone-producing adenoma：APA）か、特発性アルドステロン症（idiopathic hyperaldosteronism：IHA）かを診断する。
- CTを施行後、手術療法を考慮するものに対しては副腎静脈サンプリングを行い、患側副腎を決定する。

治療とケア

1. 治療

- 副腎静脈サンプリングで片側からのアルドステロンが過剰な場合には、APAとして副腎摘除術（多くは腹腔鏡下手術）を施行する。
- 両側副腎からのアルドステロン過剰分泌では、IHAとしてアルドステロン拮抗薬（スピロノラクトンやエプレレノン）やカルシウム拮抗薬を用いた降圧療法を施行する。

2. ケアのポイント

- 原発性アルドステロン症は、術前に抗アルドステロン薬やカリウム投与を行い、血圧や電解質異常を是正した状態で手術が行われることが多い。
- 内服を忘れると、低カリウム血症やアルカローシスをきたすことがあるため、術前の内服指導が重要である。

Cushing症候群（図1）

- 副腎皮質束状層より分泌される糖質コルチコイドであるコルチゾール（表1）が、慢性的に過剰分泌されて起こる疾患群で、その原因により、以下に分類される。

  ①**下垂体Cushing症候群**：Cushing病のことである。下垂体腺腫、あるいは下垂体前葉過形成（視床下部のCRF［corticotropin releasing factor：副腎皮質刺激ホルモン放出因子］分泌過剰）によってACTH（adrenocorticotropic hormone：副腎皮質刺激ホルモン）が過剰分泌され、発症するもの。両側の副腎は過形成となる。

  ②**副腎皮質腺腫**：副腎皮質がんの場合と同様に、過剰のコルチゾールのネガティブフィードバック[*1]により下垂体と反対側の副腎は萎縮する。

  ③**副腎皮質がん**：副腎腫瘍によるCushing症候群の5％を占める。

  ④**異所性ACTH産生腫瘍**：肺小細胞がん、気管支カルシノイドなどからACTHが分泌されて両側副腎過形成をきたす。過剰のコルチゾールのネガティブフィードバック[*1]により、下垂体のACTH産生細胞は萎縮する。

  ⑤**原発性副腎結節性過形成**：両側副腎が結節性に過形成を起こし、自律的にコルチゾールを過剰に分泌するもの。

図1　Cushing症候群

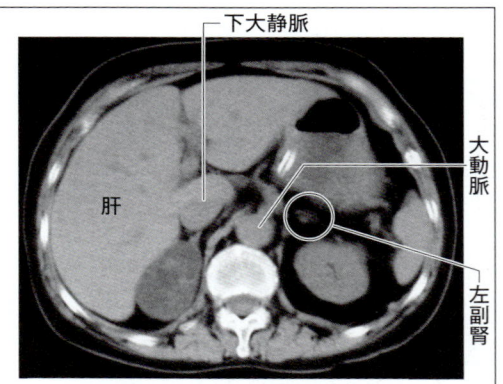

- Rt adrenal adenoma　3.6×5.0×7.0cm
- 肝に接して右副腎腺腫を認める。左側の副腎は萎縮している。

（画像ラベル：下大静脈、肝、大動脈、左副腎）

表2　カテコールアミンの特徴

- アドレナリン合成酵素は副腎髄質に存在するため、副腎外褐色細胞腫では、ノルアドレナリンが優位となる
- カテコールアミン過多により細動脈が収縮し血圧上昇と循環血液量の減少が見られる
- この状態で腫瘍摘除を行うと細動脈が急激に拡張し、相対的に循環血液量が減少してショックに陥る

主要徴候

- 急激な体重増加、満月様顔貌、中心性肥満、水牛様脂肪沈着（buffalo hump）、皮膚線条、皮下溢血、高血圧が見られる。
- 下垂体性Cusing症候群と異所性ACTH産生腫瘍では、ACTHの過剰により、副腎性アンドロゲンも増加し、女性では男性化徴候・月経異常を生じる。
- 副腎がんでも、副腎性アンドロゲンの増加を認める。

検査

1．全病型にあてはまる内分泌検査所見

- 高コルチゾール血症、尿中コルチゾール高値
- 血漿コルチゾール、ACTHの日内変動消失
- 尿中17-OHCSの高値
- 少量のデキサメタゾン（2mg/日）により、血漿コルチゾール、ACTHの抑制なし

2．病型分類のための内分泌検査

- **血漿ACTH**：下垂体性・異所性では高値、他では低値となる。
- 大量のデキサメタゾン（8mg/日）により、下垂体性では血漿コルチゾール・尿中17-OHCSの抑制が見られる。
- **CRF試験**：下垂体性では血漿ACTHとコルチゾールの増加が見られる。
- **尿中17-KS**：下垂体性、異所性および副腎皮質がんでは増加。副腎皮質腺腫では正常から低下。副腎皮質がんでは副腎アンドロゲンであるDHEA-Sが血中で著明に増加する。
- **メチラポン試験**[*2]：ACTHの過大反応が下垂体性で見られる。

3．画像検査

- **腹部CT・MRI**：副腎皮質腺腫・がんでは、患側副腎の球状の腫瘍と対側副腎の萎縮が見られる（図1）。がんでは、腫瘍そのものが大きいことが多い。下垂体性や異所性ACTH産生腫瘍では、両側副腎の過形成が見られる。
- **^{131}I-アドステロール副腎シンチグラフィ**：副腎皮質腺腫・がんでは患側、下垂体性・異所性では両側副腎への取り込みが見られる。
- **頭部CT・MRI**：下垂体性で下垂体腫瘍が見られる。

治療とケア

1．治療

- **下垂体Cushing症候群**：下垂体腫瘍の摘除として、経蝶形骨洞的下垂体腺腫摘出術（Hardy法）が行われる。反応しなかった場合、下垂体照射、γナイフが施行される。
- **副腎皮質腺腫・がん**：患側の副腎摘除術（腺腫の場合は腹腔鏡下手術が多い）が施行される。手術後は残存した副腎が萎縮しているため、術後ステロイド補充療法を施行する。

2．ケアのポイント

- 副腎皮質腺腫や副腎がんによるCushing症候群では、患側副腎を摘出後、残存した健側副腎

図2　褐色細胞腫（両側褐色細胞腫）

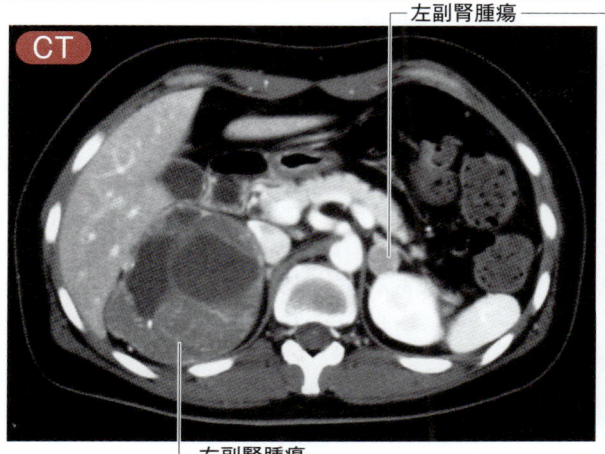

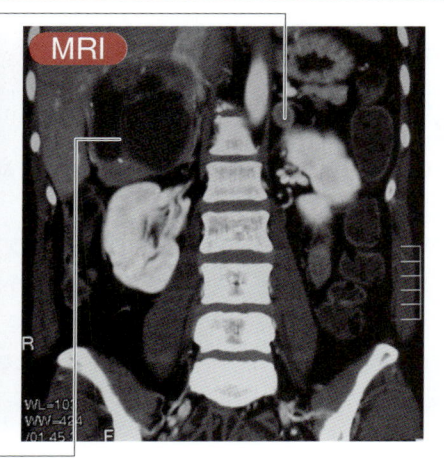

- 一般に、褐色細胞腫では、原発性アルドステロン症やCushing症候群より腫瘍が大きい。
- 本症例では、肝と腎の間に大きな腫瘍が見られ、副腎にも腫瘍が見られる。

は萎縮している。これは、下垂体のACTHの分泌能が低下しているためである。
- 下垂体のACTH分泌能が回復するまでの期間、健側副腎からのステロイド分泌能も低下している。このため、ステロイドの補充療法は、次第に減量しながら数か月以上にわたって必要になる。
- ステロイドの内服を忘れた場合、副腎不全が発症し、死に至ることもありうるため、術後の内服指導は厳重に行わねばならない。

褐色細胞腫（図2）

- 副腎髄質や傍神経節（paraganglion）のクロム親和性組織より発生し、カテコールアミン（アドレナリン、ノルアドレナリン、表2）を産生・分泌する腫瘍である。
- 傍神経節より発生したものは、paraganglioma（パラガングリオーマ）あるいは副腎外ないし異所性褐色細胞腫（extra-adrenal or ectopic pheochromocytoma）と呼ばれる。
- 褐色細胞腫の分類として、異所性、両側性、悪性、家族性褐色細胞腫が、それぞれ約10％ずつ見られることから「10% disease」と呼ばれることもある。

主要徴候

- 症状は5Hないし6Hといわれる。
  ①高血圧（hypertension）：腫瘍からのカテコールアミンの分泌が持続している持続型（sustained or persistent）と、通常の血圧は正常であるが、何らかの誘因でカテコールアミンの分泌が過剰になる発作型（paroxysmal）がある。
  ②頭痛（headache）
  ③発汗過多（hyperhydrosis）
  ④高血糖（hyperglycemia）
  ⑤代謝亢進（hypermetabolism）
  ⑥消化管の運動低下（hypomatility of gut）

診断と検査

1．検査成績

- 尿所見：糖尿、タンパク尿
- 血液生化学：空腹時血糖高値
- 基礎代謝亢進
- 内分泌検査：血液はアドレナリン、ノルアドレナリン、ドーパミン高値。尿はアドレナリン、ノルアドレナリン、メタネフリン、ノルメタネフリン、VMA（vanillylmandelic acid：バニリルマンデル酸）が高値。
- なお、発作型は、発作が起こっているときのみ

血中カテコールアミン高値となるため、採血では高カテコールアミン血症を証明できないことがあるので、蓄尿での評価が重要となる。

2．画像診断
- CT・MRI：比較的大きな腫瘍（図2）。副腎外腫瘍の検索を行う。
- ^{131}I-MIBGないし^{123}I-MIBGシンチグラフィ：異所性褐色細胞腫の検索、両側性の場合のチェックを行う。
- 血管造影：危険性が大きく、実質的には禁忌である。

3．合併疾患の検索
- Sipple症候群（副甲状腺機能亢進症、甲状腺髄様がん、褐色細胞腫）をはじめとした多発性内分泌腺腫瘍の合併がありうる。

治療とケア
1．治療
- 患側の副腎摘除術が行われる（腹腔鏡ないし開腹）。両側性の場合には、両側副腎摘除術後ステロイド補充療法が施行される。
- 術前より α ブロッカーを投与し、血圧の安定と体液量の補正を行い、腫瘍摘出直後の相対的体液量減少によるショックを防止する。
- β ブロッカーの単独使用は、α 受容体刺激作用が優位になり血圧上昇を招くため禁忌である。
- 悪性褐色細胞腫においても腫瘍摘除が第1選択となるが、根治手術が不成功ないし不能な場合にはカテコールアミン合成阻害薬（α-メチルパラチロシン）の投与、^{131}I-MIBGによる内照射療法が行われる。

2．ケアのポイント
- 術前の循環血液量減少は、腫瘍摘出直後の低血圧・ショック状態を引き起こす。
- 術前 α ブロッカー投与による血圧と循環血液量の是正は、安全に手術を施行するために最も重要である。これをふまえ、術前の内服指導は厳重に行わなければならない。

副腎偶発腫

- ホルモン検査で内分泌活性の認められたものに関しては、それぞれその疾患の治療方針に従う。
- 内分泌活性がなくても、腫瘍径が5cmを超えるものは、がんの可能性があるため摘出する。
- プレクリニカルCushing症候群[*3]は手術適応がある。

（奴田原紀久雄）

[*1] ネガティブフィードバック：負のフィードバック機構。生理活性物質（ホルモンなど）が、その物質産生を促す別の物質にはたらきかけることで、作用を抑制する機構。

[*2] メチラポン試験：メチラポン（11βヒドロキシラーゼ[11β-HOlase]阻害薬）を投与して副腎皮質刺激ホルモンの分泌を刺激し、尿中17-OHCSを測定する検査。

[*3] プレクリニカルCushing症候群：副腎腫瘍の存在、高血圧、全身性肥満、耐糖能異常を除くCushing症候群の特徴的身体的徴候を認めない。検査値としては血中コルチゾールの基礎値が正常範囲で、デキサメタゾン抑制試験で血中コルチゾール抑制がない。

尿路感染症
urinary tract infection

> **Point**
> - 単純性尿路感染症は、急性発症するが、治療には良好に反応する。複雑性尿路感染症は、無症状で経過するが急性増悪をきたすことがあり、しばしば治療困難となる。
> - 特異性感染症は、特定の病原体によって生じるもので、尿路・性器結核や性感染症などが代表的。非特異性尿路感染症は、細菌の種類によらず、症状や病理組織変化が類似したもので、急性膀胱炎が代表的。
> - 尿路感染症は、他臓器の感染症より原因菌の同定が容易であるため、原因菌に対する薬剤感受性試験結果に基づく抗菌化学療法が奏効しやすい。

尿路感染症総論（表1）

- 感染症は「生体の感染防御能」と「病原体の病原性」という2つの因子で成立する。
- 感染防御能が正常であれば、尿路では、病原性の強い菌のみが尿路感染症（単純性尿路感染症）を起こす。しかし、尿路内の異物（尿路結石や留置カテーテル）の存在や尿路閉塞は、生体の感染防御能を低下させ、弱毒菌でも尿路感染症（複雑性尿路感染症）を引き起こすようになる。
- 一般に、単純性尿路感染症は、治療に良好に反応する。一方、複雑性尿路感染症は、基礎疾患の治療や、カテーテル留置を終了させる処置を行わないと完治できず、しばしば治療が困難になる。
- 特定の病原体が、ある特定の臨床症状や病理組織変化をもたらすとき、その感染症を「特異性感染症」という。一方、細菌の種類にかかわらず、臨床症状や病理組織変化が類似した尿路感染症を「非特異性尿路感染症」と呼ぶ。
- それぞれの感染症の発症様式には、急性と慢性がある。慢性尿路感染症は、まったく無症状で経過するが、突然急性増悪をきたす場合がある。一般的には、単純性尿路感染症は急性発症し、複雑性尿路感染症は慢性症として発症する。
- 尿路感染症の場合、管腔粘膜の炎症（膀胱炎、尿道炎）では、発熱を認めることはない。発熱は、実質臓器への感染の進展（腎盂腎炎、前立

表1 尿路感染症の分類

基礎疾患の有無による分類	単純性	●患者の感染防御能が正常で、病原菌の強い菌が原因となるもの ●発症様式は急性発症が一般的
	複雑性	●患者の感染防御能が低下しており、弱毒菌が原因となるもの ●発症様式は慢性発症が一般的
原因菌の特徴による分類	特異性	●特定の病原体が、特定の症状・病理組織変化を引き起こすもの ●例：結核菌による尿路・性器結核、淋菌や梅毒による性感染症など
	非特異性	●病原体の種類にかかわらず、同じような症状・病理組織変化が生じるもの ●例：大腸菌や肺炎桿菌による急性膀胱炎など

表2　特殊な膀胱炎

アデノウイルスによる出血性膀胱炎	●小児に見られ、膿尿を伴わない
放射線性膀胱炎	●骨盤内臓器に対する放射線療法中〜治療終了後長期間経過してから発症する ●時に、難治性の出血を伴う
薬剤性膀胱炎	●シクロホスファミド水和物（抗がん剤）や、トラニラスト（抗アレルギー薬）使用時に見られる。これらの薬剤の副作用と認識しないと、難治性になることがある
間質性膀胱炎	●原因不明で膀胱部の疼痛や頻尿をきたす ●治療として水圧拡張などがあるが、決定的な治療法はまだ存在しない

腺炎、精巣上体炎）を意味する。
●尿路には常在菌がいないことから、尿路感染症は、他臓器の感染症より原因菌の同定が容易である。そのため、原因菌に対する薬剤感受性試験結果に基づく抗菌化学療法を行いやすいのが特徴である。
●以下に、代表的な尿路感染症である膀胱炎、腎盂腎炎、前立腺炎、精巣上体炎、尿道炎、尿路・性器結核について述べる。

膀胱炎

●膀胱炎は、急性単純性膀胱炎（急性発症する単純性膀胱炎）と、慢性複雑性膀胱炎（慢性症として発症する複雑性膀胱炎）に大別される。
●上記の他、特殊な膀胱炎は表2にまとめる。

急性単純性膀胱炎

1．原因
●尿路に基礎疾患のない患者に生じる膀胱炎で、若い女性に好発する。
●通常は、尿道からの上行性感染である。性交渉後、過度の尿意の我慢、寒冷刺激などが誘因となる。

2．症状
●膀胱刺激症状（排尿痛、頻尿、残尿感など）と尿混濁が見られる。発熱は生じない。

3．検査
●尿検査で、細菌尿が見られる。
●原因菌の多くは、大腸菌である。

4．治療
●ニューキノロン系やセフェム系抗菌薬が使用される。
●同時に、水分摂取によって利尿を促す。

5．ケアのポイント
●急性単純性膀胱炎は、原因菌に対して感受性のある抗菌薬を使用すれば、比較的容易に治癒する。しかし、治療中は性行為を避けること、尿をがまんしないことなどを指導する必要がある。
●菌が消失しても症状が続く場合は、他の基礎疾患の有無を検査する必要があることを伝える。

慢性複雑性膀胱炎

1．原因
●膀胱局所の感染防御能を低下させる基礎疾患をもって発症する。

2．症状
●急性単純性膀胱炎よりも症状は軽度だが、時に急性増悪する。

3．検査
●尿検査で、膿尿、細菌尿が見られる。

4．治療
●急性単純性膀胱炎と同様の抗菌薬が用いられるが、基礎疾患の治療を行わなくてはならない。
●カテーテル留置に伴うものは、細菌尿が必ず併発するが、これに対する抗菌薬投与は無効であるばかりでなく、耐性菌発生の原因となるため、

表3　腎盂腎炎で注意すべき病態

膿腎症
- 尿路の通過障害に腎の感染が合併し、腎実質の荒廃が進み、腎の大部分が膿瘍化したもの。結石による閉塞に伴う結石性膿腎症や、結核性膿腎症がある
- 結石性膿腎症で抗菌薬に反応しない場合には、経尿道的尿管ステント留置や経皮的腎瘻造設を行い、腎内の感染尿のドレナージを行う

気腫性腎盂腎炎（図1）
- 腎実質内や腎周囲にガスを認める、致死率の高い感染症。糖尿病合併患者がほとんどで、原因菌の多くは大腸菌である
- 抗菌化学療法とともにドレナージや腎摘術が行われることが多い

ウロゼプシス（urosepsis）
- 尿路感染症に起因する敗血症。致死率が高い
- 先行する尿路感染症の原因菌がグラム陰性桿菌であると、エンドトキシン・ショックを起こしやすく、DIC（disseminated intravascular coagulation：播種性血管内凝固症候群）や多臓器不全に陥りやすい

図1　気腫性腎盂腎炎

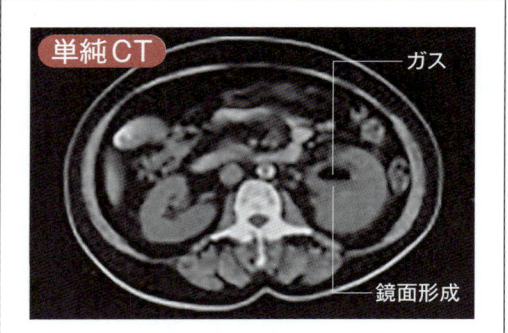

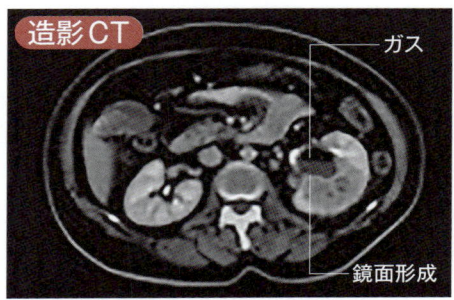

（単純CT／造影CT　ガス・鏡面形成）

- 左腎盂が拡張し、鏡面形成像が見られる。鏡面形成の水平線上の黒い部分が、発生したガスである。
- コントロール不良の糖尿病を併発していることが多い

原則的には行わない。

5．ケアのポイント
- カテーテル留置患者の場合、必ず細菌尿を伴い、尿は混濁する。カテーテルが詰まった場合は洗浄や交換が必要になるが、そうでない場合には飲水量を増やして尿量を増やすよう指導する。
- カテーテル留置中に発熱が見られる場合、急性腎盂腎炎や急性前立腺炎が併発している可能性がある。特に、急性腎盂腎炎の併発は、カテーテルからの尿の流出停滞が原因となることがある。カテーテル管理について十分に指導する。

腎盂腎炎

- 腎盂腎炎も、急性単純性腎盂腎炎（急性発症する単純性腎盂腎炎）と、慢性複雑性腎盂腎炎（慢性症として発症する複雑性腎盂腎炎）に大別される。
- 腎盂腎炎で注意すべき病態を表3にまとめる。

急性単純性腎盂腎炎

1．原因
- 若い女性に好発し、膀胱炎からの上行性感染であることが多い。多くは大腸菌が原因である。

2．症状
- 発熱や悪寒戦慄などの全身症状と、腎部（肋骨脊柱角）の自発痛・叩打痛・圧痛、膀胱刺激症状などがある。

3．検査
- 尿検査では、膿尿や細菌尿が見られる。
- 血液検査では、白血球増多・CRP（C-reactive protein：C反応性タンパク）高値が見られる。場合によっては血液培養も必要になる。

4．治療
- 抗菌化学療法が行われる。経口摂取が難しい場合には、輸液を併用して利尿を促進する。

5．ケアのポイント
- 発熱時の安静や十分な水分補給の必要性を説明する。
- 発熱を伴う急性腎盂腎炎を繰り返す場合、VUR（vesicoureteral reflux：膀胱尿管逆流症［→p.159］）をまず疑うが、この他にも、尿路奇形や上部尿路結石が見られることも多い。このような場合には、これらの疾患に対する検査が必要になることを説明する。

慢性複雑性腎盂腎炎
1．原因
- 尿路に基礎疾患（尿路奇形、腫瘍、結石、VUR、前立腺肥大症、カテーテル留置など）をもつ患者に発症する。
- 感染が慢性化し、時に急性増悪することもある。
- VURを原因とするものでは、しばしば再感染を起こし、臨床的には急性腎盂腎炎の症状を繰り返す。なお、繰り返す急性腎盂腎炎の発症は、小児VURの特徴といえる。

2．症状
- 一般的には症状に乏しいが、再感染や急性増悪がある。

3．検査
- 尿検査では、膿尿や細菌尿を認める。
- 画像検査では、尿路の基礎疾患（奇形、閉塞、結石、腫瘍）などを認める他、腎杯の拡張や腎瘢痕、腎萎縮などを認める。
- なお、両側に慢性腎盂腎炎が存在する場合には、慢性腎不全に進行し、血液浄化療法導入になることもある。

4．治療
- 急性増悪時には化学療法が必要となるが、VURなどの基礎疾患の治療が重要である。

5．ケアのポイント
- 本症は、しばしば無症状で経過し、気づいたときはすでに腎機能が荒廃していることもある。
- 発熱がなくても、定期的に腎機能のチェックや、腎萎縮・水腎症の進行の有無を確認していく必要があることを説明する。
- 悪性疾患罹患時や免疫抑制薬使用時には、全身の免疫能が下がり、急性増悪をきたしうることも説明する。

前立腺炎
- 一般的には細菌感染が原因となるが、細菌が証明されないにもかかわらず、同様の症状を示すものもある。これらを含めて理解するには、NIH（National Institutes of Health：アメリカ国立衛生研究所）の病型分類がわかりやすい。

カテゴリーI（急性細菌性前立腺炎）
1．原因
- 尿道から上行性に感染が起こる場合と、他の感染巣から血行性に感染する場合がある。原因菌としては大腸菌が多く、青壮年に多い。
- NIH分類では単純性と複雑性の区別がないため、カテーテル留置による急性前立腺炎もこのカテゴリーに分類される（この場合には高齢男性の比率が上がる）。

2．症状
- 発熱、悪寒戦慄、排尿痛、頻尿が見られる。
- 直腸内指診では、前立腺は腫大し、圧痛を伴う。

3．検査
- 尿検査では、膿尿、細菌尿を認める。
- 血液検査では、白血球増多、CRP高値が見られる。
- 場合によっては血液培養も必要となる。

4．治療
- 抗菌薬投与でニューキノロン、セフェム、アミノグリコシドが選択される。
- 前立腺がんの腫瘍マーカーPSA（prostate specific antigen：前立腺特異抗原）も上昇する。

5．ケアのポイント
- しばしば前立腺の一過性の腫大に伴って、尿閉

を含む高度な排尿障害が見られることがあり、やむなく尿道カテーテル留置を行うこともある。
- 安静を保ち、これらのカテーテル管理が問題なくできるように指導する。

カテゴリーⅡ（慢性細菌性前立腺炎）

1．原因
- 急性症から移行するものと、慢性症として発症するものがある。原因菌としては大腸菌が多い。
- 時に、急性増悪を示すことがある。

2．症状
- 慢性症として経過しているときは、会陰部痛、鼠径部下腹部の不快感、排尿時不快感などが見られる。

3．検査
- 前立腺マッサージで得られる前立腺圧出液またはマッサージ後の尿で、白血球・細菌を認める。
- 血液検査では、必ずしも炎症反応を認めない。

4．治療
- ニューキノロン、ST合剤を使用する。

5．ケアのポイント
- しばしば難治性で、患者自身もうつ傾向に陥ることがある。疾患について十分に説明し、患者の不安をとるようにする。

その他
- **カテゴリーⅢ（慢性骨盤痛症候群）**：カテゴリーⅡと同様の症状や経過をたどるが、前立腺圧出液中に細菌は証明されない。治療法も確立しておらず、推定される病因に対する治療が行われる。
- **カテゴリーⅣ（無症候性・炎症性前立腺炎）**：前立腺生検などで偶然発見された無症候性・炎症性前立腺炎である。

精巣上体炎

1．原因
- 多くは尿路から精管を通る逆行性感染である。
- 原因菌としては若年層ではクラミジア、高齢者では大腸菌が多い。
- 高齢者ではカテーテル留置や経尿道的手術が原因となることが多い。

2．症状
- 陰嚢内容（精巣上体）の有痛性腫大、発熱、悪寒戦慄が見られ、排尿痛や頻尿を認めることも多い。
- クラミジア性は細菌性より症状が軽微であることが多い。

3．検査
- 尿道分泌物の鏡検や尿検査で白血球や細菌を認める。
- 血液検査では、しばしば白血球増多・CRP高値が見られる。
- 鑑別診断として、精巣捻転・精巣腫瘍がある。精巣捻転と鑑別困難な場合には、陰嚢部のドプラーエコーを行うこともある。精巣上体炎の場合、ドプラーエコーでは、腫大し血流量が増加した精巣上体を認識できる。

4．治療
- 細菌性の場合にはニューキノロンやセフェム系抗菌薬が使用される。クラミジア性の場合にはテトラサイクリン、ニューキノロン、マクロライドが使用される。ともに安静、陰嚢挙上、冷湿布が一般療法として併用される。

5．ケアのポイント
- 大腸菌に感受性のある抗菌薬と、クラミジアに感受性のある抗菌薬は、まったく異なることも多い。症状が軽快しない場合には、抗菌薬の切り替えも必要となる。
- 一般的な症状の推移を注意深く観察することが重要である。

尿道炎

- 尿道に限局した急性炎症は、特異的なものも非特異的なものも男性に限られる。そして、その

- ほとんどが性感染症（sexually transmitted disease：STD）による。
- 慢性炎症は、カテーテル留置例がほとんどで、臨床的に問題となるものは少ない。
- STDは、性行為によって感染・伝播する疾患である。性病予防法には淋疾・梅毒・軟性下疳（なんせいげかん）などが記載されているが、クラミジア尿道炎・咽頭炎もSTDに含まれる。
- なお、非淋菌性尿道炎全体の約50％はクラミジアが原因病原体といわれている。残りの50％は非クラミジア性（UreaplasmaやMycoplasmaなど）であるが、これらの場合もクラミジア尿道炎と同様の化学療法が有効とされている。

淋疾（淋菌性尿道炎）

1. 原因
- 嫌気性グラム陰性双球菌である *Neisseria Gonorrheae* による特異的感染症である。男性では通常尿道炎を、女性ではあまり自覚症状の強くない子宮頸管炎を起こす。
- 性風俗の変化（オーラルセックスなど）により、淋菌性咽頭炎・直腸炎も見られるようになった。

2. 症状
- 淋菌性尿道炎は、一般に性交渉後1週間以内の潜伏期間をおいて発症する。
- 外尿道口からの膿性分泌物の排泄、および同時期に排尿初期の排尿痛や尿道灼熱感が生じる。

3. 検査
- グラム染色を行った尿道分泌液中に、多数の多核白血球とグラム陰性双球菌を認める。
- 分泌物の培養検査、遺伝子増幅検査で淋菌を検出する。

4. 治療
- 多剤耐性菌が問題となる。かつて使用されていたペニシリン系抗生物質の耐性菌は90％以上、テトラサイクリン、ニューキノロン耐性株も80％を超えるといわれている。このような現状より、淋菌性尿道炎にはセフトリアキソンナトリウム水和物（ロセフィン®）静注1g単回投与、セフォジジムナトリウム（ケニセフ®）静注1g単回投与、スペクチノマイシン塩酸塩水和物（トロビシン®）筋注2g単回投与が行われる。
- 淋菌性咽頭炎を伴う場合、セフトリアキソンナトリウム水和物の1g単回静注が有効だが、スペクチノマイシン塩酸塩水和物は無効である。
- 淋菌性精巣上体炎を合併している場合、セフトリアキソンナトリウム水和物静注1日1gを1～2回、1～7日間継続することが推奨される。
- なお、セフトリアキソン耐性株が日本国内で発見され、今後この菌の蔓延が心配されている。

5. ケアのポイント
- 淋菌尿道炎は症状が強く、患者が未受診になることは少ない。しかし、完治までに時間がかかると、受診しなくなる患者も多くなる。耐性菌をつくらないためにも、1回投与で完治する抗生物質を選択する必要がある。治療後も症状が継続する場合は再診するように指導する。

クラミジア尿道炎

1. 原因
- クラミジア感染症は、男性には尿道炎・精巣上体炎を、女性には子宮頸管炎と骨盤内炎症性疾患を引き起こす。男性の場合、感染後1～3週間で発症する。
- クラミジア尿道炎の約5％にクラミジア精巣上体炎が合併する。中年以前の精巣上体炎の多くは、クラミジアが原因といわれている。

2. 症状
- 自覚症状として尿道分泌物の排泄を認めるが、漿液性～粘液性で量も淋菌性尿道炎より少ない。
- 排尿痛も軽微なことが多く、時には症状が自覚されないこともある。

3. 検査
- 尿道分泌物や初尿沈渣中に白血球を認める。
- クラミジア検出方法には核酸増幅法があり、初尿を検体としたPCR（polymerase chain reaction：ポリメラーゼ連鎖反応）法や、クラミジアと淋菌双方を同時検出できるTMA法・SDA

法がある。

4．治療
- 基本的にはマクロライド系、テトラサイクリン系、ニューキノロンの内服になる。ペニシリン系やセファロスポリン系は無効である。
- 投与例を**表4**に示す。

5．ケアのポイント
- クラミジア感染症の場合、女性は特に症状がなく、保菌者でありながら未治療のことが多い。治癒後の再感染を起こさないためにも、セックスパートナーとともに加療するよう指導する。
- 無症状ながら、女性のクラミジア感染症は不妊症の原因にもなる。初回感染時の十分な治療が重要である。

尿路・性器結核

1．原因
- 尿路・性器結核は、結核菌によって起こる慢性肉芽腫性特異感染症で、全身の結核症の一部分症である。
- 主として肺の初感染巣から結核菌が血行性に腎に至る。多くは活動性病変とならず自然治癒するが、治癒せず微少膿瘍を形成したものが腎髄質に至り、乳頭を中心にした乾酪性病変を形成する。ここから結核菌が尿中に排菌され、尿管・膀胱、さらには前立腺、精巣上体に進展する（性器結核。精巣上体に血行性に結核菌が波及することもある）。

2．症状
- 腎の病変は、乾酪空洞を形成するものが大多数で、尿管狭窄を合併すると空洞内に膿が充満し、結核性膿腎症を形成する。この内容物が石灰化すると漆喰腎となり、腎機能は廃絶する。尿管では尿管狭窄が見られるが、膀胱でも瘢痕形成から萎縮膀胱が見られる。ここまでくると、頻尿・排尿痛などの膀胱刺激症状が見られる。
- 精巣上体の結核は圧痛も軽微であるが、精管には硬い硬結が多発し数珠状変化を伴う。精巣上

表4　クラミジア尿道炎に対する抗菌薬の処方例
- アジスロマイシン（ジスロマック®）1,000mg錠 1錠 分1、1日内服
- アジスロマイシン（ジスロマック®SR）2g錠 1錠 分1、1日内服
- クラリスロマイシン（クラリス®、クラリシッド®）200mg錠 2錠 分2、7日間内服
- ミノサイクリン（ミノマイシン®）100mg錠 2錠 分2、7日間内服　　　など

体の結核病変は、時に皮膚との間に瘻孔を形成することがある。

3．診断
- 尿沈渣で、いわゆる酸性無菌性膿尿をきたすのが特徴である。
- 尿検体にZiehl-Neelsen染色を行い、結核菌が観察された際には、薬剤感受性検査を含めた結核菌培養が必要となる。
- 培養には一般に4～8週間かかるため、最近では迅速診断法としてPCR法が普及している。

4．検査（画像）
- 腎結核では、排泄性尿路造影法で腎杯円蓋部の虫食い像や腎杯頸部の狭窄像が見られる。時に無機能腎になっていることや漆喰腎（石灰化により無機能で、排菌していない状態）が観察される。膀胱結核では、膀胱鏡で結核結節や潰瘍を認める。

5．治療
- 肺結核に準じる化学療法・3者併用療法が行われる。無機能腎ではこれら化学療法後に腎摘除術が施行される。また、萎縮膀胱に対して膀胱拡張術や、尿路変向術が行われることもある。

6．ケアのポイント
- 結核の化学療法には長期間を要する。この間、きちんと内服するよう指導する。
- 治療の長期化に従い、副作用の発生頻度も増す。さまざまな副作用を理解し、迅速に対応する。
- 萎縮膀胱は、化学療法終了時にも軽快しないことが多い。膀胱拡張術や尿路変向術に関する十分な情報提供を行う。

（奴田原紀久雄）

結石
尿路結石
urinary stone

> **Point**
> - 尿路結石は、上部尿路結石と、下部尿路結石に分けられる。
> - 上部尿路結石では、側腹部～下腹部の疼痛、血尿、結石の排出などの症状が生じる。外科的治療としては、体外衝撃波砕石術（ESWL）、経皮的腎砕石術（PNL）、経尿道的（腎）尿管砕石術（TUL/URS）、腹腔鏡下腎盂切石、腹腔鏡下尿管切石術、開放手術などが選択される。
> - 下部尿路結石では、膀胱刺激症状（頻尿や排尿痛、残尿感、血尿）や、排尿困難や尿閉、尿線中絶を生じる。外科的治療としては、膀胱鏡を用いる膀胱砕石術と、開放手術である膀胱切石術などが選択される。

尿路結石とは

- 尿路に存在する結石を尿路結石と呼ぶが、上部尿路結石（腎結石、尿管結石）と下部尿路結石（膀胱結石、尿道結石）では、発生要因や症状に大きな差がある（図1）。
- 尿路結石の95％は、上部尿路結石である。上部尿路結石が下降して膀胱結石になったとしても、多くは一時的で、ほとんどは自然排石される。ただし、下部尿路閉塞を伴う場合は、このような結石もすぐには排石されず膀胱内にとどまり、下部尿路刺激症状を引き起こす。また、下部尿路閉塞は、それ自体が膀胱原発結石の発生原因になる。
- 下部尿路結石では、留置カテーテルのような異物や感染も、結石発生の原因になる。

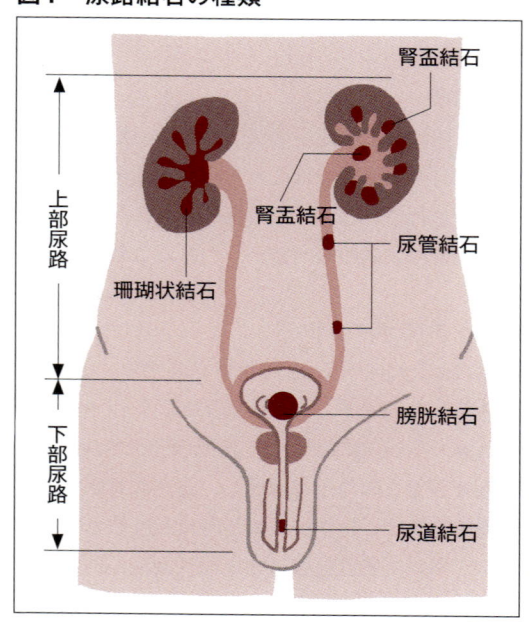

結石の発生要因

- 結石の発生要因として重要なものは、不動、尿路閉塞、尿路感染、代謝障害である。
- **尿路感染**：尿素を分解し、アンモニアをつくる尿素分解酵素をもった細菌（*Proteus, Klebsiella, Pseudomonas*）感染は、リン酸マグネシウムアンモニウム結石といった、いわゆる感染結石を容易に形成する。
- **代謝障害**：結石成分であるカルシウムが多く尿中に出てくる高カルシウム尿症（代表的疾患に原発性副甲状腺機能亢進症）や高シュウ酸尿症、高尿酸尿症、逆に結石生成の阻止因子であるクエン酸の排泄量が減少する低クエン酸尿症（代表的疾患に腎尿細管性アシドーシス）が結石形成に関与する。

図1　尿路結石の種類

（上部尿路：腎盂結石、珊瑚状結石、尿管結石／下部尿路：膀胱結石、尿道結石）

図2　左下部尿管結石のKUBとIVU

KUB（腎尿管部単純造影）　　　　IVU（排泄性尿路造影）

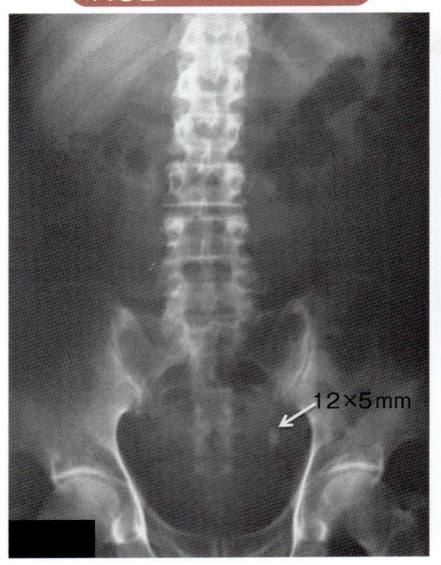

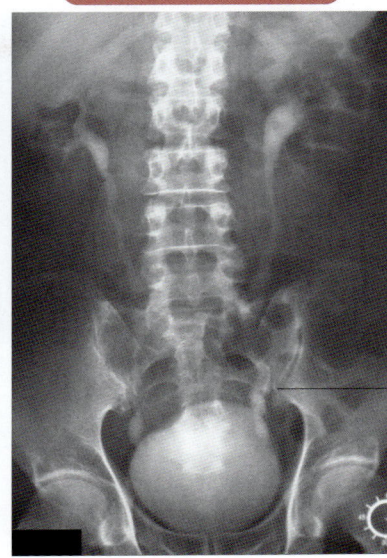

12×5mm

尿管の拡張

上部尿路結石の診断と治療

診断
- 結石の診断には、存在診断と原因診断がある。
- 存在診断では、症状より上部尿管結石を疑い、尿検査・画像検査より確定診断をくだす。

1．症状
- 尿管結石の3主徴は、**側腹部から下腹部にかけての疼痛、血尿、結石の排出**である。ただし、腎結石ではまったく症状のないこともある。
- 側腹部から下腹部にかけての疼痛は、時に疝痛発作と呼ばれる激痛になる。このときには、悪心、嘔吐といった消化器症状を伴うこともある。
- 下部尿管に結石が到達すると、鼠径部や陰嚢・陰唇に疼痛が放散することもある。膀胱尿管移行部近傍に結石が至ると、結石が膀胱壁を刺激し、頻尿や残尿感といった下部尿路刺激症状をきたす。
- 血尿は、顕微鏡的血尿から肉眼的血尿までさまざまである。ただし、結石が尿管に完全にはま

り込むと、患側の腎臓から尿が流れなくなり、血尿が見られないこともある。
- 時に、腰背部の鈍痛や顕微鏡的血尿が見られる。

2．血液検査、尿検査
- 尿検査では、血尿（上述）や膿尿をきたす。膿尿があり、発熱を伴う際は、急性腎盂腎炎や膿腎症の合併を疑う。尿培養は必須である。
- 急性腎盂腎炎や膿腎症を合併するときには、血液検査で白血球数増加やCRP値高値が見られる。
- 腎機能を評価するための血清クレアチニン値も重要である。
- 結石の原因疾患を検索するため、尿培養、血清カルシウム・リン・尿酸値を調べる必要がある。

3．画像診断
- 従来は、腎尿管膀胱部単純撮影（plain film of kidney, ureter and bladder：KUB）と、排泄性尿路造影（intravenous urography：IVU）が代表的な検査法であった（**図2**）。しかし、X線透過性結石での診断率が劣ることや、ヨード

図3　尿酸結石のCT画像

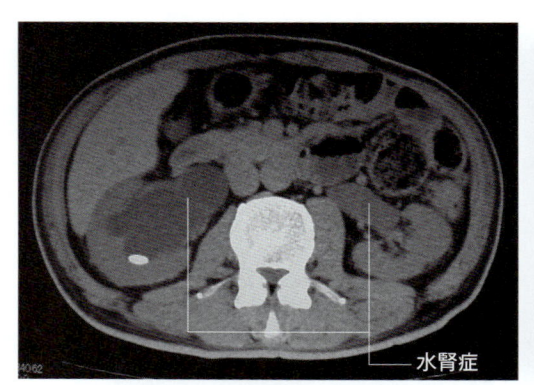

- 造影剤を使用しなくても両側の水腎症を診断できる
- 拡張した尿管を追っていくと、尿路閉塞をきたしている結石に至る 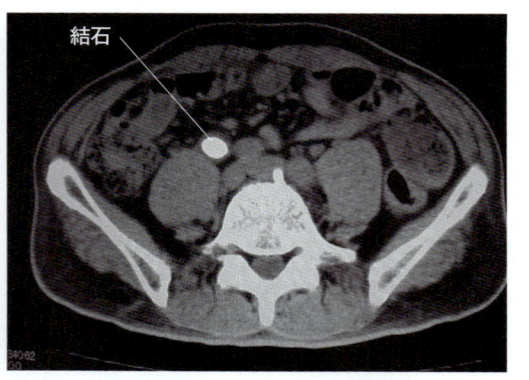

アレルギー患者では施行できないこと、また、他の急性腹症との鑑別もあり、最近では腹部骨盤部単純ヘリカルCT（図3）が行われることが増えている。
- 十分に経験を積んだ医師や技師であれば、KUBと超音波検査でも、かなりの程度で確定診断に至る。

外科的治療と治療方針

- 上部尿路結石（腎結石、尿管結石）の外科的治療法には、体外衝撃波砕石術（Extracorporeal shock wave lithotripsy：ESWL）、経皮的腎砕石術（Percutaneous nephrolithotripsy：PNL）、経尿道的（腎）尿管砕石術（Transurethral ureterolithotripsy：TUL／最近では、尿管鏡手術 Ureteroscopy：URSといわれることも多い）、腹腔鏡下腎盂切石、腹腔鏡下尿管切石術、開放手術がある。
- 結石の成分や部位・大きさによって各治療法を使い分けることになるが、大体のめやすを以下に示す。
- 以下の外科的治療法の一部は、上部尿路の手術の項で詳述する（→p.190）。

1．腎結石の場合
- 長径20 mm未満の腎結石に対してはESWLが、それ以上の大きさの場合にはPNLが行われる。
- ESWLで治療不成功の場合にはTUL（URS）が行われる。
- 無症状で経過し、尿路閉塞や尿路感染を伴わない珊瑚状結石以外の腎結石に関しては、無治療で経過観察を行うこともある。

2．尿管結石の場合
- 長径5 mm以下であれば自然排石を待つことが多く、5 mm以上ではESWLかTUL（URS）が行われる。特に、下部尿管結石で長径が10 mmを超えるものではTUL（URS）が選択されることが多い。
- ESWLで砕石効果が認められない場合にも、TUL（URS）が選択される。

下部尿路結石の診断と治療

診断
1．症状
- 膀胱刺激症状として、頻尿や排尿痛、残尿感、血尿が見られる。
- 結石が膀胱頸部を閉塞したり、尿道内に下降してその部にとどまったりすれば、排尿困難や尿閉、尿線中絶が見られる。

2．検査
- KUBやIVUで診断されることが多いが、上部尿路結石の場合と同様に、CTや超音波検査で

診断されることが増えている。
- 膀胱鏡検査は、最も確実な検査法で、石灰化を伴う膀胱腫瘍との鑑別にも役立つし、下部尿路閉塞の状態も観察できる。

外科的治療法と治療方針
1．膀胱結石の場合
- 膀胱結石の外科的治療法には、膀胱鏡を用いる膀胱砕石術（Cystolithotripsy）と、開放手術である膀胱切石術（Cystolithotomy）がある。
- 自排石可能な膀胱結石以外は、膀胱鏡下にレーザー砕石装置や圧縮空気を用いた砕石装置（Lithoclast®）を用いて砕石し、抽石する（膀胱砕石術）。このとき、併せて前立腺肥大症のような下部尿路閉塞を治療することもある（経尿道的前立腺切除術［transurethral resection of prostate：TURP］、経尿道的ホルミウムレーザー前立腺核出術［holmium laser enucleation of the prostate：HoLEP］）。
- ただし、前立腺肥大症が巨大であり、膀胱結石も大きな場合には、膀胱砕石術で思わぬ出血をきたすことがあるため、膀胱切石術が選択されることがある。

2．尿道結石の場合
- 尿道結石に関しては、鉗子で把持した結石を外尿道口より摘出する。
- 時に、尿道鏡で抽石することもある。
- 膀胱内に結石を押し込み、膀胱砕石術を施行することもある。

ケアのポイント

- 上部尿路結石で疝痛のあるときは、他の急性腹症を除外し、疝痛に対する処置・治療をすみやかに行う。
- 排石が見られた後、水腎症の残存の有無、腎機能の回復の有無を見ることは、大変重要である。排石後の検査の重要性をよく説明する。
- 再発することが多い疾患である。日常生活においてバランスのよい食事を1日3食とり、就寝2時間前には夕食を終わらせておくことを指導する。
- カルシウムの摂取は、むしろ増やしたほうがよい。食後に牛乳などカルシウムの豊富な食品をとるようにする。

（奴田原紀久雄）

排尿機能障害：神経因性膀胱
voiding dysfunction

> **Point**
> - 膀胱の機能は、尿をためること（蓄尿）と、たまった尿を排泄すること（排尿）である。この2つのどちらかに問題があると、排尿機能障害を呈する。
> - 排尿機能が正常なら、蓄尿期には、①ある程度の尿が膀胱にたまれば尿意を感じ、②尿意を感じてからもある程度尿をがまんでき、③十分な量の尿をためられ、④排尿までに尿失禁を起こさない。蓄尿期の異常（蓄尿障害）には、尿失禁や夜尿症、過活動膀胱がある。
> - 排尿機能が正常なら、排尿期には、①意図すればいつでも排尿でき、②排尿に関して特別の努力を必要とせず、③排尿中尿線をある程度中断でき（女性ではできないこともある）、④排尿後残尿はない。排尿期の異常（排尿障害）には、排尿時間の延長や残尿の出現がある。

排尿機能障害総論

- 排尿機能障害は、大きく蓄尿障害と排尿障害に大別されるが、これに排尿後症状を加え、下部尿路症状と称することもある。
- 最近の40歳以上を対象とした疫学調査では、頻尿と尿意切迫感を伴う患者（過活動膀胱患者：後述）が、人口の約12％に見られる。このような患者の多くは、さまざまな社会活動に制約が生じ、QOLの低下が見られ、積極的な医療の関与が期待されている。
- 診断・治療に当たっては、蓄尿症状と排尿症状のどちらが主体なのかを、問診、ウロダイナミクスで診断することが重要である。

ウロダイナミクス

- ウロダイナミクスには、尿流測定（unflowmetry：UFM）、膀胱内圧測定（外括約筋筋電図も同時測定）、尿道内圧測定、pressure-flow study（内圧尿流検査）がある。
- ただし、pressure-flow studyは、情報量が多く有益な検査ではあるが、検査自体が煩雑であり、施設によっては必須の検査にはなっていない。

1．尿流測定

- 被験者に排尿させ、単位時間あたりの排尿量を経時的に排尿終了まで計測する検査。非侵襲的で得られる情報量も多い。
- 図1に、正常尿流曲線と、閉塞パターンの尿流曲線を示す。
- 本検査終了後に残尿測定（一般には超音波検査で概算する）を行えば、残尿量もわかり、排尿障害の診断に役立つ。

2．膀胱内圧検査

- カテーテルを挿入し、水（生理食塩液）ないし二酸化炭素を膀胱内に注入していき、その間の膀胱内圧を経時的に測定する検査。正常時の膀胱内圧は、蓄尿期にはあまり上昇せず、排尿時には高圧になる（低圧蓄尿高圧排尿）。
- 膀胱内圧測定時に括約筋筋電図も装着すると、蓄尿期には括約筋が収縮して活動電位が上昇し、排尿時には括約筋が弛緩して活動電位は低下する。

図1　尿流測定

正常尿流曲線 ／ 閉塞パターン

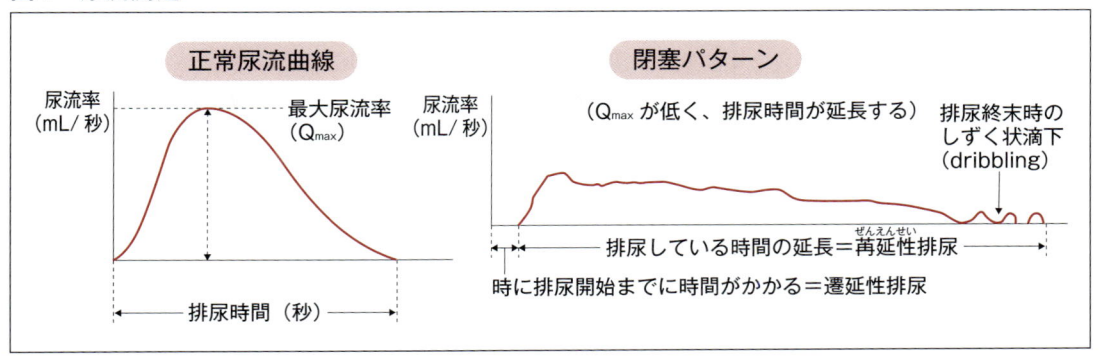

- 尿流率（mL/秒）、最大尿流率（Q_{max}）、排尿時間（秒）
- 閉塞パターン：（Q_{max} が低く、排尿時間が延長する）
- 排尿終末時のしずく状滴下（dribbling）
- 排尿している時間の延長＝苒延性排尿
- 時に排尿開始までに時間がかかる＝遷延性排尿

図2　膀胱内圧測定と括約筋筋電図

正常
- 外尿道括約筋筋電図
- 括約筋は弛緩
- 排尿
- 膀胱収縮（排尿）
- 膀胱内圧／膀胱容量

無抑制収縮
- このとき尿意を感じる＝無抑制収縮
- 膀胱内圧／膀胱容量

排尿筋無反射
- 膀胱内圧／膀胱容量

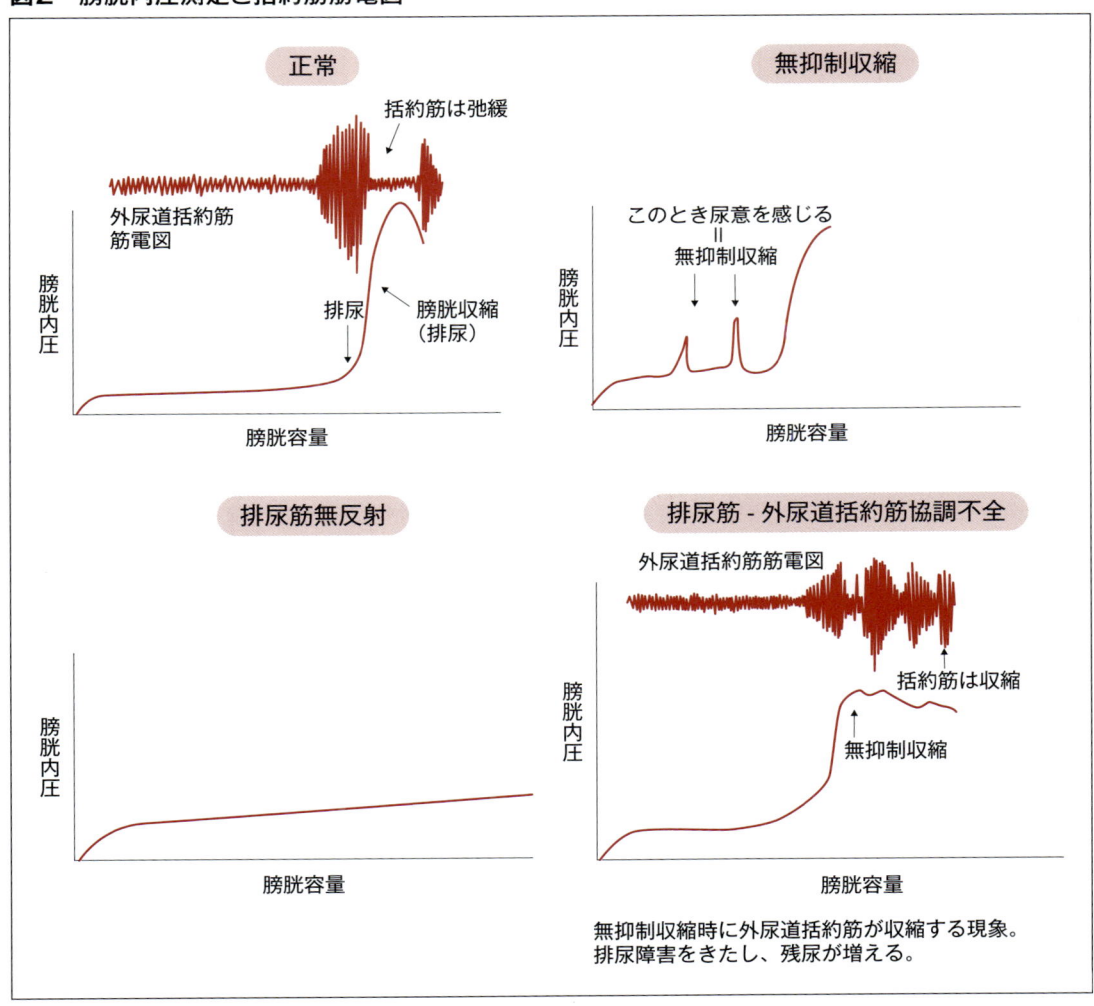

排尿筋-外尿道括約筋協調不全
- 外尿道括約筋筋電図
- 括約筋は収縮
- 無抑制収縮
- 膀胱内圧／膀胱容量
- 無抑制収縮時に外尿道括約筋が収縮する現象。排尿障害をきたし、残尿が増える。

● 図2に、正常な膀胱内圧曲線・外尿道括約筋筋電図、無抑制収縮と排尿筋無反射の膀胱内圧曲線、排尿筋-外尿道括約筋協調不全の膀胱内圧曲線・外尿道括約筋筋電図に関する模式図を示す。

● 無抑制収縮は、蓄尿時に起こる自分の意思とは関係ない収縮で、強い尿意や、時に失禁を伴う。いわゆる切迫性尿失禁の一部はこのような状態

排尿機能障害

- で見られる。
- 排尿筋無反射は、糖尿病などで見られる。多量に尿がたまっても尿を出すことができず尿閉状態になり、いわゆる奇異性尿失禁（溢流性尿失禁）をきたす。

神経因性膀胱

- 蓄尿と排尿には大脳から脊髄、末梢神経までさまざまな神経回路が関連し、膀胱や尿道括約筋のはたらきを調整している。この神経回路の障害によって起こる下部尿路機能障害が神経因性膀胱である。
- 神経因性膀胱の分類には、神経障害部位と膀胱内圧検査所見に基づいたLapidesの分類や、蓄尿期・排尿期のそれぞれにおける膀胱機能と尿道機能を区別したICS（International Continence Society：国際禁制学会）の分類がある（**表1**）。
- 蓄尿期に起こる代表的な疾患が、尿失禁や過活動膀胱になる（神経因性膀胱が原因になるものだけではない）。まず、この2つについて概説する。
- なお、膀胱収縮力の低下は、排尿筋低活動あるいは排尿筋無収縮で起こる。末梢神経病変でこれらが見られることが多い。実際には広範子宮全摘後の末梢神経切断に伴う神経因性膀胱や、糖尿病による知覚麻痺型神経因性膀胱に見られる。これらでは、しばしば、自己導尿が行われる。

尿失禁

- 尿失禁は、尿が不随意に漏れるという愁訴である。
- 尿失禁には次のような種類があり、それぞれ治療法が異なる。

1. 腹圧性尿失禁（stress incontinence）
- **概要**：腹圧を急に上げるような動作（例：重いものを持ち上げるような労作時、ジョギング中など運動時、急な咳・笑いなど）に伴って尿が漏れる状態である。一般に経産婦に多く、尿道内圧が腹圧の加わった膀胱内圧に耐えられず発症する。男性では、前立腺摘出後に見られる。
- **診断**：鎖膀胱尿道造影や膀胱内圧測定が行われる。膀胱内圧測定では、腹圧がかかる状態だと、膀胱内圧がそれほど上昇していなくても尿失禁が見られる。パッドテストは、パッドを当てた状態で1時間の失禁量を見るもので、重症度判定に用いられる。
- **治療**：軽症の場合は、尿道括約筋の筋力を強化する目的で骨盤底筋体操を行う（本来、外尿道括約筋の筋力の衰えが尿失禁の原因の1つであるため）。薬物療法としては、横紋筋の収縮力を高める目的で、β刺激薬のクレンブテロール塩酸塩（スピロペント®）が用いられる。これらに反応性が乏しい場合には、尿道頸部をつり上げ、膀胱尿道角を小さくする目的で、TVT（tension-free vaginal tape）手術が行われる。

2. 切迫性尿失禁（urgency incontinence）
- **概要**：尿意切迫感（急に強い尿意を催す）とともに、あるいは、尿意切迫感が起こった直後に不随意に尿が漏れる状態で、運動性切迫性尿失禁と知覚性切迫性尿失禁に大別される。
  - **運動性切迫性尿失禁**：排尿筋無抑制収縮（先述）に伴うものがあり、多発性硬化症やパーキンソン症候群などで見られる。また、いわゆる過活動膀胱に伴って見られることもある。
  - **知覚性切迫性尿失禁**：急性膀胱炎のときに見られるものが挙げられる。
- **診断**：多くは精細な病歴聴取よりなされる。運動性の場合には、膀胱内圧検査から診断されるものもある。
- **治療**：運動性切迫性尿失禁に対しては、抗コリン薬（抗ムスカリン薬）が用いられるが、最近ではミラベグロン（ベタニス®）といったβ_3受容体作動薬も使用される。一方、知覚性切迫性尿失禁の場合には、原病（急性膀胱炎など）の治療が優先される。

表1 ICS分類

蓄尿期	膀胱機能 （bladder function）	排尿筋活動 （detrusor activity）	正常	
			過活動性（overactive）	神経因性
			特発性	
		膀胱知覚	正常	
			亢進または過敏	
			低下または鈍麻	
			消失	
		膀胱容量	正常	
			増加	
			低下	
	尿道機能	正常		
		不全		
排尿期	膀胱機能	排尿筋活動	正常	
			低活動	
			無収縮性	
			無反射性	
	尿道機能	正常		
		異常	器質的閉塞	
			過活動性	
			機能障害的排尿	
			排尿筋尿道括約筋協調不全	
			非弛緩性尿道括約筋機能障害	

3．混合性尿失禁（mixed urinary incontinence）

- **概要**：尿意切迫感があるときだけでなく、腹圧が上昇したときにも尿が漏れる状態である。
- **診断**：切迫性尿失禁と腹圧性尿失禁の症状が併存することを、病歴聴取で聞き取ることによってなされる。パッドテストや膀胱内圧検査を行うこともある。
- **治療**：切迫性尿失禁と腹圧性尿失禁の治療を同時に行っていく。

4．溢流性尿失禁あるいは奇異性尿失禁（overflow incontinence or paradoxical incontinence）

- **概要**：排尿障害があり、膀胱内に著明な残尿がある場合に膀胱内から尿があふれ出て少しずつ失禁する状態である。蓄尿障害というより排尿障害にあたる。
- **診断**：残尿測定が重要で、排尿後に多量の残尿を認める。尿流測定でも、腹圧排尿や遷延性排尿、苒延性排尿が見られる。
- **治療**：尿閉時にはカテーテルによる導尿を行うが、その後、原病（前立腺肥大症や弛緩型神経因性膀胱）の治療を行う。尿閉まで至った場合、前立腺肥大症では薬物療法より手術療法が選択されることが多く、弛緩型神経因性膀胱では原病や排尿障害に対する薬物療法が行われるが、残尿が減少しないときは間欠的自己導尿が行われる。

5．反射性尿失禁（reflex incontinence）

- **概要**：尿意を伴わず、膀胱内に尿がたまると膀

胱収縮反射が不随意に起こり、尿が漏れる状態。高位脊髄損傷（頸椎損傷）で起こる。
- 診断：膀胱内圧検査で低圧蓄尿ができないパターンを示す。また、無抑制収縮も見られる。

6．機能性尿失禁
- 概要：膀胱機能や尿道機能には問題がないが、四肢の運動障害や、認知症によってトイレに行き着く前に尿を漏らしてしまう状態である。要介護の患者に多く見られる傾向にある。
- 診断：詳細な病歴聴取によってなされる。
- 治療：原因疾患の治療が優先されるが、これが原因で寝たきりおむつ管理になる患者もいる。

7．その他
- 上記は、すべて尿道を通しての尿失禁になるが、尿道を通過しない尿失禁もある。
- 代表的なものが、尿管異所開口（尿管が膀胱でなく腟などに開口する）に伴う尿管性尿失禁である。
- 医原性に膀胱腟瘻が形成されたときにも、持続的な尿失禁が見られる。

過活動膀胱

1．概要
- 尿意切迫感と頻尿から定義される症状症候群（原因となる病態からではなく、自覚症状でくくられた症候群という意味）で、切迫性尿失禁の有無は問わない。
- 過活動膀胱には、神経回路の障害による神経因性膀胱（の一部の型）と、前立腺肥大症や加齢に伴う非神経因性のものがある。
- 神経因性のもので過活動性膀胱をきたす代表的疾患は、脳血管障害の回復期や、パーキンソン病がある。ただし、これらでは排尿障害をきたすこともある。

2．症状
- 患者の訴えから見れば、過活動膀胱とは「急にがまんできないような尿意が起こる」「トイレが近い」「急にトイレに行きたくなり、がまんできず尿が漏れてしまうことがある」などの症状を

示す病態といえる。

3．診断
- まず、自覚症状の質問票（チェックシート）を用い、「本症に合致するか」「その重症度」を判定する（表2、3）。
- 過活動膀胱の診断には「OABSS（表2）の質問3の尿意切迫感スコアが2点以上、かつ、OABSSが3点以上」が使用される。これは、「1日の排尿回数が8回以上、かつ、尿意切迫感が週1回以上」に相当する。また、OABSSをOABの重症度判定基準として用いる場合は、合計スコアが5点以下を軽症、6～11点を中等症、12点以上を重症とする。
- 同時に、尿検査や腹部超音波検査で尿路悪性腫瘍、尿路感染症、尿路結石を否定するとともに、残容量などをチェックする。膀胱内圧検査は必ずしも必要ではないと考えられている。

4．治療
- 行動療法として、水分摂取量の制限や、膀胱訓練（排尿時間を少しずつ延長し膀胱容量を増加させる）がある。
- 薬物療法として、抗コリン薬やβ_3受容体作動薬がある。

排尿機能障害のケアのポイント

- 同じ尿失禁でもまったく病態が異なる。切迫性尿失禁に用いられる抗コリン薬・抗ムスカリン薬は、溢流性尿失禁に使用されると排尿障害を増悪させる。これらをよく理解しケアを行う必要がある。同じことが過活動膀胱でもいえる。
- この疾患群では、一時的にせよ、自己導尿が必要になることが多い。自己導尿自体に恐怖心を抱く患者も多いが、腎機能を保持するためにこれが必要なことを十分に納得させることが重要である。また、留置カテーテルより感染のリスクが減ることも説明し、ケアに活かす必要がある。

（奴田原紀久雄）

表2 過活動膀胱症状質問票（OABSS）

●この1週間のあなたの状態に最も近いものを、1つ選んでください。

質問	症状	点数	頻度
1	朝起きたときから寝る時までに、何回くらい尿をしましたか	0	7回以下
		1	8〜14回
		2	15回以上
2	夜寝てから朝起きるまでに、何回くらい尿をするために起きましたか	0	0回
		1	1回
		2	2回
		3	3回以上
3	急に尿がしたくなり、がまんが難しいことがありましたか	0	なし
		1	週に1回より少ない
		2	週に1回以上
		3	1日1回くらい
		4	1日2〜4回
		5	1日5回以上
4	急に尿がしたくなり、がまんできずに尿をもらすことがありましたか	0	なし
		1	週に1回より少ない
		2	週に1回以上
		3	1日1回くらい
		4	1日2〜4回
		5	1日5回以上
	合計点数		点

注1）質問文と回答選択肢が同等であれば、形式はこのとおりでなくともよい。
注2）この表では対象となる期間を「この1週間」としたが、使用状況により、例えば「この3日間」や「この1か月」に変更することは可能であろう。いずれにしても、期間を特定する必要がある。

日本排尿機能学会 過活動膀胱診療ガイドライン作成委員会 編：過活動膀胱診療ガイドライン，ブラックウェル・パブリッシング，東京，2005：26．より転載

文献

1. 日本排尿機能学会 過活動膀胱診療ガイドライン作成委員会 編：過活動膀胱診療ガイドライン．ブラックウェル・パブリッシング，東京，2005：26

表3 OABスクリーニング質問票（SQOAB）

以下のような症状がありますか。
　□尿をする回数が多い
　□急に尿がしたくなって、がまんが難しいことがある
　□がまんできずに尿をもらすことがある

上の症状が1つ以上ある人は過活動膀胱の可能性がある。

日本排尿機能学会 過活動膀胱診療ガイドライン作成委員会 編：過活動膀胱診療ガイドライン．ブラックウェル・パブリッシング，東京，2005：26．より転載

前立腺肥大症
benign prostatic hyperplasia

> **Point**
> - 前立腺肥大症は、BPE（前立腺の腫大）・BPO（下部尿路閉塞）・LUTS（下部尿路症状）の3要素からなるが、臨床的には、必ずしも3つの要素すべてを認めるとは限らない。
> - 症状・病態の進行に伴い、第1病期（刺激期）→第2病期（残尿発生期）→第3病期（慢性尿閉期または代償不全期）に分類され、軽症例では薬物療法が、重症例では内視鏡手術が選択されることが多い。
> - 排尿状態を悪化させうる行為は避け、症状悪化・尿閉を誘発しうる薬剤を服用する際は注意するよう指導する。

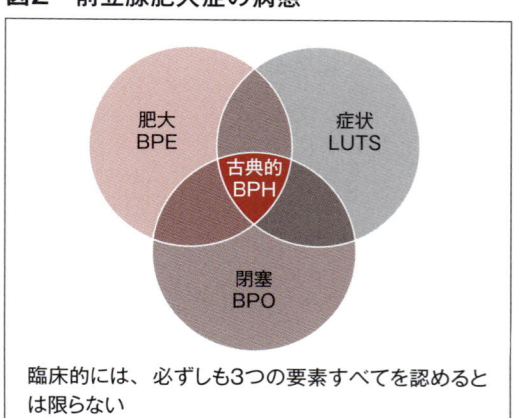

前立腺肥大症とは

- 前立腺肥大症は、腫大した前立腺による尿道の閉塞によって、さまざまな排尿の症状を呈する疾患である（図1）。中高齢男性に多く見られる。
- ガイドライン上では「前立腺の良性過形成による下部尿路機能障害を呈する疾患で、通常は前立腺腫大と下部尿路閉塞を示唆する下部尿路症状を伴う」と定義されている[1]。
- 病態は、①**前立腺の腫大**（benign prostatic enlargement：BPE）、②**下部尿路閉塞**（penign prostatic obstruction：BPO）、③**下部尿路症状**（lower urinary tract symptoms：LUTS）という3つの要素からなる（図2）[1]。

症状

- 前立腺肥大の症状は、大きく蓄尿症状と排尿症状の2つに分けられる。
  - ・**蓄尿症状**：昼間頻尿、夜間頻尿、尿意切迫感、尿失禁
  - ・**排尿症状**：尿勢低下、尿線分割・散乱、尿線途絶、排尿遅延、腹圧排尿、排尿終末滴下
  - ・**排尿後症状**：残尿感、排尿後滴下
- 臨床病期的には、症状や病態の悪化の順に以下のようになる（図3）。
  - ・**第1病期**（刺激期）：軽度の排尿困難と夜間頻

図1 前立腺肥大症

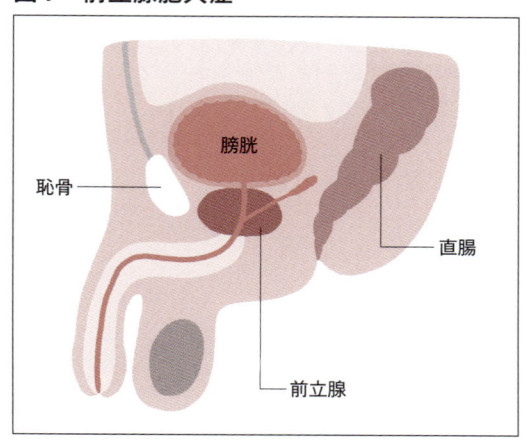

（恥骨、膀胱、直腸、前立腺）

図2 前立腺肥大症の病態

肥大 BPE／症状 LUTS／閉塞 BPO／古典的 BPH

臨床的には、必ずしも3つの要素すべてを認めるとは限らない

図3　前立腺肥大症の臨床病期

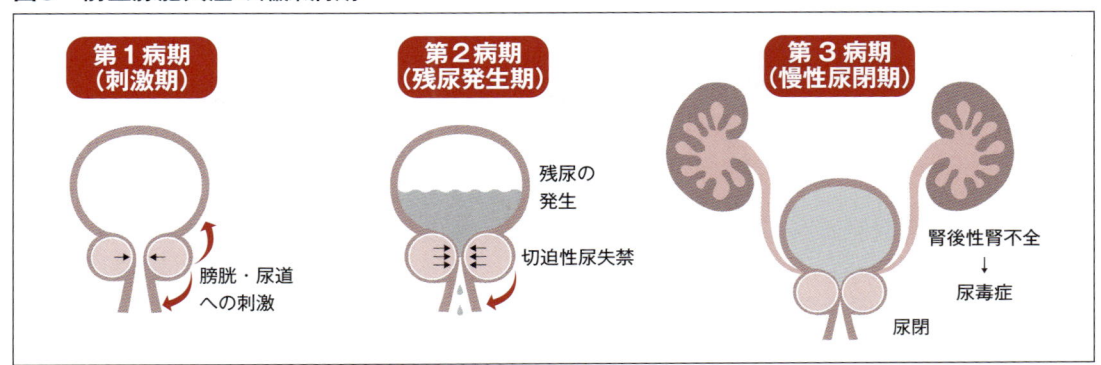

第1病期（刺激期）：膀胱・尿道への刺激

第2病期（残尿発生期）：残尿の発生、切迫性尿失禁

第3病期（慢性尿閉期）：腎後性腎不全 → 尿毒症、尿閉

尿、排尿時不快感などの刺激症状が出現する。
- **第2病期**（残尿発生期）：排尿困難の悪化により、時に尿閉状態（膀胱内に貯留した尿を、排尿できない状態）となる。50～150mL程度の残尿があり、尿意切迫感や切迫性尿失禁といった刺激症状が出現する。
- **第3病期**（慢性尿閉期または代償不全期）：残尿の増加により膀胱が拡張し、自排尿が不可能な状態。膀胱内に充満した尿が絶えず失禁する、溢流性尿失禁の状態となる。さらに病態が悪化すると腎後性腎不全となり、慢性尿毒症などの症状を呈する。

診断

- 症状の問診表としては、排尿状態を点数化するI-PSS（international prostate symptom score：国際前立腺症状スコア）、排尿に関する満足度を評価するQOLスコアが用いられる。
- 前立線の大きさの評価としては、直腸診や前立腺超音波検査などがある。
- 排尿機能障害の客観的な評価法としては、尿流測定（尿の勢いのよさ・排尿にかかる時間の評価）、残尿測定が用いられる。
- 前立腺がんのマーカーである血清PSA（prostate specific antigen：前立腺特異抗原）は、前立腺の容積が大きいほど高値となるため、正常～軽度上昇していることが多い。

治療

- 軽症例では、基本的に薬物療法を行う。代表的な薬剤として、前立腺部尿道の抵抗を減らす$α_1$ブロッカー、肥大した前立腺を縮小させる$5α$還元酵素阻害薬などがある。
- 重症例に対しては、手術療法として内視鏡を用いた経尿道的前立腺切除術（trans-urethral resection of the prostate：TURP）などを考慮する。手術不能な症例に対しては、間欠的自己導尿や尿道留置カテーテルの定期交換を行う場合がある。

ケアのポイント

- 長時間の座位や過度のアルコール摂取は、排尿状態を悪化させる可能性がある。頻尿のある患者には、アルコール・カフェインの摂取や、多量の飲水を避けるよう指導する。
- 風邪薬・胃薬・向精神薬などにより、症状の悪化や尿閉状態をきたす可能性があるため、併用している場合は十分に注意する。
- 前立腺肥大症を有する患者に対して導尿やカテーテル留置を行う際は、尿道の損傷に伴って出血する可能性があるので、十分に注意して行う。

（中村雄）

文献
1. 日本泌尿器科学会 編：前立腺肥大症診療ガイドライン．リッチヒルメディカル,東京,2011：132．

Part 3 よく見る腎・泌尿器疾患の知識

女性泌尿器疾患①
骨盤臓器脱
pelvic organ prolapse：POP

> **Point**
> - 骨盤臓器脱（POP）は、骨盤臓器によって腟が下垂して起こる疾患の総称で、膀胱瘤、直腸瘤、子宮脱、腟脱がある。
> - POPは、腟管を支持している靱帯や筋膜、筋肉の損傷あるいは脆弱化によって生じる。主な症状には臓器脱出、下垂感があり、その他、排尿障害や尿失禁、排便障害などを伴うことがある。
> - 診断は問診と内診が主体である。治療には、骨盤底筋訓練やペッサリー、手術があるが、最近はTVM手術を行うことが増えている。

骨盤臓器脱（POP）とは

- POPとは骨盤臓器によって腟が下垂して起こる疾患の総称である。

分類
- 脱出している臓器によって、以下の4つに分けられる（図1）。
  - **膀胱瘤**：膀胱が脱出しているもの
  - **直腸瘤**：直腸が脱出しているもの
  - **子宮脱**：子宮が脱出しているもの
  - **腟脱**：子宮摘出後、腟が脱出しているもの

発生要因
- POPは、腟管を支持している靱帯や筋膜・筋肉の損傷あるいは脆弱化によって起こる。
- 膀胱や子宮・直腸などの臓器自体には支持力がないので、特に立位などで腹圧が上昇すると、骨盤開口部で最も弱い腟管に圧力がかかり、腟管の支持力が低下すると腟管が外に押し出され、POPになる。
- 危険因子には、分娩による組織障害や骨盤底筋の損傷、肥満、便秘、加齢などがある。

症状

- 共通して現れる症状として、臓器脱出（排便でいきんだときや、風呂でしゃがんだときに股間に何か触れる）、下垂感（長時間立っているときや重たいものを持ったときに何かが下がってくる）がある。
- 膀胱瘤の場合、排尿困難（いきんでも少しずつしか尿が出ない）、残尿感（排尿後でも尿が残った感じがする）、頻尿（トイレが近い）、尿失禁（咳やくしゃみをしたときに尿が漏れる）がある。
- 直腸瘤の場合、排便困難（出ている部分を押し上げて排便する）が見られる。

診断・検査

診断
- 診断の基本は、問診と婦人科的診察（内診）である。
- POPの標準評価法には、POP-Q（pelvic organ prolapse quantitation：骨盤臓器脱評価法）がある（図2）[1]。

図1　POPの疾患分類

正常
子宮／膀胱／直腸／腟

膀胱瘤
膀胱に押されて腟前壁が下垂する

直腸瘤
直腸に押されて腟後壁が下垂する

子宮脱
子宮が下垂する

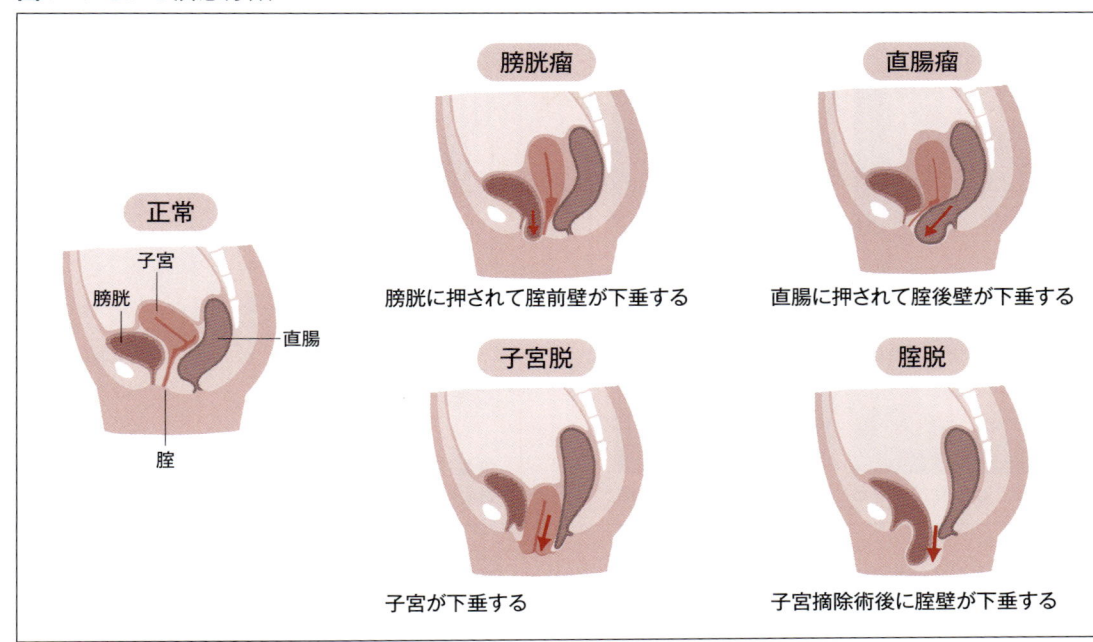

腟脱
子宮摘除術後に腟壁が下垂する

図2　POP-Q分類（骨盤臓器脱のステージ分類）

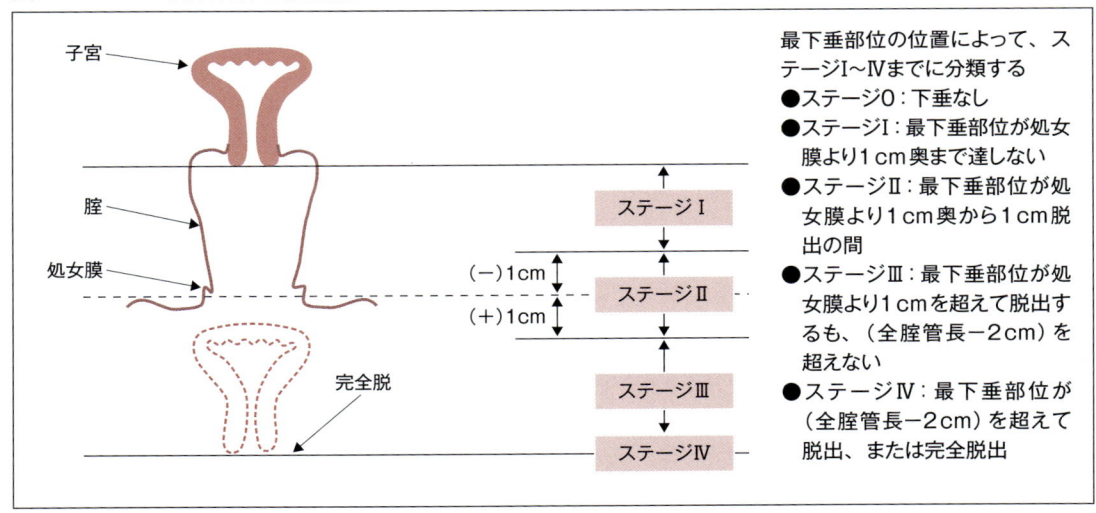

子宮／腟／処女膜／完全脱
(−)1cm／(＋)1cm
ステージⅠ／ステージⅡ／ステージⅢ／ステージⅣ

最下垂部位の位置によって、ステージⅠ～Ⅳまでに分類する
- ステージ0：下垂なし
- ステージⅠ：最下垂部位が処女膜より1cm奥まで達しない
- ステージⅡ：最下垂部位が処女膜より1cm奥から1cm脱出の間
- ステージⅢ：最下垂部位が処女膜より1cmを超えて脱出するも、（全腟管長－2cm）を超えない
- ステージⅣ：最下垂部位が（全腟管長－2cm）を超えて脱出、または完全脱出

日本排尿機能学会女性下部尿路症状診療ガイドライン作成委員会 編：女性下部尿路症状診療ガイドライン．リッチヒルメディカル，東京，2013：67-9.を元に作成

1．問診
- 臓器脱出、下垂感といった症状を確認する。
- 上記の他に、排尿障害や尿失禁、排便困難の有無を確認する。

2．内診
- 砕石位をとれる診察台で腟壁を観察し、どの部位が下垂しているか（どの臓器が脱出しているか）や、脱出の程度を評価する。
- 上記の他に、外尿道口や陰唇、肛門も観察し、他疾患の有無も確認する。

骨盤臓器脱

図3　POPの検査（排泄性尿路造影）

臥位　　立位

膀胱瘤では、立位になると膀胱が下垂する　膀胱瘤

図4　ペッサリーによるPOPの治療

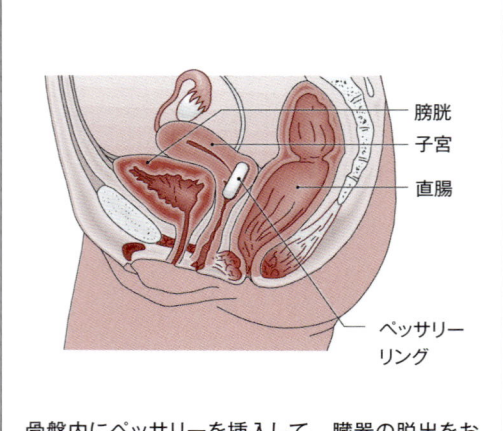

膀胱
子宮
直腸
ペッサリーリング

骨盤内にペッサリーを挿入して、臓器の脱出をおさえる

検査

1. 尿路造影検査
- 尿路造影検査は、主として膀胱瘤に対して行われる。
- 排泄性尿路造影（図3）や膀胱尿道造影により、特に立位時の膀胱底の下垂の程度を確認する。
- 排泄性尿路造影検査では、水腎症の有無も確認する。

2. 超音波検査
- POPは水腎症や残尿を発症することがあるので、経腹的超音波検査で水腎症の有無や残尿測定を行う。
- 経会陰式あるいは経腟的超音波検査では、脱出臓器の同定や膀胱頸部の観察を行う。

治療

骨盤底筋訓練
- 骨盤底筋を随意的に収縮させて筋肉を増強させるものである。具体的には、排便をがまんしたり尿を途中で止めたりするようなイメージで、肛門を締めるよう指導する。
- ただし、しばしば、おなかに力が入ってしまうことがあるので、筋電図を見ながら「骨盤底筋がうまく収縮しているか」確認しつつ訓練を行うと効率がよくなる。

ペッサリー（図4）
- ペッサリーは腟内に留置することによって臓器の下垂を抑える器具である。現在、主に使用されているのはポリ塩化ビニール製のリングペッサリーである。
- ペッサリーの適合サイズは個々によって異なるが、小さすぎると脱落してしまい、大きすぎると疼痛が生じる。よって、内診でペッサリーと腟壁の間を全周性にたどれる余裕があり、腹圧をかけても脱落しないサイズを挿入することが大切である。

手術
- 主な術式として、以下の8つが挙げられる。
  ①腟壁形成術
  ②腟式子宮全摘出術
  ③腟上端・仙棘靱帯固定術
  ④McCall法（仙骨子宮靱帯固定術）
  ⑤TVM手術（tension-free vaginal mesh：メッシュ法）
  ⑥腹式仙骨腟固定術
  ⑦腹腔鏡下仙骨腟固定術（laparoscopic sacro-

図5 TVM手術によるPOPの治療

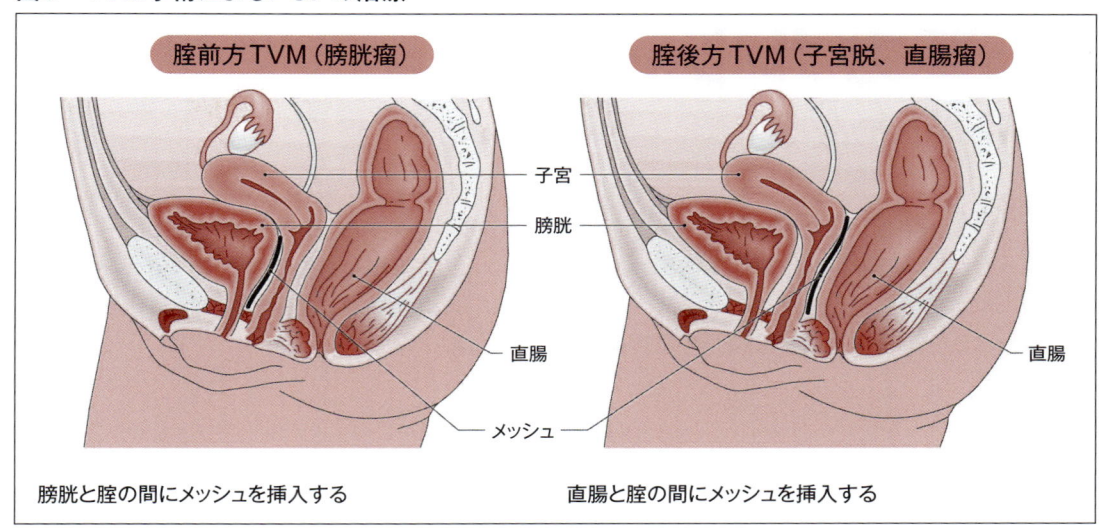

腟前方TVM（膀胱瘤）
膀胱と腟の間にメッシュを挿入する

腟後方TVM（子宮脱、直腸瘤）
直腸と腟の間にメッシュを挿入する

colpopexy：LSC）
⑧Le Fort手術（腟閉鎖術）

1. TVM手術（図5）

- メッシュにより損傷あるいは脆弱化した腟管支持組織を補強し腟管を全体的に修復するもので、子宮を温存することもできる手術である。
- 以前は合併症（メッシュの露出など）が多かったが、近年メッシュの材質や形状が改良され、合併症も減り最近広まっている術式である。

2. 腹腔鏡下仙骨腟固定術

- TVM手術は砕石位で行うが、腹腔鏡下仙骨腟固定術は砕石位をとる必要がないので、砕石位ができない症例でも可能な術式である。

ケアのポイント

- POPは、著しくQOLを低下させる疾患であり、かなり苦痛を伴っているにもかかわらず、正直に打ち明けられない患者も少なくない。POPの正しい知識を説明し、治療により改善する可能性があることを説明する。
- TVM手術を行った後は、少なくとも1～2か月は、自転車に乗ったり重たいものを持ったりしないように指導する。

（多武保光宏）

文献
1. 日本排尿機能学会女性下部尿路症状診療ガイドライン作成委員会 編：女性下部尿路症状診療ガイドライン．リッチヒルメディカル，東京，2013：67-69．

女性泌尿器疾患②
尿道カルンクラ
urethral caruncle

> **Point**
> - 尿道カルンクラは、女性の外尿道口内側に発生する良性のポリープである。
> - 暗赤色あるいは紅色の表面平滑なポリープで、易出血性である。
> - 尿道がんとの鑑別を要する場合は、切除標本による確定診断が必要である。

尿道カルンクラとは

- 尿道カルンクラは、女性尿道に発生する良性腫瘍の1つである。
- 有痛性炎症性ポリープで、外尿道口の内側に発生する。

症状

- 外尿道口の内側に発生する、暗赤色あるいは紅色の表面平滑な易出血性のポリープが、尿道カルンクラである。
- 下着やおむつに血液が付着することがある。

診断

- ほとんどは視診で診断できる。
- 乳頭状増殖を示すものや、びらんを伴うものは、尿道がんとの鑑別が必要なので、切除標本にて確定診断を行う。

治療

- 手術が基本であり、単純切除を行う。

ケアのポイント

- 尿道カルンクラは易出血性であるので、患部に外的刺激を与えないようにする。

(多武保光宏)

Part 3 よく見る腎・泌尿器疾患の知識

先天異常①
膀胱尿管逆流症
vesicoureteral reflux: VUR

> **Point**
> - 膀胱尿管逆流症(VUR)とは、尿管の機能・膀胱尿管接合部の解剖学的位置・膀胱機能などの異常により、尿が腎臓に向かって逆流してしまう状態のことである。
> - 自然消失するものもあるが、腎盂腎炎を繰り返すと腎臓に瘢痕ができ、その部分の成長が悪くなることから、尿路感染を制御して腎瘢痕の進行を防ぎ、腎臓の成長を正常に保つことが治療目標となる。
> - 高度の腎機能障害があるVURに対する手術は一般的には否定的であり、また進行した腎障害を止めることは困難であるため、早期診断と適切な治療が必要である。

膀胱尿管逆流症(VUR)とは

- 膀胱と尿管の境目(膀胱尿管接続部)にある逆流防止構造に異常があり、尿が腎臓に向かって逆流してしまう状態のことをVURという。小児の腎盂腎炎の原因として患者数が最も多く、重要な疾患である。
- VURは小児の1～3％に存在するが、1歳以下で発見される症例は男児が多く、1歳を過ぎて発症するのは女児に多い。家族内発生が見られ、同胞内発生や親子間発生も比較的高率に見られる。
- VURの発生には、尿管の機能・膀胱尿管接合部の解剖学的位置・膀胱機能といった複数の要因がかかわっている。以下の2種類に分類されるが、鑑別が困難であることも多い。
  - **原発性VUR**：膀胱尿管接合部の先天性形成不全により生じる。
  - **続発性VUR**：尿道弁・二分脊椎などの下部尿路閉塞・膀胱機能障害により、膀胱内圧が高圧状態になることで生じる。
- 原発性VURは自然軽快する可能性があり、高度なVURでなければ保存的加療が選択されることが多い。しかし、感染を繰り返すと、長期的には高血圧・慢性腎不全の原因となりうるため、適切に管理する必要がある。

症状

- 尿路感染症の既往がある症例の30～60％にVURが発見される。
- タンパク尿、高血圧、検診異常、遺尿などで発見されることもある。
- 成人してから、女性は妊娠時の尿路感染症を契機に、男性は腎不全による尿タンパクや全身倦怠感を契機に発見されることがある(小児期にVURが見逃されていた症例も散見される)。

診断・検査

- VURの診断には、まずVCUG(voiding cysto-urethrography：排尿時膀胱尿道造影)を行うことが推奨される。ただし、児に与える苦痛の問題や、軽度のVURは自然消失しやすいことなどから、^{99m}Tc – DMSA腎シンチグラフィを先行して行い、異常を認めた症例にVCUGを行うというトップダウンアプローチが近年提

唱されている。
- **VCUG**：尿道病変や残尿の有無といった情報も得られる。VURの確実な診断に不可欠である（図1）。VURのgradeは5段階に分類され、gradeが高いほど自然消失率は低くなる（図2）。
- **99mTc-DMSA腎シンチグラフィ**：分腎機能と腎の形態異常、腎瘢痕を調べることができる（図3）。
- **その他**：症例に応じ、排泄性腎盂造影・CT・MRI・膀胱内圧測定・尿道外括約筋筋電図・尿流測定・内視鏡などを行う。

治療

- 逆流の程度、患児の年齢、性別、瘢痕の程度、尿路感染の程度などを考慮して決定する。
- 原発性VURは自然消失する可能性がある。VURのGradeが低いほど、また、年齢が低いほど消失率が高い傾向にあり、高度（Grade V）VUR症例を除いては保存的療法を選択することが推奨されている。
- 高度な逆流が見られる症例は、自然消失率が低く、腎病変が進行する可能性も高いことから早期の逆流防止術の適応と考えられている。
- 予防内服中の尿路感染再発や腎瘢痕の進行例、年長の女児や思春期を超えてVURの存在する症例では、手術療法が選択されることが多い。

保存的療法

1. 生活指導

- 排尿指導（定時排尿や腹圧排尿をしないようにするなど）、便秘予防、飲水を促すなどの指導を行い、尿検査やVCUGを適宜行いながらVURの自然軽快を待つ。
- 機能的排尿障害（昼間遺尿など）を合併する症例では、抗コリン薬を投与することがある。

2. 持続的少量抗菌薬予防投与

- 尿路感染を防ぐ目的で少量の抗生物質を予防内服させることがある。
- 一般にセフェム系やST合剤を投与するが、有効性に疑問を呈する報告もある。

図1 排尿時膀胱尿道造影

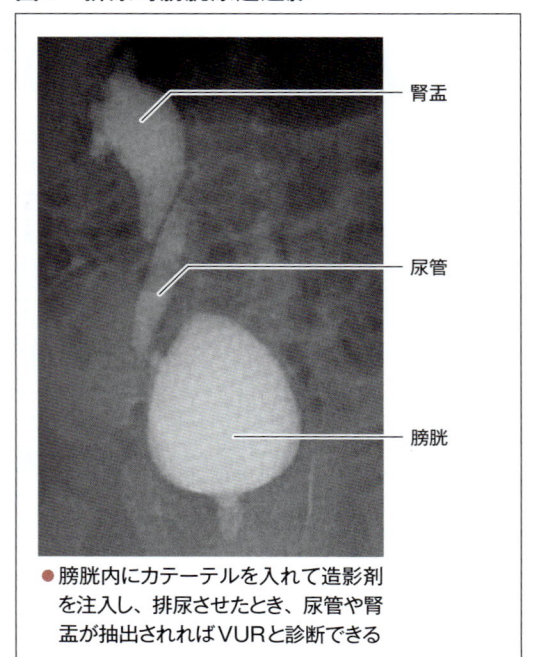

（腎盂、尿管、膀胱）

- 膀胱内にカテーテルを入れて造影剤を注入し、排尿させたとき、尿管や腎盂が抽出されればVURと診断できる

外科的治療

- 開腹治療、内視鏡手術、腹腔鏡下手術がある（→p.204）。

ケアのポイント

- 手術もしくは自然にVURが消失しても、腎機能増悪により末期腎不全に至る可能性がある。長期にわたって、腎機能・タンパク尿・血圧など経過を追う必要がある。

（野間康央）

文献
1. 吉田修：新図説泌尿器科学講座 第5巻 小児泌尿器科学, 女性泌尿器科学. メジカルビュー社, 東京, 1999：138-150.
2. 中井秀郎：原発性VURの正体と最新の対応. 日本小児腎臓病学会雑誌 2013；26（2）：205-212.
3. 古賀紀子, 松岡啓：膀胱尿管逆流症. 医学と薬学 2013；70（2）：213-218.
4. 鯉川弥須宏, 山口孝則, 此元竜雄：膀胱尿管逆流症. 臨床泌尿器科2013；67（4増刊号）：84-85.
5. 坂井清英：膀胱尿管逆流症. 泌尿器ケア 2006；11（6）：584-587.
6. 西沢理：New泌尿器科学第2版. 南江堂, 東京, 2007：137.

図2　VURの国際分類

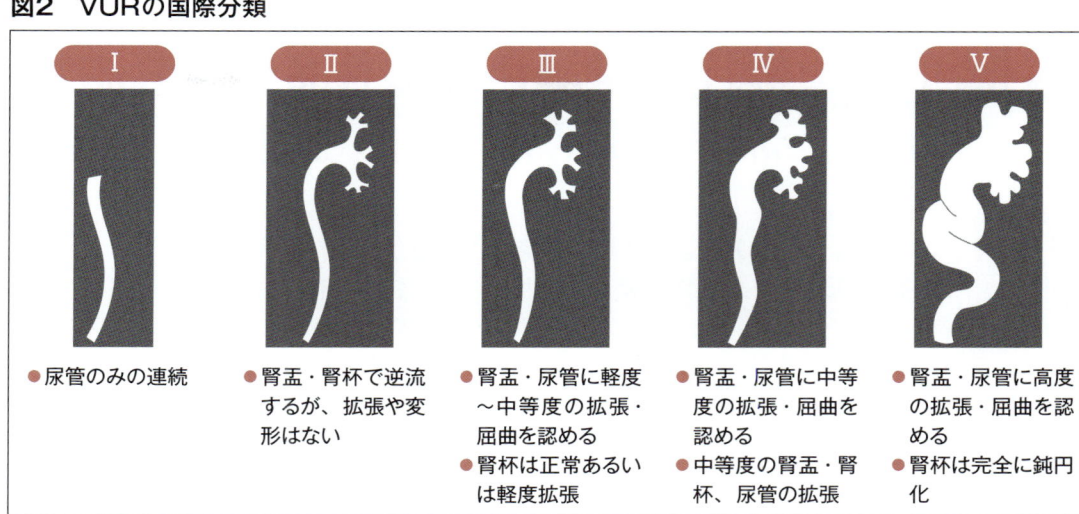

I	II	III	IV	V
● 尿管のみの連続	● 腎盂・腎杯で逆流するが、拡張や変形はない	● 腎盂・尿管に軽度～中等度の拡張・屈曲を認める ● 腎杯は正常あるいは軽度拡張	● 腎盂・尿管に中等度の拡張・屈曲を認める ● 中等度の腎盂・腎杯、尿管の拡張	● 腎盂・尿管に高度の拡張・屈曲を認める ● 腎杯は完全に鈍円化

西沢理：New泌尿器科学第2版. 南江堂, 東京, 2007：137. を元に作成

図3　^{99m}Tc-DMSA腎シンチグラフィ（背面像）

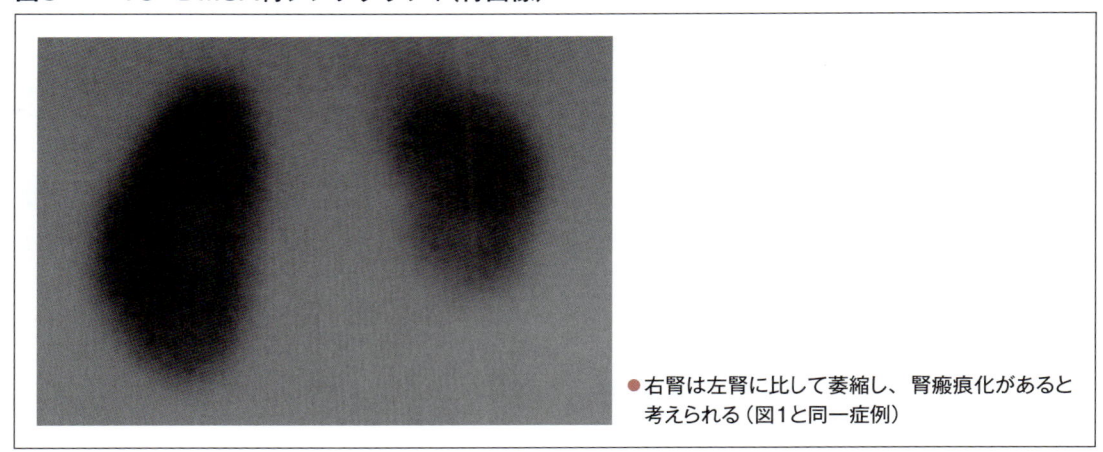

● 右腎は左腎に比して萎縮し、腎瘢痕化があると考えられる（図1と同一症例）

先天異常②
多発性嚢胞腎（常染色体優性多発性嚢胞腎）
autosomal dominant polycystic kidney disease：ADPKD

> **Point**
> - PKD遺伝子変異により、両側の腎に多数の嚢胞が進行性に発生・増大する疾患である。
> - 起こりうる症状は、高血圧、頭蓋内出血・頭蓋内動脈瘤、尿路感染症・嚢胞内感染などであり、70歳までに約半数が終末期腎不全に至る。
> - 嚢胞内感染や嚢胞による疼痛に対して外科治療が行われるが、合併症に対する治療が重要である。最近では、嚢胞増大の進行や腎機能悪化の進行を抑える薬物療法が行われるようになった。

多発性嚢胞腎（ADPKD）とは

- 常染色体優性多発性嚢胞腎（ADPKD）は、PKD遺伝子変異により、両側の腎に多数の嚢胞が進行性に発生・増大し、70歳までに約半数が終末期腎不全に至る遺伝性疾患である。

発生要因
- PKD遺伝子として、PKD1遺伝子とPKD2遺伝子が同定されているが、ADPKD患者の約85％はPKD1遺伝子異常で発症する。
- 家系に本疾患が存在せず、新たに発生するものもある。

診断

- 診断は臨床的に行われる。嚢胞が両側の腎に多発することが基本で、高率に肝嚢胞や高血圧、脳動脈瘤といった腎外病変を伴う。
- 家族内にADPKD患者が存在し、以下のいずれかに該当する場合、ADPKDと診断される。
  ①超音波断層検査で両腎にそれぞれ3個以上の嚢胞が確認される場合
  ②CTやMRIで両腎にそれぞれ5個以上の嚢胞が確認される場合
- 除外すべき疾患には、多発性単純性腎嚢胞、多嚢腎、多房性腎嚢胞、多嚢胞化萎縮腎などがある。

検査（ADPKDと診断された場合に行う検査）

- 血算、血液生化学検査、尿検査、尿沈渣を行い、腎機能、尿路感染症の合併の有無を評価する。
- 画像検査としては、腹部超音波検査、CT、MRIを施行する（図1）。
- 30歳以上の患者や、頭蓋内動脈瘤・脳血管障害の家族歴のある患者に対しては、頭部MRAも行う。

治療

終末期腎不全の治療
- 他疾患による終末期腎不全と同様に、血液透析ないし腹膜透析が行われる。
- 透析導入後の死亡原因として、脳血管障害（脳梗塞、脳内出血、脳動脈瘤によるクモ膜下出血）の占める割合が高い。

起こりうる合併症とその治療
1. 高血圧
- ADPKD患者の50～80％に高血圧が合併する。
- 高血圧は、腎機能障害が出現する以前から観察され、心血管系疾患の合併症と死亡率を増加させ、頭蓋内出血の発症率も増加させる。
- 治療としては、まず減塩食を指導する。

- 薬物療法としては、アンジオテンシンⅡ受容体拮抗薬（angiotensin Ⅱ receptor blocker：ARB）が第一選択となる。

2. 頭蓋内出血・頭蓋内動脈瘤

- 約8％のADPKD患者に頭蓋内出血の既往があり、一般人より頻度が高い。頭蓋内出血のうち、脳内出血が、合併率・直接死因ともにクモ膜下出血を上回る。
  - **脳内出血**：基礎疾患として高血圧があり、出血部位は、高血圧性脳内出血の好発部位である被殻・視床が多い。
  - **クモ膜下出血**：原因として頭蓋内動脈瘤が挙げられる。ADPKD患者では4〜12％に頭蓋内動脈瘤が見いだされ、一般人の罹患率より高い。なお、動脈瘤破裂と腎機能は相関しない。
- 頭蓋内動脈瘤のスクリーニング検査としてのMRAは、30歳以上で、あるいは家系内に頭蓋内出血の集積傾向があればそれより若くても行う意味がある。
- 未破裂動脈瘤に関しては、家族歴や症状のある場合には外科手術が行われるが、家族歴のない無症状のものに対する治療方針は確立されておらず、個々に対応する。

3. 尿路感染症・囊胞内感染

- 約半数の患者に、尿路感染症の既往がある。
- 単純性腎盂腎炎は、抗菌薬の投与で容易に治癒する。
- 囊胞内感染の場合には、囊胞内に移行しやすい脂溶性抗菌薬でグラム陰性桿菌に有効なニューキノロン系のシプロキサシン、トリメトプリム-スルファメトキサゾール（ST合剤）、マクロライド系のエリスロマイシンなどが使用される。
- 抗菌薬で囊胞内感染症がコントロールできず、画像診断で原因病巣の局在が確定した場合は、超音波ガイド下囊胞穿刺ドレナージや、後腹膜鏡下囊胞開窓ドレナージ術を行うこともある。

囊胞に対する治療

1. 外科治療

- 囊胞による圧迫症状や疼痛、囊胞内感染に対して、囊胞穿刺や開窓術が行われる。

図1　ADPKDのMRI画像（T_2強調 MRI）

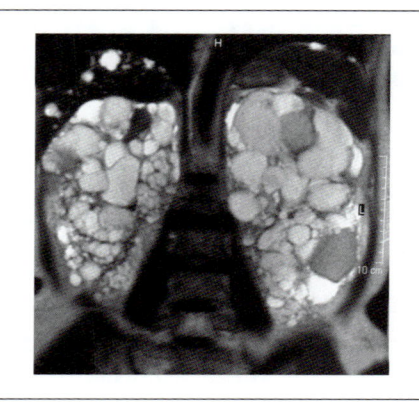

- 血液透析導入後であれば、経カテーテル動脈塞栓療法（transcatheter arterial embolization：TAE）を行う。TAEは、巨大な肝囊胞の治療としても試みられる。

2. 薬物療法

- バソプレシンV_2受容体拮抗薬であるトルバプタンは、腎尿細管細胞内のcAMP（cyclic adenosine monophosphate：サイクリックAMP）の産生を抑え、囊胞の増殖と増大を抑え、疾患の進行（腎機能悪化）を遅らせる。
- 2014年にわが国で保険収載された。

ケアのポイント

- 遺伝性疾患であるため、今後、遺伝子相談を行っていく必要性がある。一般的な合併症や腎機能の予後などを十分に理解し、患者の子どもが囊胞腎の検査を受けるメリット・デメリットについて説明することが必要である。
- 腎機能が悪くなってきている患者に対しては、今後行われる血液浄化療法について十分な説明をすることが求められる。多彩な合併症があり、それらに気を配った経過観察やケアが必要となる。

（奴田原紀久雄）

先天異常③
先天性水腎症
Congenital hydronephrosis

> **Point**
> - 腎で生成された尿は腎杯、腎盂、尿管、膀胱、(前立腺)、尿道を経て体外に排泄される。正常臓器として両側に存在する尿管までを上部尿路、1つしか存在しない膀胱以下を下部尿路という。上部尿路・下部尿路ともに閉塞に伴い変化をきたす。
> - 先天性水腎症の多くは、上部尿路のどこかに狭窄が起こり、それより上流の腎盂や尿管が拡張し、最終的には腎実質の萎縮から患側腎の機能障害・機能廃絶をきたす。多くは片側性のため総腎機能喪失には至らないが、尿路感染や尿路結石を合併しやすく、その場合には急速に患側腎機能の悪化をきたすことがある。
> - 先天性水腎症の原因として、最も多いのは腎盂尿管移行部(UPJ)狭窄だが、尿管膀胱移行部(UVJ)狭窄もある。まれに、右尿管が下大静脈の後方を回る下大静脈尿管も原因となる。膀胱尿管逆流(VUR)も先天性水腎症をきたす重要疾患である(→p.159)。

先天性水腎症とは

- 先天的に上部尿路に生じた閉塞性病変により尿流停滞が起こり、閉塞部より上流の腎杯腎盂、時に尿管までもが拡張し、腎実質が萎縮する場合を先天性水腎症という。
- 多くは片側性のため、総腎機能の低下をきたすことは少ない。
- 閉塞病変の部位・程度・持続時間に応じて、さまざまな程度で腎杯の鈍円化と拡張、腎盂や尿管の拡張が見られる。

症状

- 一般に、慢性的に進行するため、急速に起こった上部尿路閉塞(例:腎結石の尿管内への下降など)と異なり、疼痛発作をきたすことは少ない。
- 側腹部腫瘤触知や、腎部鈍痛が見られることはある。時に血尿が主訴になることもある。
- 腎盂腎炎を合併すると、肋骨脊柱角の叩打痛や、発熱が見られる。

診断・検査

- 閉塞の部位とその程度を見るために、排泄性尿路造影や造影CTが行われる。閉塞の程度だけであれば超音波検査でも対応できる。
- 最近では、閉塞部位と閉塞程度、さらには分腎機能をある程度評価できるCTウログラフィが行われることが増えている。
- 超音波画像や排泄性尿路造影像から、水腎症の程度が分類される(図1)。停滞している尿量が多く、腎盂の拡張が著明な場合ほど患側腎の機能が落ちる。
- ただし、正確に分腎機能を評価するためには、腎シンチグラフィやレノグラムが必要となる。

治療

- 患側の腎機能が正常側の1/10以下であれば、閉塞を解除しても腎機能の回復が望めない。そ

図1　排泄性尿路造影像による水腎症の分類

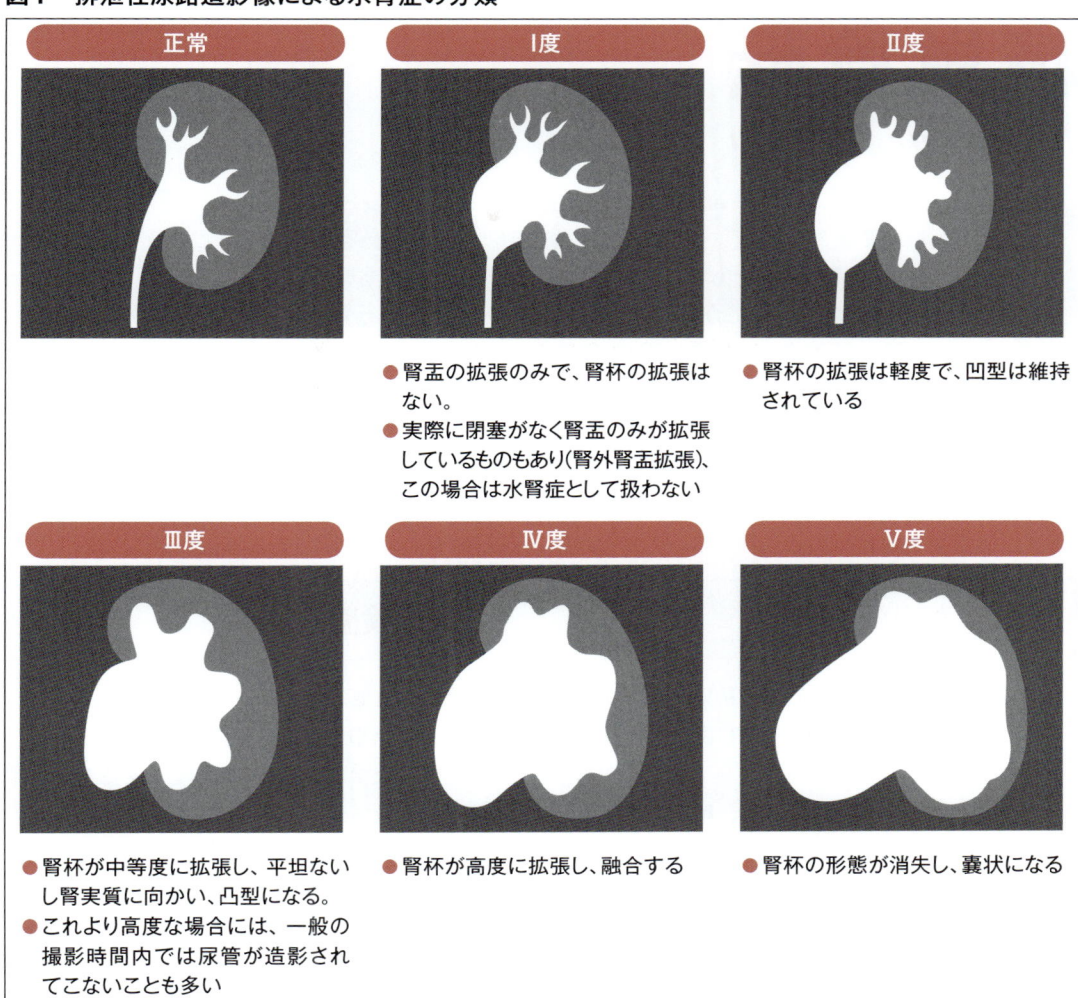

正常

Ⅰ度
- 腎盂の拡張のみで、腎杯の拡張はない。
- 実際に閉塞がなく腎盂のみが拡張しているものもあり（腎外腎盂拡張）、この場合は水腎症として扱わない

Ⅱ度
- 腎杯の拡張は軽度で、凹型は維持されている

Ⅲ度
- 腎杯が中等度に拡張し、平坦ないし腎実質に向かい、凸型になる。
- これより高度な場合には、一般の撮影時間内では尿管が造影されてこないことも多い

Ⅳ度
- 腎杯が高度に拡張し、融合する

Ⅴ度
- 腎杯の形態が消失し、嚢状になる

西沢理：New泌尿器科学第2版.南江堂,東京,2007：131.を元に作成

の場合には、経過観察ないし腎摘除術が行われる。経過観察中に上部尿路感染を合併するようであれば、すみやかに腎摘術を考慮する。
- 患側腎の機能が温存ないし回復すると期待される場合には、腎盂尿管移行部狭窄であれば、開腹ないし腹腔鏡下で腎盂形成術が行われる。膀胱尿管移行部狭窄の場合には、狭窄部を切り取り、膀胱尿管新吻合術が施行される。

ケアのポイント

- 無症状で経過するものが多い。
- 急な発熱と腎部の激しい疼痛は、急性腎盂腎炎の合併の可能性がある。この場合、放置すると膿腎症・敗血症に進展しうるので、迅速に化学療法を開始する必要がある。このことを十分に説明し、緊急時に備えられるようにする。

（奴田原紀久雄）

先天異常④
精巣捻転
Testicular Torsion

> **Point**
> - 精索を軸にして、精巣が捻じれた状態を精巣捻転という。
> - 深夜から早朝にかけて、突然の陰嚢部〜下腹部の疼痛、陰嚢の発赤・腫脹・硬結が生じ、悪心・嘔吐を伴うこともある。
> - 発症6時間前後であれば、手術による捻転解除によって精巣を温存できるが、治療までに時間がかかると精巣摘除となることもある。

精巣捻転とは

- 精巣捻転は、精索を軸にして、精巣が捻じれて発症する（図1）。血流障害を生じ、放置されれば精巣の壊死が起こる。
- 精巣漿膜と陰嚢内壁の固定障害、精巣上体の付着異常、精巣漿膜の構造異常、精索の過長などが原因として考えられる。
- 25歳以下の男性の1/4000人が罹患するといわれている。
- 好発年齢は、新生児期と思春期の2峰性を示すが、思春期発症が多い。新生児期発症患者には漿膜外捻転、思春期発症患者には漿膜内捻転が多い。

症状

- 深夜から早朝にかけて、睡眠中に突然発症することが多い。
- 陰嚢部から下腹部にかけての疼痛を認め、悪心・嘔吐を伴うこともある。
- 陰嚢は発赤・腫脹し、硬結を認める。自発痛が強く、安静にできないことが多い。

診断・検査

- 診察時、対側と比較して精巣の挙上や軸変位を認め、精巣挙筋反射の消失も認める。
- 精巣を挙上すると疼痛の増強を認めるPrehn徴候が見られるが、わかりずらいことも多い。
- 画像所見では、ドップラーエコーや核医学検査で、精巣への血流の有無を確認する。
- 鑑別診断として、精巣上体炎、精巣炎、付属器捻転症、鼠径ヘルニアなどがある。

治療

- 診察の結果、精巣捻転と診断した場合、または精巣捻転の疑いが否定できない場合は、手術的に確認する必要がある。
- 手術では、捻転を解除して血流再開を確認後、精巣を陰嚢内に固定する。対側の精巣も捻転する可能性があるため、同時に固定を行う。
- 捻転の回転度にもよるが、発症6時間前後であれば精巣の温存が可能である。しかし、発症後から治療までに時間がかかれば、捻転解除後に血流再開が確認できず、精巣摘除となることもある。

図1　精巣捻転

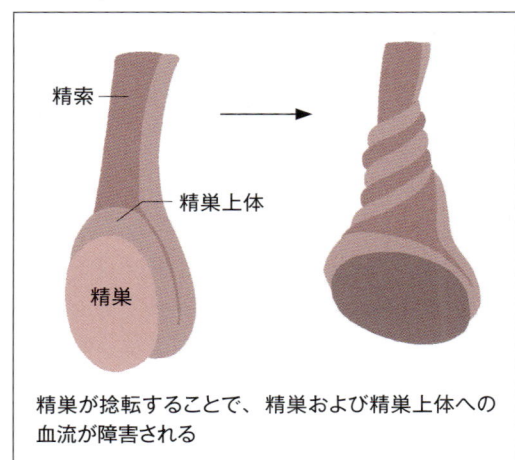

精索
精巣上体
精巣

精巣が捻転することで、精巣および精巣上体への血流が障害される

図2　手術的に確認された精巣捻転

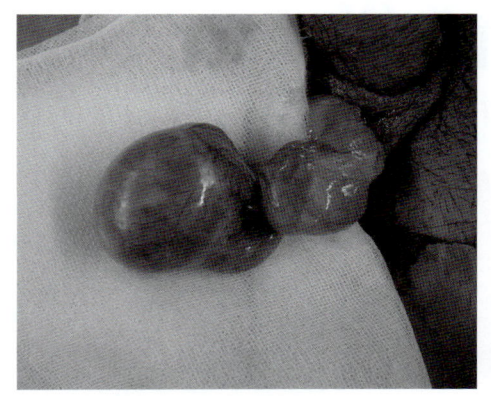

精巣は捻転により暗赤色に変色している

ケアのポイント

- 小児の下腹部痛の場合は、精巣捻転の可能性も念頭に置き、救急外来において看護師がトリアージを行う場合は、陰部痛に関しても聴取するとともに、医師による陰部の診察ができるよう介助する。
- 緊急手術になることもあるため、アレルギーの聴取や、最終食事・飲水時間などもチェックする。

（板谷直）

Part 3 よく見る腎・泌尿器疾患の知識

糸球体疾患
腎炎
nephritis

> **Point**
> - 腎炎は、臨床的に、①急性腎炎症候群、②急速進行性腎炎症候群、③無症候性タンパク尿・血尿、④慢性腎炎症候群、⑤ネフローゼ症候群の5つに分類される。
> - 無症候性タンパク尿・血尿には、上記①②④⑤の糸球体疾患の早期が含まれるため、定期的に尿検査を行い、経過観察することが重要である。
> - 確定診断には、腎生検で得られた病理組織の所見に基づく組織学的診断が必要となる。

- 糸球体疾患には、数多くの種類が存在するが、分類法にもいくつかある。
  ①臨床的な分類（表1）
  ②現局性か全身性か：腎臓に限局する場合を原発性、全身性疾患に伴って起こる場合を続発性
  ③腎生検で得られた病理組織の所見をもとにした分類（表2）
- 注意すべき点は、これらは必ずしも1対1に対応しているわけではないことである。
- 以下、臨床的分類に沿って述べる。

急性腎炎症候群

- 急性腎炎症候群は「急性に発症する血尿、タンパク尿、高血圧、糸球体濾過量低下およびナトリウムと水貯留をきたす症候群」として定義される。
- 組織学的には、内皮細胞やメサンギウム細胞の増殖、浸潤細胞の増加により糸球体毛細血管内腔の狭小化を示す、管内増殖性腎炎像を呈する。
- 急性腎炎症候群を示す代表的な原発性糸球体疾患は、溶連菌感染後急性糸球体腎炎である。急性腎炎症候群の原因疾患の大多数を占めていたが、近年では発症頻度が減少している。
- IgA（immunoglobulin A：免疫グロブリンA）腎症やループス腎炎、紫斑病性腎炎でも急性腎炎症候群を呈することがある。

表1　糸球体疾患の臨床症候分類（日本腎臓学会,1987）

1	急性腎炎症候群
2	急速進行性腎炎症候群
3	無症候性タンパク尿・血尿
4	慢性腎炎症候群
5	ネフローゼ症候群

症状・検査所見

- 病因は、A群β溶連菌によるものが80％を占める。約1〜4週間前の扁桃炎などの感染後に、突然のタンパク尿、血尿、乏尿、浮腫、高血圧を呈する。
- 血液検査では、抗ストレプトリジンO（antistreptolysin O：ASO）値・抗ストレプトキナーゼ（antistreptokinase antibody：ASK）値の上昇と、低補体血症（CH50,C3）が特徴的である。

治療とケア（表3）

- 厳格な安静と水分・塩分制限で経過観察すれば、小児では自然軽快する可能性の高い腎炎である。
- 成人で糖尿病や高血圧などの基礎疾患を有している場合や、全身状態によっては、腎機能の回復が遅れることや障害が残る場合がある。

表2　原発性糸球体疾患の組織分類

1	微小変化群			
2	巣状糸球体硬化症			
3	びまん性糸球体腎炎	a 膜性糸球体腎炎		
		b 増殖性糸球体腎炎	1) メサンギウム増殖性糸球体腎炎	2) 管内増殖性糸球体腎炎
			3) 膜性増殖性糸球体腎炎	4) 半月体形成性糸球体腎炎
4	硬化性糸球体腎炎			
5	分類不能の糸球体腎炎			

- 塩分制限・水分制限を守れるよう、個々の患者に合わせたケアを行い、口渇が強い場合には含嗽や氷片などで対応する。
- 体重の推移や水分バランスが大切である。

急速進行性腎炎症候群

- 週～月単位の時間の経過で急速な腎機能の低下をきたす腎炎である。
- 組織学的には、半月体形成性腎炎であることが多い。
- 高齢者に頻度が高い。
- グッドパスチャー症候群、ANCA（アンカ）関連血管炎[*1]、ループス腎炎や紫斑病性腎炎など、続発性糸球体疾患で多く見られる。

症状・検査所見
- 検査では、腎機能の低下に加え、貧血の進行も特徴的である。

治療とケア
- ステロイドパルス療法や免疫抑制薬など、強力な免疫抑制療法を行わなければ、急速に腎不全に陥り、透析が必要となることが多い。
- 患者の多くが高齢者であり、感染症をはじめとした、ステロイド内服の副作用が出現しやすい。このため、手洗いの励行や日々の保清の徹底が重要である。

慢性腎炎症候群

- 慢性腎炎症候群は「血尿、タンパク尿、高血圧を示し、しばしば無症状のまま数年から数十年にわたって経過し、徐々に腎機能障害が進行するもの」を指す。
- 無症候性に発症することが多い。
- ネフローゼ症候群を呈するものもある。確実な診断のためには、腎生検を行い、病理組織診断が必要となる。病因には、免疫学的な機序が考えられている。
- 慢性腎炎症候群を呈する代表的な原発性糸球体疾患には、IgA腎症がある。
- IgA腎症は、検尿時に血尿・タンパク尿を指摘されたり、肉眼的血尿を繰り返すことにより発見されることが多い。成人の慢性腎炎症候群のなかで最も頻度が高い。組織では、メサンギウム細胞の増殖と基質の増生を呈し、蛍光抗体法で糸球体のメサンギウムにIgAの沈着が見られるのが特徴である。ステロイドが奏効する症例もあるが、徐々に進行し末期腎不全に至る例もある。
- ループス腎炎、紫斑病性腎炎および糖尿病性腎症などの続発性糸球体疾患でも慢性腎炎症候群を呈する。

症状・検査所見
- 尿検査で、尿タンパク・潜血および尿沈渣を評価することが最も重要である。
- 血液検査で、電解質・尿素窒素・クレアチニン・尿酸およびアルブミン値などより、腎機能や低アルブミン血症などを評価する。

治療とケア
- 治療は、組織学的な活動性病変の抑制、タンパク尿、血尿の軽減および腎機能の保持を目標として行う。

- 組織学的に活動性病変を認める場合には、副腎皮質ステロイド薬、免疫抑制薬を始めとして、抗凝固薬や抗血小板薬などを併用する。
- 血圧管理には、腎保護作用や尿タンパク減少作用を有しているアンジオテンシン変換酵素阻害薬やアンジオテンシンⅡ受容体拮抗薬を投与する。
- 上記に加え、食事指導（タンパク摂取量を0.6〜0.7g/Kg BWに、塩分摂取量を5〜7g/日に制限する）や、腎機能や尿タンパク量の程度によって運動量・仕事量を制限する生活指導も重要である。
- タンパク質、塩分などの食事制限や生活習慣の管理の他、服薬、血圧管理などが、自らできるよう援助する。
- 腎機能が低下している場合には、合併症などに関する情報を提供し、患者が自覚して自己管理ができるようにする。

ネフローゼ症候群 ※詳細はp.172を参照

- ネフローゼ症候群は、尿中に多量のタンパク質（1日あたり3.5g以上）が持続的に認められ、血液中のタンパク質が減少（血清総タンパク6.0g/dL以下、血清アルブミン量3.0g/dL以下）し、浮腫を伴う病態である。高コレステロール血症を伴うことが多い。
- ネフローゼ症候群を呈する原発性糸球体疾患には、微小変化群、巣状糸球体硬化症、膜性腎炎、膜性増殖性腎炎などがある。
- 続発性にネフローゼ症候群を呈する疾患には、糖尿病性腎症、ループス腎炎、アミロイド腎、多発性骨髄腫などがある。

無症候性タンパク尿・血尿症候群

- 軽度のタンパク尿または血尿、あるいはその両者が持続性に認められるが、浮腫や高血圧などの症状を伴わず、腎機能の低下を認めないものを呼ぶ。
- 上述したほとんどの糸球体疾患の早期が含まれる。したがって、これを放置せず、定期的に尿検査を行い、経過観察することが重要である。

（小路仁）

文献
1. 山田明 編:新体系看護学全書第20巻 腎 第2版.メヂカルフレンド社,東京,2012.
2. 日本腎臓学会:腎疾患患者の生活指導・食事療法ガイドライン.日腎会誌1997;39(1):8-10.

---

*1 ANCA関連血管炎：①顕微鏡的多発血管炎、②Wegener肉芽腫症、③アレルギー性肉芽腫性血管炎の3疾患の総称。好中球の細胞質にあるミエロペルオキシダーゼ(MPO)やプロテイナーゼ3(PR3)に対する自己抗体である抗好中球細胞質抗体(anti-neutrophil cytoplasmic antibody：ANCA)が、血液検査で高率に検出される。

表3　生活指導区分と食事療法（成人の場合）

病期		指導区分		食事療法
急性期	乏尿期	A 安静	●通勤・通学：不可 ●勤務：不可（要休養） ●家事：不可 ●学生生活：不可 ●家庭・余暇活動：不可	●総エネルギー：35kcal/日（高齢者、肥満者に対してはエネルギーの減量を考慮） ●タンパク：0.5g/kg/日 ●食塩：0〜3g/日 ●カリウム：5.5mEq/L以上のときは制限 ●水分：前日尿量＋不感蒸泄量
急性期	利尿期			
回復期	入院中	B 高度制限	●通勤・通学：30分程度（短時間）。できれば車 ●勤務：軽作業。勤務時間制限。残業・出張・夜勤不可（勤務内容による） ●家事：軽い家事（3時間程度）。買い物（30分程度） ●学生生活：教室の学習授業のみ。体育は制限。部活動は制限。ごく軽い運動は可 ●家庭・余暇活動：散歩、ラジオ体操程度（3〜4メッツ以下）	●総エネルギー：35kcal/日（高齢者、肥満者に対してはエネルギーの減量を考慮） ●タンパク：1.0g/kg/日 ●食塩：3〜5g/日 ●カリウム：制限せず ●水分：制限せず
回復期	退院後			
治癒期	尿所見改善後6か月以内	C 中等度制限	●通勤・通学：1時間程度 ●勤務：一般事務。一般手作業や機械操作では深夜・時間外勤務・出張は避ける ●家事：専業主婦。育児も可 ●学生生活：通常の学生生活。軽い体育は可。文化的な部活動は可 ●家庭・余暇活動：早足散歩、自転車（4〜5メッツ以下）	
治癒期	発症後2年以内	D 軽度制限	●通勤・通学：2時間程度 ●勤務：肉体労働は制限。それ以外は普通勤務。残業、出張可 ●家事：通常の家事。軽いパート勤務 ●学生生活：通常の学生生活。一般の体育は可。体育系部活動は制限 ●家庭・余暇活動：軽いジョギング、卓球、テニス（5〜6メッツ以下）	

＜メッツ＞　運動によるエネルギー消費量が安静時の何倍にあるかを示す単位。下記をめやすとして考える。
1メッツ：安静
2メッツ：入浴、洗濯、調理、ぶらぶら歩き、ボウリング、ヨガ、ストレッチ
3メッツ：掃除、普通歩き、ゲートボール、グラウンドゴルフ
4メッツ：庭仕事、少し早く歩く、日本舞踊、ラジオ体操、水泳（ゆっくり）、水中ウォーキング
5メッツ：農作業、早歩き、卓球、ダンス、ゴルフ、スケート
6メッツ：ジョギング、水泳、バレーボール
7メッツ：登山、階段を連続して昇る、サッカー、バスケットボール
8メッツ：ランニング（150m/分）、ハンドボール、競泳、縄跳び、エアロビクス（激しい）
9メッツ：ランニング（170m/分）、階段を早く昇る、サイクリング（20km/時）
10メッツ：ランニング（200m/分）、マラソン、柔道、相撲、ボクシング

日本腎臓学会：腎疾患患者の生活指導・食事療法ガイドライン.日腎会誌1997：39（1）：8-10.を元に作成

ネフローゼ症候群
nephrotic syndrome

> **Point**
> - ネフローゼ症候群は、高度のタンパク尿、低タンパク血症、高脂血症、浮腫を呈する症候群である。
> - 症状は、浮腫（眼窩周囲や四肢）、胸水、腹水、陰嚢水腫、高脂血症、血栓症、急性腎不全などである。
> - 一次性の治療では、ステロイドを含む免疫抑制薬、利尿薬・高脂血症改善薬・抗凝固薬などによる補助療法、生活指導と食事療法が行われる。
> - 二次性の場合には、原因疾患によって大きく治療の対応が異なる。

ネフローゼ症候群とは

- ネフローゼ症候群は、糸球体毛細血管壁の透過性が亢進して、高度のタンパク尿・低タンパク血症・高脂血症・浮腫を呈する症候群である。

診断

- 成人の場合の診断基準を**表1**に示す。
- 原因は多彩で、重症度および治療方法は、原疾患あるいは腎組織によって異なる。
- 糸球体原発性と考えられる一次性と、全身性疾患が糸球体に波及した二次性とに大別される。
  - ・一次性：微小変化群、膜性腎症、巣状糸球体硬化症、膜性増殖性糸球体腎炎など
  - ・二次性：糖尿病性糸球体硬化症、ループス腎炎、アミロイド腎症など
- 原疾患の確定、予後の推定、治療方法の選択のためには、腎生検を行う必要がある。

症状

浮腫

- 高度のタンパク尿に伴い、血漿タンパク濃度が低下して血漿膠質浸透圧が低下し、血管内から間質に水分が移動することが主な原因と考えられている。
- 有効循環血漿量の減少により、レニン-アンジオテンシン-アルドステロン系が亢進して、遠位尿細管でのナトリウム再吸収亢進をきたすことも関与していると考えられている。
- 眼窩周囲や四肢に浮腫を認め、胸水、腹水、陰嚢水腫が見られることもある。

高脂血症

- 高コレステロール血症を呈する原因はよくわかっていないが、肝臓でのタンパク合成亢進に伴ったものと考えられている。

血栓症

- 肝臓での凝固タンパクの合成亢進により、過凝固状態にある。これに血漿膠質浸透圧の低下による血管内脱水などの要因が加わり、血栓症が生じやすい。
- 部位別には、腎静脈血栓症が最も多く、次いで深部静脈血栓症、肺動脈塞栓症の順に多い。

急性腎不全

- まれに、急性腎不全に陥って透析療法を必要とすることがあるが、原因はよくわかっていない。

表1　成人ネフローゼ症候群の診断基準
（平成22年度厚生労働省難治性疾患対策進行性腎障害に関する調査研究班）

必須条件	タンパク尿	3.5 g/日以上の持続（3.5 g/gCr以上の場合もこれに準じる）
	低タンパク血症	血清総タンパク　6.0 g/dL以下 血清アルブミン　3.0 g/dL以下
必須条件ではない	浮腫	
	脂質異常症（高LDコレステロール血症）	

注：卵円形脂肪体は、診断の参考となる

治療

- ネフローゼ症候群の治療は、それぞれの原因疾患ごとに対応する必要がある。
- 腎原発性の一次性ネフローゼ症候群の場合には、いずれの組織像においても、ステロイドを含む免疫抑制薬による治療が中心となる。
- 二次性ネフローゼ症候群の場合には原因疾患によって大きく治療の対応が異なる。
- 以下に、一次性ネフローゼ症候群の治療について概要を示す。

免疫抑制療法

- プレドニゾロン30〜50mg/日（0.6〜1.0mg/kg/日）相当のステロイド治療が基本となる。
- 通常は初期量で4週間使用し、ステロイド抵抗性であればシクロホスファミド水和物やシクロスポリンなど免疫抑制薬の併用が必要となる。
- ステロイド療法の主な副作用として、不眠、躁状態やうつ状態などの精神症状、緑内障、糖尿病、高血圧、筋力低下、ざ瘡様皮疹、満月様顔貌、月経異常、感染症、消化性潰瘍、骨粗鬆症がある。

補助療法

- 補助療法として、利尿薬、高脂血症改善薬、抗凝固薬なども使用される。

生活指導と食事療法

1. 安静度の設定

- 運動によりタンパク尿の増加をきたすため、生活指導は薬物療法とともに重要である。
- 原疾患および活動性、高血圧や浮腫の程度、合併症の有無、腎機能の程度などを総合的に評価して安静度を決定する。

2. 食事療法

- 高エネルギー・低タンパク食が推奨される。
- タンパク異化の予防には十分なエネルギーが必要であり、総エネルギーは35kcal/kg/日とする。
- 低タンパク食は、タンパク尿減少効果や腎機能保持に有用とされており、0.8 g/日とする。
- 塩分は、著明な浮腫があれば食塩0〜4 gの範囲とするが、浮腫が軽減すれば6〜7 gでよい。高度の浮腫があれば水分制限が必要となる。

ケアのポイント

- 低タンパク血症やステロイド、免疫抑制薬による感染症を生じやすくなるため、清潔の保持や感染症予防行動（マスク、手洗いなど）の必要性を説明する。

（齋藤督芸）

文献
1. 坂爪実, 下条文武：診断総論—成人. 小山哲夫監修, ネフローゼ症候群のすべて, 東京医学社, 東京, 2005：124-127.
2. 斉藤喬雄：薬物療法の基本—成人. 小山哲夫監修, ネフローゼ症候群のすべて, 東京医学社, 東京, 2005：214-217.

糖尿病性腎症
diabetic nephropathy

Point
- 糖尿病性腎症は、糖尿病による三大合併症の1つである。
- 治療の基本は、血糖管理、血圧管理、食事療法、生活習慣の改善である。
- 糖尿病性腎症による腎不全では、高度タンパク尿を呈することが多く、浮腫・貧血の程度が強い傾向があるため、比較的早期に透析療法導入となることが多い。

糖尿病性腎症とは

- 糖尿病性腎症とは、糖尿病に伴う腎合併症で、網膜症、神経症と並ぶ細小血管障害による合併症である。
- 1998年以降は、糖尿病性腎症が透析導入の原因疾患第1位となっている。
- 顕性腎症までは緩徐に進行するが、その後は比較的速い経過でネフローゼ症候群や末期腎不全となる。そのため早期からの適切な治療介入によって、腎症の進展を抑制することが重要である。

診断・症状

- 腎組織学的には糸球体硬化症を呈する。尿細管・糸球体基底膜の肥厚から始まり、輸入・輸出細動脈の硝子様動脈硬化、メサンギウム領域の拡大を伴うびまん性病変へと進行する。
- 確定診断には腎組織所見が必要だが、腎症を認めるすべての糖尿病患者に腎生検を行うのは現実的ではない。したがって、臨床経過と尿検査、腎機能検査や形態的評価の結果を総合的に判断して診断することが多い。

臨床経過

- 臨床経過で重要なのは、タンパク尿出現までの罹患期間と、他の細小血管合併症の有無である。
- 顕性タンパク尿が出現するまでの罹病期間は、一般的に10〜15年であり、網膜症がすでに発症していることが多い。

尿検査

- タンパク尿が主体で、高度の血尿を伴うことはまれである。
- 糖尿病性腎症においては、微量アルブミン尿が出現し始めた段階で、すでに腎組織変化が生じており、腎症の早期発見と治療介入のためにはELISA（enzyme-linked immunosorbent assay：酵素免疫吸着測定法）などの免疫学的測定法による微量アルブミン検査が重要である。
- 試験紙法は、顕性タンパク尿を検出する検査であるため、試験紙法で尿タンパクが陰性であっても、微量アルブミンが出現している可能性がある。したがって、試験紙法で尿タンパク陰性であっても、3か月に1度程度は微量アルブミン検査を行うことが望ましい。

腎機能

- 早期腎症までは、糸球体濾過量（glomerular filtration rate：GFR）は正常で、時に高値を

表1 糖尿病性腎症の病期分類2014[注1]

病期		尿タンパクあるいは尿アルブミン	GRF（eGFR）
第1期	腎症前期	正常アルブミン尿（30mg/gCr未満）	30mL/分/1.73m²以上[注2]
第2期	早期腎症期	微量アルブミン尿（30〜299mg/gCr）[注3]	30mL/分/1.73m²以上
第3期	顕性腎症期	顕性アルブミン尿（300mg/gCr以上）あるいは持続性タンパク尿 0.5g/gCr以上	30mL/分/1.73m²以上[注4]
第4期	腎不全期	問わない[注5]	30mL/分/1.73m²未満
第5期	透析療法期	透析療法中	

注1：糖尿病性腎症は必ずしも第1期から順次第5期まで進行するものではない。本分類は、厚生省研究班の成績に基づき予後（腎、心血管、総死亡）を勘案した分類である（URL:http://mhlw-grants.niph.go.jp/, Wada T,Haneda M,Furuichi K,Babazono T,Yokoyama H,Iseki K,Araki Sl,Ninomiya T,Hara S,Suzuki Y,Iwano M,Kusano E,Moriya T,Satoh H,Nakamura H,Shimizu M,Toyama T,Hara A,Makino H;The Research Group of Diabetic Nephropathy,Ministry of Health,Labour,and Welfare of Japan.Clinical impact of albuminuria and glomerular filtration rate on renal and cardiovascular events,and all-cause mortality in Japanese patients with type2 diabetes.Clin Exp Nephrol.2013 Oct 17.[Epub ahead of print]）
注2：GFR60mL/分/1.73m²未満の症例はCKDに該当し、糖尿病性腎症以外の原因が存在しうるため、他の腎臓病との鑑別診断が必要である。
注3：微量アルブミン尿を認めた症例では、糖尿病性腎症早期診断基準にしたがって鑑別診断を行ったうえで、早期腎症と診断する。
注4：顕性アルブミン尿の症例では、GFR60mL/分/1.73m²未満からGFRの低下に伴い腎イベント（eGFRの半減、透析導入）が増加するため注意が必要である。
注5：GFR30mL/分/1.73m²未満の症例は、尿アルブミン値あるいは尿タンパク値にかかわらず、腎不全期に分類される。しかし、特に正常アルブミン尿・微量アルブミン尿の場合は、糖尿病性腎症以外の腎臓病との鑑別診断が必要である。
【重要な注意事項】本表は糖尿病性腎症の病期分類であり、薬剤使用の目安を示した表ではない。糖尿病治療薬を含む薬剤特に腎排泄性薬剤の使用にあたっては、GFR等を勘案し、各薬剤の添付文書に従った使用が必要である。
糖尿病性腎症合同委員会：糖尿病性腎症病期分類2014の策定について.日腎会誌2014:56(5):547-552.より引用

示すことがある。
- 顕性腎症以降は病期の進行に伴って低下する。

形態的評価
- 超音波やCT検査により腎臓のサイズ増大を認めることが多く、他疾患との鑑別の際に参考となる。

治療

病期分類
- 糖尿病の発症から透析療法導入までの経過を、微量アルブミン尿、タンパク尿、腎機能によって5つの病期に分類している（**表1**）。病期分類ごとに管理目標が異なる。

治療の一般方針
- 糖尿病性腎症の治療の基本は、①**血糖管理**、②**血圧管理**、③**食事療法**、④**生活習慣の改善**である。
- 早期腎症は、厳格な管理によって寛解可能であることが明らかとなっている。
- 以下に、病期ごとの治療方針を示す。

1．早期腎症（第2期）、顕性腎症（第3期）
1）血糖管理
- 早期腎症（第2期）までは、厳格な血糖管理が特に重要で、HbA1c 7.0％（国際基準値）未満とする。
- 顕性腎症以降では、糖尿病性腎症進展に対する厳格な血糖コントロールの効果は明らかではない。

2）血圧管理
- 降圧薬の第1選択薬は、アンジオテンシン変換酵素（angiotensin converting enzyme：ACE）阻害薬やアンジオテンシン受容体拮抗薬（angiotensin Ⅱ receptor blocker：ARB）である。
- 130/80mmHgを降圧目標とし、タンパク尿が1g/日を超える顕性腎症後期では125/75mmHg未満を目標とする。

3）食事療法
- タンパク質の過剰摂取が腎障害の進行因子となるため、顕性腎症では、より厳格な0.8〜1.0 g/kg/日のタンパク制限食が推奨される。
- 塩分制限は、顕性腎症の場合7〜8 g/日とする。

2. 腎不全期（第4期）
- より厳格な管理が必要となる。特に、血圧の管理が腎機能低下の進展を遅らせる。

1）血圧管理
- ACE阻害薬やARBにより125/75mmHgを目標に管理する。
- 全身の血圧低下に伴う腎保護作用の他に、糸球体内圧の上昇を抑制することで、より高い腎保護効果が得られる。

2）血糖管理
- 経口血糖降下薬は遷延性低血糖を起こしやすいため、インスリン療法が勧められる。

3）食事療法
- 0.6〜0.8 g/kgのタンパク制限、6 g/日未満の塩分制限とする。
- カリウム値やリン値により、適宜1.5g/日のカリウム制限や800〜1,000mg/日のリン制限が必要となる。

4）生活指導
- 過剰な運動・労働を避けるなどの生活指導も重要である。

5）その他
- 腎性貧血や腎性骨異栄養症など、一般的な慢性腎不全に関連する合併症の治療を行う。
- 腎性貧血への対応として、Hb 11〜12 g/dLを目標にエリスロポエチン製剤の投与を行う。
- 腎性骨異栄養症には、リン制限食、カルシウム製剤などによるリンのコントロールとビタミンDの是正を行う。

3. 透析療法期（第5期）
- 透析療法の導入は、慢性腎不全透析導入基準に従う。
- 糖尿病性腎症による腎不全では、ネフローゼレベルの高度タンパク尿を呈することが多く、また、浮腫・貧血の程度が強い傾向があり、慢性腎炎に比して早い時期に透析療法導入となることが多い。

ケアのポイント

- それぞれの病期ごとに治療・食事・日常生活活動範囲が異なるため、状況に応じて対応する。

（齋藤督芸）

文献
1. 四方賢一:糖尿病性腎症 a.病期からみた治療原則.飯野靖彦,槇野博史,秋澤忠男編,腎疾患・透析 最新の治療2008-2010,南江堂,東京,2008:175-181.
2. 北田宗弘,古家大祐:糖尿病性腎症 b.晩期糖尿病性腎症の管理と注意点の実際.飯野靖彦,槇野博史,秋澤忠男編,腎疾患・透析 最新の治療2008-2010,南江堂,東京,2008:182-185.
3. 糖尿病性腎症合同委員会:糖尿病性腎症病期分類2014の策定について.日腎会誌2014;56(5):547-552.

Part 3 よく見る腎・泌尿器疾患の知識

腎血管性高血圧症
renovascular hypertension

Point
- 腎動脈病変（腎動脈狭窄症など）が原因となり、高血圧と腎機能障害が引き起こされた状態が腎血管性高血圧症である。65歳以上の中高齢者に多く、一部は末期腎不全に至る。
- 治療の第一選択は、ACE阻害薬やARBを主体とした薬物治療だが、治療抵抗例には血行再建術（経皮的腎動脈形成術や外科手術）の実施を検討する。
- 腎臓だけでなく、全身の動脈硬化も強いことが多いので、食塩制限と禁煙が重要となる。

腎血管性高血圧症とは

- 腎血管性高血圧症は、腎動脈病変によって高血圧と腎機能障害を呈する疾患で、治療により腎予後の回復も期待される。
- 代表的な原因は、全身の粥状動脈硬化に関連して起こる腎動脈狭窄症（図1）である。
- 近年の生活習慣の変化とともに、65歳以上の中高齢者に見られがちで、一部は末期腎不全にまで至る。心・脳血管・末梢動脈など他の動脈硬化性病変と合併しやすいため、75％以上の腎動脈症例は生命予後も芳しくない。
- この他に、比較的若年者に見られやすい線維筋性異形成（p.178図2）や、大動脈炎症候群・動脈瘤・急性大動脈解離（解離性大動脈瘤）など他の疾患に併発することもある。

症状

- 中等度以上の高血圧者で、以下の特徴的な臨床像を有する症例に疑われる。
  ①家族歴のない30歳以下の高血圧
  ②55歳以後に発生する突然の高血圧症例

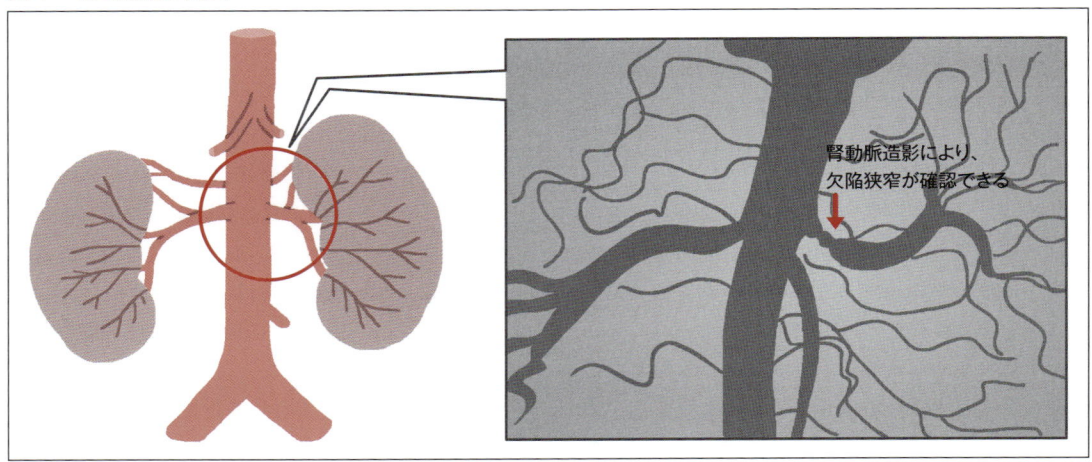

図1　腎動脈狭窄症

腎動脈造影により、欠陥狭窄が確認できる

（160／100mmHg以上）
③3剤以上の降圧薬で治療抵抗例
④急激な血圧上昇例
⑤悪性高血圧症例
⑥ACE（angiotensin converting enzyme：アンジオテンシン変換酵素）**阻害薬**、ARB（angiotensin Ⅱ receptor blocker：アンジオテンシン受容体拮抗薬）、レニン阻害薬で、Cr値が1.3倍以上になる場合
⑦形態学的に1.5cm以上の左右差がある例
⑧全身の動脈硬化を伴っている例
⑨原因不明の肺水腫・心不全を繰り返す例
など

診断

- 通常の薬物治療抵抗例、薬物療法の継続困難例、腎不全進行例、線維筋性異形成が疑われる若年者に、スクリーニング検査を行うのが望ましい。
- 米国心臓病学会（American College of Cardiology：ACC）／米国心臓協会（American Heart Association：AHA）のガイドラインでは、腎動脈造影が診断のゴールドスタンダードとされており、MRA（MR angiography）、ヘリカルCT、ドップラーエコーなどが非侵襲的なスクリーニングに用いられる。
- 造影剤（ガドリニウム）を用いたMRAは有用だが、eGFR 30mL／分以下の症例には、腎性全身性線維症（nephrogenic systemic fibrosis：NSF）の危惧も残されるため、ヘリカルCTを用いたスクリーニングも用いられる。
- ドップラーエコーを用いることによる診断の有用性はmeta-analysis（メタアナリシス）で示されているが、検査・解析ともに時間を要し、術者での差が出やすいのも問題である。
- 他のスクリーニング方法として、血清のレニン活性やカプトリル負荷レノグラムも候補になるが、感度・特異度とも十分でないため、ACC／AHAのガイドライン上も推奨していない。
- 若年者に見られる線維筋性異形成も診断が容易でないことも多い。ゆえに、腎動脈狭窄症が強く疑われ、非侵襲的評価では確定診断に至らな

図2　線維筋性異形性（腎動脈造影のイメージ図）

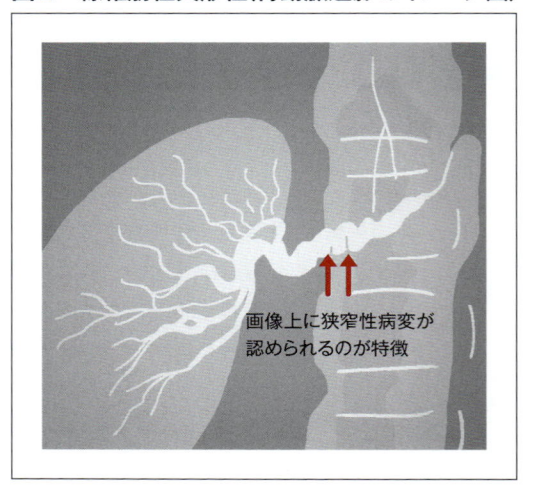

画像上に狭窄性病変が認められるのが特徴

かった場合、腎動脈造影の適応も検討すべきである。

治療

薬物療法

- 腎動脈狭窄症でも、降圧治療で十分な腎保護効果があり、血行再建群と比べ腎予後に有意差がない。このため、薬物療法を主体とした選択が第一に望ましい。この際、ACE阻害薬やARBを主体とした対応が望ましい。
- 治療抵抗例や腎不全が進行する場合などには、血行再建術の候補となる。

血行再建術

- 経皮的腎動脈形成術（ステント留置含む）と手術療法が挙げられる。
- 血行再建術は、50％は腎予後不変で、20～25％は改善し、15～25％は悪化するとされる。
- 腎動脈造影で集合管が描出するものや9cm以上の腎サイズ例は、腎の回復が期待される。
- ドップラーエコーでresistance index（レジスタンス インデックス）が高い（0.8以上）場合、8cm以下の腎サイズ例、Crが3～4mg/dL以上の症例には腎予後が期待しにくい。
- ただし、生命予後に有意差なしとの報告もあり、判断には慎重を要する。

図3　経皮的腎動脈形成術

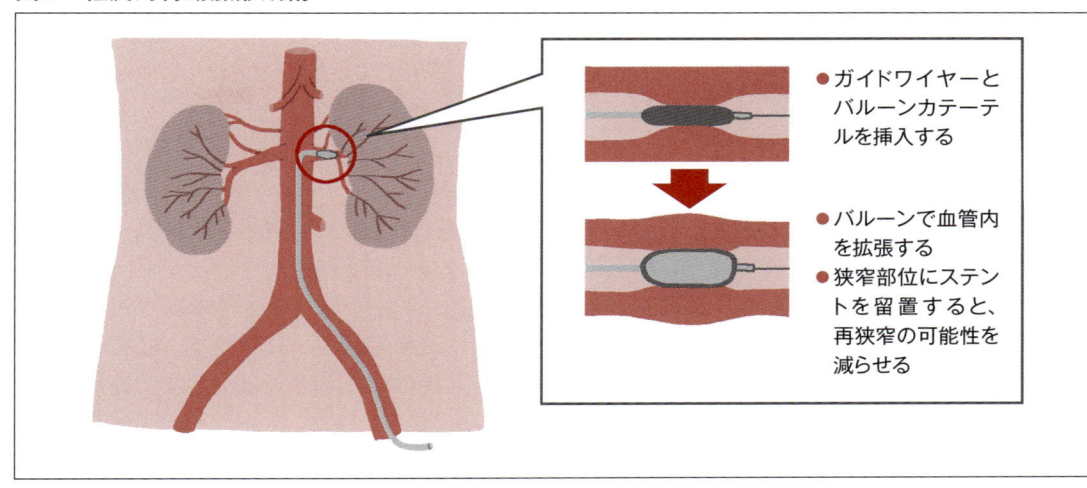

- ガイドワイヤーとバルーンカテーテルを挿入する
- バルーンで血管内を拡張する
- 狭窄部位にステントを留置すると、再狭窄の可能性を減らせる

1．経皮的腎動脈形成術（図3）

- ステント併用で、再狭窄率が軽減する。
- 合併症に、血腫と腎動脈解離が多く見られる。腎動脈血栓症、外科手術を要する穿孔、動脈塞栓や造影剤による急性腎不全など重篤な合併症も起こりうる。

2．外科手術

- 腎機能保持の点でも、血圧管理の点でも優れた方法である。約70％に有効といわれているが、手術侵襲に伴う致死率も数％程度見られるために、適応は慎重にしなければならない。
- 小さな腎動脈病変で主となる腎動脈に枝がある場合、あるいは大動脈瘤や重篤な動脈閉塞性疾患などで外科的治療が必要不可欠な場合で、腎動脈狭窄症の合併が判明した場合に限り、血行再建術の適応が望まれる。

ケアのポイント

- 腎動脈狭窄症が疑われる場合、保存的な治療が優先される。
- 腎臓だけでなく、全身の動脈硬化も強いことが多いので、食塩制限と禁煙などのライフスタイルの改善が特に重要である。
- 上記の他に、心血管疾患の二次予防として、適宜、アスピリン、スタチン、血圧管理、血糖管理（糖尿病症例）も考慮する。

（清水英樹）

腎硬化症
nephrosclerosis

> **Point**
> - 腎硬化症は、高血圧が原因で腎障害を呈した疾患である。家族歴に加え、腎障害に先行する高血圧歴を持続するのが特徴的である。
> - 通常、緩徐に進行するが、悪性腎硬化症では重症高血圧（拡張期血圧120～130mmHg以上）で、Keith-Wagener分類Ⅲ度以上の眼底所見と、急速に進行する腎障害が生じる。
> - 治療の柱は、血圧管理、食塩・肥満などの危険因子除去、禁煙である。

腎硬化症とは

- 腎硬化症は、高血圧が原因で腎障害を呈した疾患で、病変は血管・糸球体・尿細管間質部に及ぶ（図1）。高血圧歴と人種・性差に加え、高コレステロール血症、インスリン抵抗性、高ホモシステイン症、食塩摂取や喫煙などの生活習慣が伴うと腎症が悪化しやすく、増悪因子として知られている。
- 通常は、緩徐に進行する疾患だが、悪性腎硬化症では、重篤な悪性高血圧があり、全身のレニン・アンジオテンシン・アルドステロン系（renin-angiotensin-aldosterone system：RAA）と交感神経系が活性化され、腎局所での輸入細動脈収縮が血流低下とレニン分泌亢進をもたらし、血圧上昇という悪循環の病態が形成される。

症状

- 高血圧が主な特徴である。ただし、腎疾患に伴い高血圧を呈した疾患との鑑別は、必ずしも容易ではない。
- 通常、家族歴に加え、腎障害に先行する高血圧歴を持続するのが特徴である。このため、通常は無症状で経過する。
- 悪性腎硬化症では、拡張期血圧が120～130mmHg以上の重症高血圧で、Keith-Wagener分類（表1）Ⅲ度以上の眼底所見と、急速に進行する腎障害を診断基準としている。

診断

臨床所見

- 上記の臨床像に加え、眼底の動脈硬化性変化、心エコーでの左室肥大、乏しい尿沈渣所見、腎エコーでの萎縮腎などを認めるのが典型的である。
- 尿タンパクは非ネフローゼレベルであり、1g/日以下であることが多い。
- 病初期より高尿酸血症を呈することが多い。利尿薬の使用とは独立していて、血管病変の進行による腎血流量低下を反映しているものと考えられている。
- 経過の一部は、可逆性の期待がある腎動脈狭窄症と類似した臨床像を呈するため、鑑別が望まれる。

病理所見

- 上記の臨床経過と他の腎障害を除外することから診断に至ることが多い。
- 腎生検術を行うこともあるが、高度の高血圧がコントロールつかない場合には、日本腎臓学会

表1　Keith-Wagener分類

0	I	IIa	IIb	III	IV
	動脈の狭窄と硬化が軽度	動脈の狭窄が著明	出血・白斑（血管が破れて血液成分が網膜に染み出る）	綿花状白斑（血管が固まってできた網膜のしみ）	乳頭浮腫

ガイドライン上も経皮的腎生検術の禁忌とされており、十分な注意が必要である。
- 組織所見の詳細は他書にゆだねるが、動脈硬化の進行により、小葉間動脈から輸入細動脈における内膜肥厚と内腔の狭窄を特徴とする。病勢が進行すると糸球体硬化に至るが、部分的な硬化にとどまるものから、全節性硬化に至るものまで見られる。一部、硬化に至った糸球体の機能を補うために、残された糸球体の腫大も見られる。
- 悪性高血圧の場合は、これらの変化に加え、血栓性微小血管症（thrombotic microangiopathy：TMA）様の病理像が加わることもある。

治療

- 慢性腎臓病（chronic kidney disease：CKD）ガイドラインでは、血圧130/80mmHg以下で管理とされている。タンパク尿減少効果によって腎予後の改善にもつながるが、β遮断薬よりARB（angiotensin II receptor blocker：アンジオテンシン受容体拮抗薬）がタンパク尿軽減に有用であったことも示されている。
- 以上の理由などからも、アンジオテンシン変換酵素（angiotensin converting enzyme：ACE）阻害薬やARBを主体としたレニン・アンジオテンシンシステム（renin-angiotensin system：RAS）系抑制薬を主体とした高血圧管理が望まれる。

図1　光学顕微鏡像（イメージ図）

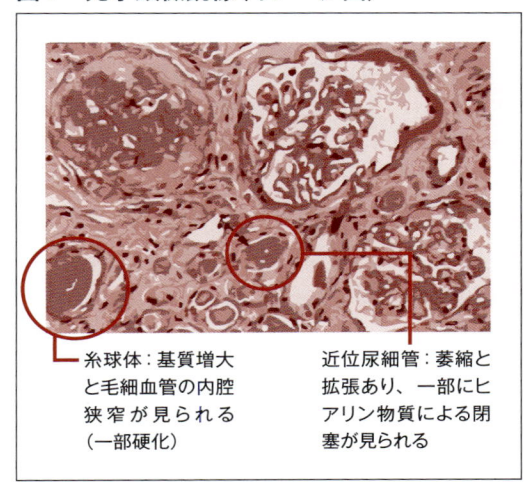

糸球体：基質増大と毛細血管の内腔狭窄が見られる（一部硬化）

近位尿細管：萎縮と拡張あり、一部にヒアリン物質による閉塞が見られる

ケアのポイント

- 血圧管理に加え、食事療法を主体とした生活習慣の介入が必要である。
- 具体的には、食塩・肥満などの危険因子除去と、禁煙を進めることが重要な柱である。

（清水英樹）

腎不全①
急性腎不全
acute renal failure

> **Point**
> - 急性腎不全は、急激に腎機能が低下し、体液の恒常性が維持できなくなった状態で、可逆的である。
> - 原因により、腎前性・腎性・腎後性の3種類に分けられる。それらの原因に応じた治療と、腎不全によって生じた症状への治療が行われる。
> - 特に注意すべき症状として、尿毒症症状、肺水腫、高カリウム血症、重篤な代謝性アシドーシスなどが挙げられる。

急性腎不全とは

- 急激な腎機能の低下の結果、体液の恒常性が維持できなくなった状態を急性腎不全という。急性腎不全の多くは可逆的である。
- 急性腎不全の原因は、①腎前性腎不全、②腎性腎不全、③腎後性腎不全の3つに分類される（図1）。

症状・診察所見

- 腎の機能と、急性腎不全による異常と観察項目を表1に示す。
- 代表的な症状は、①水・食塩の蓄積による体液異常、②電解質異常、③老廃物の蓄積の3つである。
   - ①水・食塩の蓄積による体液異常：浮腫、心不全、肺水腫、高血圧
   - ②電解質異常：高カリウム血症とそれによる不整脈、代謝性アシドーシス
   - ③老廃物の蓄積：高尿素窒素血症、尿毒症症状として意識障害・食欲低下・嘔気・全身倦怠感・出血傾向、心外膜炎など

治療

- 急性腎不全の原因を除去し、腎不全に伴う症状や合併症を管理しながら、腎機能の回復を待つ。

急性腎不全の原因に対する治療

- 急性腎不全の原因を治療することで、腎不全からの回復が期待できる。

1. 腎前性腎不全
- 血圧（腎灌流圧）を維持する。
- 循環血漿量の減少による腎前性腎不全では、輸液などにより、循環血漿量の不足分を補正する。

2. 腎性腎不全
- 腎炎の場合は、疾患によっては、ステロイドや免疫抑制薬による治療を行う。腎生検による組織診断を考慮する。
- 薬剤が関与するものでは、原因薬剤を中止する。
- 感染症やショックなどによるものでは、原因疾患の治療を行う。

3. 腎後性腎不全
- 尿道カテーテルや尿管ステントの挿入、腎瘻造設など、泌尿器科的処置により尿閉を解除する。

図1　急性腎不全の原因

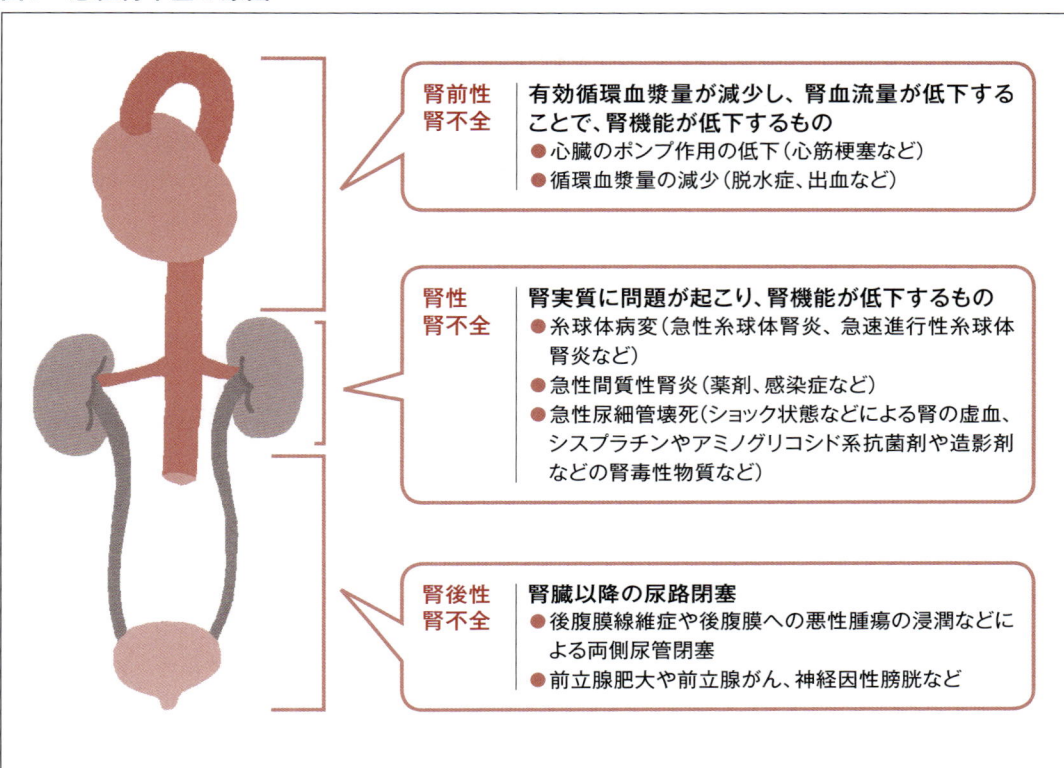

腎前性腎不全：有効循環血漿量が減少し、腎血流量が低下することで、腎機能が低下するもの
- 心臓のポンプ作用の低下（心筋梗塞など）
- 循環血漿量の減少（脱水症、出血など）

腎性腎不全：腎実質に問題が起こり、腎機能が低下するもの
- 糸球体病変（急性糸球体腎炎、急速進行性糸球体腎炎など）
- 急性間質性腎炎（薬剤、感染症など）
- 急性尿細管壊死（ショック状態などによる腎の虚血、シスプラチンやアミノグリコシド系抗菌剤や造影剤などの腎毒性物質など）

腎後性腎不全：腎臓以降の尿路閉塞
- 後腹膜線維症や後腹膜への悪性腫瘍の浸潤などによる両側尿管閉塞
- 前立腺肥大や前立腺がん、神経因性膀胱など

表1　腎の機能と急性腎不全による異常と観察項目

	腎の機能		機能異常による所見	観察項目
1	老廃物の排泄		●高尿素窒素血症 ●意識障害 ●けいれん ●全身倦怠感 ●食欲低下 ●嘔気、嘔吐 ●出血傾向 ●心外膜炎	●意識レベル ●食事摂取量 ●出血傾向
2	水・電解質、酸塩基調節	体内ナトリウムと水分量の調節	●浮腫 ●心不全 ●肺水腫 ●高血圧	●尿量測定 ●体重測定 ●胸部X線
		カリウム濃度の調節	●高カリウム血症 ●不整脈	●血清カリウム値 ●心電図モニタ
		カルシウム・リン代謝の調節	●低カルシウム血症 ●高リン血症	
3	内分泌器官としての役割	ビタミンDの活性化	●低カルシウム血症	
		エリスロポエチンの産生	●貧血	
		レニン産生	●高血圧	

菱田明：急性腎不全．日腎会誌2002；44(2)：94-101．一部改変引用

腎不全期の管理
- 原疾患に対する治療や自然経過により腎機能が回復するまでの期間に、腎不全に伴う症状の出現を観察する（p.183 **表1**）。
- 生命の危機にかかわる「尿毒症症状」「肺水腫」「高カリウム血症」「重篤な代謝性アシドーシス」の有無には特に注意する。
- 腎不全による症状の出現を防止または緩和するために、食事療法や薬物療法を行い、必要時には血液浄化療法を行う。

1．食事療法
- 低タンパク、減塩、カリウム制限食となる。

2．薬物療法
- 体液貯留に対して、利尿薬を使用する。
- 高カリウム血症時には、陽イオン交換樹脂の内服を行う。

3．血液浄化療法
- 食事療法や薬物療法を行っても、尿毒症症状や肺水腫、高カリウム血症、代謝性アシドーシスが出現した場合には、血液浄化療法を開始する。

ケアのポイント

- 急性腎不全の多くは可逆的である。
- 尿毒症症状、肺水腫、高カリウム血症、重篤な代謝性アシドーシスの出現に注意することが特に重要となる。

（池谷紀子）

文献
1．菱田明：急性腎不全.日腎会誌2002；44(2)：94-101．

腎不全②
慢性腎不全
chronic renal failure

> **Point**
> - 慢性腎不全は、ゆっくり腎機能が低下した状態で、非可逆性である。放置すると末期腎不全に進行し、透析治療や腎移植が必要となる。
> - 近年、腎障害が3か月以上持続する病態すべてを含む慢性腎臓病（CKD）という概念が提唱されている。CKDは、慢性腎不全や末期腎不全に至る前に発見し、治療を開始することを目的として提唱された概念である。
> - 治療は、CKDステージに応じて選択される。早期には腎不全の進行を抑制するための保存療法が、進行例では腎不全に伴って発生する症状（貧血、電解質異常、溢水など）に対する対症療法が行われる。

慢性腎不全とは

- 慢性腎不全とは、腎臓の機能が数か月〜数年かけて徐々に低下してきた病態である。
- 原因疾患は、糖尿病性腎症、慢性糸球体腎炎、腎硬化症など、さまざまである。
- 慢性腎不全の進行は非可逆性で、ゆっくりではあるものの、進行性である。

慢性腎不全と慢性腎臓病

- 近年、生活習慣病の1つとして、慢性腎臓病（chronic kidney disease：CKD）という新たな概念が提唱されている。
- CKDは「尿タンパク陽性などの腎疾患の存在を示す所見」もしくは「腎機能低下（糸球体濾過量が60mL/分/1.73m²未満）」が3か月以上続く状態と定義される。
- CKDは、血清クレアチニンと年齢、性別から糸球体濾過量を算出した「eGFR（estimated glomerular filtration rate：推定糸球体濾過量）」で5段階のステージに分類されている（表1）。
- 腎障害を示す所見や腎機能低下が慢性的に続く状態を放置していると、いずれ末期腎不全へ進行し、生命を維持するために透析治療や腎移植が必要となる。
- 腎障害は存在するが腎機能障害はない段階、あるいは軽度なうちから、保存療法を開始することが大切との考え方から、CKD対策を進める取り組みが進んでいる。

症状・診察所見

腎機能障害の早期

- 一般的に自覚症状に乏しい。
- 微量アルブミン尿やタンパク尿などの尿異常から始まり、徐々に腎機能が低下して末期腎不全に進行する。

進行した腎不全

- **尿量の減少**：浮腫や呼吸苦などの症状が現れる。
- **老廃物の蓄積**：食欲不振や頭痛、全身倦怠感、意識障害などの尿毒症症状が出現する。
- **高血圧**
- **貧血**：腎からのエリスロポエチン産生低下に起因する。一部には、尿毒症性物質による造血障害や、赤血球寿命の低下が関与する。
- **電解質異常**：高カリウム血症、カルシウム・リン代謝異常が出現する。高カリウム血症では重

篤な不整脈による突然死が生じうる。

治療

- 腎不全の進行を抑制するために保存療法を行う。
- 進行した慢性腎不全では、貧血や電解質異常、溢水などの腎不全に伴い発生する症状に注意し、これらに対する対症療法が行われる。

保存療法

1. 生活習慣の改善
- 禁煙、肥満の改善

2. 食事療法
- 減塩：6g/日未満。
- タンパク質の摂取制限：CKDステージ3以上では0.6～0.8g/kg/日。
- 十分なエネルギー摂取：30～35kcal/kg/日。肥満や糖尿病では25kcal/kg/日でも可。

3. 血圧管理
- 130/80mmHg未満を目標に、緩徐に降圧する。
- 降圧薬は、ACE（angiotensin converting enzyme：アンジオテンシン変換酵素）阻害薬、ARB（angiotensin II receptor blocker：アンジオテンシン受容体拮抗薬）を第一選択とする。

4. 血糖管理
- 糖尿病性腎症では、HbA1c6.9%未満（国際基準値）に管理する。

5. 脂質管理
- LDL（low density lipoprotein：低比重リポタンパク）コレステロールを120mg/dL未満に管理する。

6. その他
- 腎機能低下のリスクとなる非ステロイド性消炎鎮痛薬（non-steroidal anti-inflammatory drugs：NSAIDs）、造影剤、脱水などを避ける。

慢性腎不全の進行に伴う異常への対症療法

1. 貧血
- エリスロポエチン製剤を投与し、Hb10～12g/dLを目標として管理する。
- 鉄欠乏があれば、鉄剤を投与する。

2. 高カリウム血症、代謝性アシドーシス

1）血清カリウム値が5.5mEq/L以上のとき
- カリウム摂取制限（1,500mg/日）が必要。陽イオン交換樹脂を内服し、腸管から体外への排泄を促進する。
- 代謝性アシドーシスがあれば、重炭酸ナトリウム内服による補正を行う。

2）血清カリウム値が7.0mEq/L以上のとき
- 心停止の危険があり、緊急治療の適応となる。

3. 尿毒症毒素の蓄積
- 特殊な活性炭からなる経口吸着剤を内服することにより、尿毒症物質を吸着し、腸管から排出することで、尿毒症症状の改善と透析導入の遅延効果が期待できる。
- 経口吸着剤は、食間に内服する。

4. 体液の貯留
- 水分摂取制限や利尿薬の投与を行う。

ケアのポイント

- CKDは自覚症状に乏しく、腎機能の低下に気づかないままに進行していくことが少なくない。
- 一方で、CKDの進行抑制には、生活改善や保存療法を継続していくことが必要となる。患者自身がその必要性を理解して継続できるように、日常生活指導を進めていくことが重要である。

（池谷紀子）

文献
1. 日本腎臓学会 編：CKD診療ガイド2012. 東京医学社, 東京, 2012.

表1 CKD診療ガイド-治療のまとめ

CKD病期	ハイリスク群	ステージ G1 A2 / G2 A3	ステージ G2 A2 / G2 A3	ステージ G3a A1 / G3a A2 / G3a A3	ステージ G3b A1 / G3b A2 / G3b A3	ステージ G4 A1 / G4 A2 / G4 A3	ステージ G5 A1 / G5 A2 / G5 A3
方針	生活習慣によるリスク因子の軽減	専門医と協力して治療(一般医>専門医) 腎障害の原因精査。腎障害を軽減させるための積極的治療	専門医と協力して治療(一般医>専門医) 腎障害の原因精査。腎障害を軽減させるための積極的治療	専門医と協力して治療(一般医>専門医) 腎機能低下の原因精査。腎機能低下を抑制するために集学的治療	専門医と協力して治療(専門医>一般医) 腎機能低下の原因精査。腎機能低下を抑制するために集学的治療	原則として専門医での治療 腎機能低下の原因精査。腎機能低下を抑制するために集学的治療。透析などの腎代替療法の準備 腎不全合併症の検査と治療(CVD対策を含む)	専門医による治療 腎機能低下の原因精査。腎機能低下を抑制するために集学的治療。透析などの腎代替療法の準備 腎不全合併症の検査と治療(CVD対策を含む)
生活習慣改善	禁煙 BMI<25	禁煙 BMI<25	禁煙 BMI<25	禁煙 BMI<25	禁煙 BMI<25	禁煙 BMI<25	禁煙 BMI<25
食事指導	高血圧があれば減塩6g/日未満	高血圧があれば減塩6g/日未満	高血圧があれば減塩6g/日未満	減塩6g/日未満 たんぱく質制限食*1 (0.8〜1.0g/kg体重/日)	減塩6g/日未満 たんぱく質制限食*1 (0.8〜1.0g/kg体重/日)	減塩6g/日未満 たんぱく質制限食*1 (0.6〜0.8g/kg体重/日) 高K血症があれば摂取制限	減塩6g/日未満 たんぱく質制限食*1 (0.6〜0.8g/kg体重/日) 高K血症があれば摂取制限
血圧管理	高血圧ガイドラインに従う	130/80mmHg以下 原則的にACE阻害薬やARBを処方	130/80mmHg以下 原則的にACE阻害薬やARBを処方	130/80mmHg以下 原則的にACE阻害薬やARBを処方	130/80mmHg以下 原則的にACE阻害薬やARBを処方	130/80mmHg以下 原則的にACE阻害薬やARBを処方	130/80mmHg以下 原則的にACE阻害薬やARBを処方
血糖値管理	HbA1Cは6.9%(NGSP値)未満	HbA1Cは6.9%(NGSP値)未満	HbA1Cは6.9%(NGSP値)未満	HbA1Cは6.9%(NGSP値)未満 インスリンおよびSU薬による低血糖の危険性	HbA1Cは6.9%(NGSP値)未満 インスリンおよびSU薬による低血糖の危険性 ビグアナイド薬*2は禁忌	HbA1Cは6.9%(NGSP値)未満 インスリンによる低血糖の危険性 ビグアナイド薬、チアゾリジン薬、SU薬は禁忌	HbA1Cは6.9%(NGSP値)未満 インスリンによる低血糖の危険性 ビグアナイド薬、チアゾリジン薬、SU薬は禁忌
脂質管理		食事療法・運動療法 LDL-C 120 mg/dL未満	食事療法・運動療法 LDL-C 120 mg/dL未満	食事療法・運動療法 LDL-C 120 mg/dL未満 薬物による横紋筋融解症への注意	食事療法・運動療法 LDL-C 120 mg/dL未満 薬物による横紋筋融解症への注意	食事療法・運動療法 LDL-C 120 mg/dL未満 薬物による横紋筋融解症への注意 フィブラート系はクリノフィブラート以外は禁忌	食事療法・運動療法 LDL-C 120 mg/dL未満 薬物による横紋筋融解症への注意 フィブラート系はクリノフィブラート以外は禁忌
貧血管理		腎性貧血以外の原因検索(腎機能的に腎性貧血は考えにくい)	腎性貧血以外の原因検索(腎機能的に腎性貧血は考えにくい)	腎性貧血以外の原因検索 鉄欠乏対策*3 腎性貧血は赤血球造血刺激因子製剤(ESA)*4でHb10〜12g/dL	腎性貧血以外の原因検索 鉄欠乏対策*3 腎性貧血は赤血球造血刺激因子製剤(ESA)*4でHb10〜12g/dL	腎性貧血以外の原因検索 鉄欠乏対策*3 腎性貧血は赤血球造血刺激因子製剤(ESA)*4でHb10〜12g/dL	腎性貧血以外の原因検索 鉄欠乏対策*3 腎性貧血は赤血球造血刺激因子製剤(ESA)*4でHb10〜12g/dL
骨・ミネラル対策		ステロイド薬治療中や原発性副甲状腺機能亢進症では通常治療	ステロイド薬治療中や原発性副甲状腺機能亢進症では通常治療	P、Ca、PTH:基準値内 低アルブミン血症では補正Caで評価 リン制限食	P、Ca、PTH:基準値内 低アルブミン血症では補正Caで評価 リン制限食	P、Ca、PTH:基準値内 低アルブミン血症では補正Caで評価 高P血症ではCaCO3などのリン吸着薬 PTHが基準値を超える際は活性型ビタミンD*5	P、Ca、PTH:基準値内 低アルブミン血症では補正Caで評価 高P血症ではCaCO3などのリン吸着薬 PTHが基準値を超える際は活性型ビタミンD*5
K・アシドーシス対策				高K血症、アシドーシスの原因検索 K制限(1,500mg/日) ループ利尿薬・陽イオン交換樹脂*6で対外へ排泄重曹酸Naによるアシドーシス補正	高K血症、アシドーシスの原因検索 K制限(1,500mg/日) ループ利尿薬・陽イオン交換樹脂*6で対外へ排泄重曹酸Naによるアシドーシス補正	高K血症、アシドーシスの原因検索 K制限(1,500mg/日) ループ利尿薬・陽イオン交換樹脂*6で対外へ排泄重曹酸Naによるアシドーシス補正	高K血症、アシドーシスの原因検索 K制限(1,500mg/日) ループ利尿薬・陽イオン交換樹脂*6で対外へ排泄重曹酸Naによるアシドーシス補正
尿毒素対策						球形吸着炭*7	球形吸着炭*7
そのほか				腎排泄性薬剤の投与量・間隔の調整	腎排泄性薬剤の投与量・間隔の調整	腎排泄性薬剤の投与量・間隔の調整	腎排泄性薬剤の投与量・間隔の調整

注意事項
*1 エネルギー必要量は健常人と同程度(25〜35kcal/kg体重/日)。
*2 メトグルコ®に関しては巻末付表:腎機能低下時の薬剤投与量を参照。
*3 鉄欠乏があれば鉄剤投与を検討。特にESAを使用していれば、フェリチン≧100ng/mL、鉄飽和度≧20%。
*4 ESA使用は腎臓専門医に相談。 *5 活性型ビタミンDの投与量に注意。 *6 陽イオン交換樹脂は便秘を起こしやすいので注意。
*7 球形吸着炭はほかの薬剤と同時に使用しない。便秘や食思不振などの消化器系合併症に注意。

日本腎臓学会 編:CKD診療ガイド2012.東京医学社,東京,2012.より引用

Column

カルシウム摂取量と結石形成

　日本人の上部尿路結石の90％はカルシウム含有結石である。カルシウム摂取量を増やせば、骨に吸収されないカルシウムは尿中に排泄される。これもあり、以前は結石患者にはカルシウム摂取制限を行っていた。

　ところが、健常者と上部尿路結石患者のカルシウム摂取量を比較した大規模調査で、結石患者のほうが、カルシウム摂取量が少ないという結果が出た。この根拠として、摂取されたカルシウムが、腸管内でシュウ酸と結合して難治性の結晶を形成し、便中に排泄されることで、シュウ酸の吸収を抑制することが考えられている。すなわち、腎でシュウ酸とカルシウムが出合うと腎でシュウ酸カルシウム結石が形成されるが、これを腸管内で行うことで、シュウ酸の吸収量を減らそうという話である。

　厚生労働省が発行している『日本人における食事摂取基準』では、カルシウムの1日標準摂取推奨量は成人で650～800mgである。一般的に、日本人でのカルシウム摂取量は少なく、これに達していないことが多い。そのため、一般にはカルシウム摂取量を増やすように指導して問題はない（1日摂取量1g程度は結石形成に関しては問題ない）が、過剰なカルシウム摂取はやはり尿中へのカルシウム排泄量を増加させるので問題になる。カルシウム摂取量の耐容上限量は2.5gと設定されているため、これを超えることはないようにする（2.5g摂取は普通の生活をしていたらほとんど不可能）。

　また、骨粗鬆症があり、カルシウム製剤やビタミンDを内服している患者に関しては、ある程度の運動負荷がないと摂取したカルシウムが骨内に移動せず、尿中カルシウム排泄量を増やすだけになる。そもそも運動性が悪い患者（たとえば寝たきり患者）では、このような治療を行うことにより、骨量の増加は期待できず、結石形成の危険率を上げるだけになる。このような患者に対しては、適当な運動を指導することも重要である。

Part 4

ナースが知っておきたい手術

Part 4 ナースが知っておきたい手術

上部尿路の手術①
経皮的腎砕石術
percutaneous nephrolithotripsy：PNL

> **Point**
> - 経皮的腎砕石術（PNL）は、経皮的に作成した腎瘻から内視鏡を挿入し、結石を破砕する手術である。腎内の大きな結石、上部尿管の嵌頓結石に対して行われる。
> - 使用する内視鏡は硬性腎盂鏡が主体だが、結石の部位・腎瘻の部位によっては、軟性膀胱鏡や軟性腎盂尿管鏡を使用することもある。
> - 起こりうる合併症は、輸血を要するような出血、敗血症、気胸・水胸、腸管穿孔、腎盂尿管の穿孔などがある。

経皮的腎砕石術（PNL）とは

- 経皮的に作成した腎瘻から内視鏡を挿入し、結石を破砕する手術である（図1）。

適応

- 珊瑚状結石をはじめとした腎内の大きな結石が適応である。最近の細径尿管鏡を使用したmini-Percでは、腎盂尿管移行部や上部尿管の嵌頓結石も適応になる。
- AUA（American Urological Association：米国泌尿器科学会）の『珊瑚状結石診療ガイドライン』では、PNL単独での珊瑚状結石の結石消失率が78％、PNL+ESWL（extracorporeal shock wave lithotripsy：体外衝撃波砕石術）で66％、ESWL単独で54％としている[1]。
- 腎結石および上部尿管結石1338症例（約20％は結石の表面積が1,000mm^{2}以上）に1585回のPNLを行い、結石消失率が94.8％であったという報告もある[2]。

術式

経皮的腎瘻の作成

- 超音波ガイド下ないしX線透視下に腎瘻を作成

図1　PNL

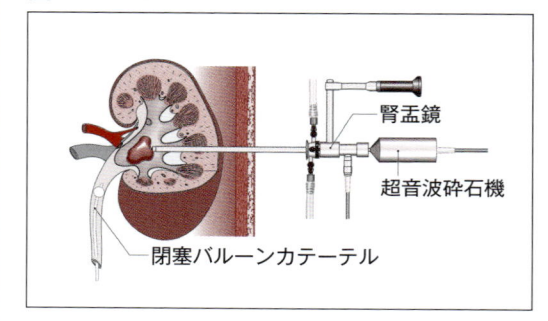

腎盂鏡
超音波砕石機
閉塞バルーンカテーテル

する。オクルージョンバルーンカテーテルを留置し、腎盂内に造影剤とインジゴカルミンを混ぜた溶液を注入すると、後の穿刺やワーキングガイドワイヤーの留置に役立つ。
- 腎杯の先端を確実に穿刺することが、その後の手術操作を容易にする。
- テレスコープ型のダイレータやバルーンダイレータを用いて、ある程度の太さまで腎瘻を拡張した後、腎盂尿管から膀胱にまで至るセーフティガイドワイヤーを留置し、皮膚に固定する。

使用する器材

- 内視鏡は硬性腎盂鏡が主体となる。内視鏡の太さに合わせて腎瘻を拡張する。結石の部位と腎瘻の部位によっては、軟性膀胱鏡や軟性腎盂尿管鏡も準備する。
- 硬性鏡を用いるときには超音波砕石装置が主体

になるが、ballistic砕石装置（Lithoclast®）も有効なことが多い。
- 軟性鏡を使用する際には、レーザー砕石装置も必要になる。

術前準備
- 腎瘻穿刺線上に腸管や胸腔が入らないことを確認するために、腎瘻穿刺を行う体位（腹臥位ないし半側臥位）で単純・造影CTを行う。
- 一般に、珊瑚状結石は感染結石（リン酸マグネシウムアンモニウム結石など）であることが多いので、術前の十分な化学療法が必要になる。

手術室・麻酔・手術体位
- 砕石位のとれる手術台と、超音波断層装置、X線透視装置、内視鏡モニタが見られる手術室にて行う。
- 麻酔は、一般には全身麻酔で行う。腎瘻がすでに造設された2回目以降の手術では、硬膜外麻酔でも可能である。
- 手術体位は、砕石位としてオクルージョンバルーンカテーテルを留置し、その後の腎瘻作成からは腹臥位とするのが一般的だが、開脚半側臥位（修正Valdivia体位）で体位を変えることなくオクルージョンバルーンカテーテル留置・腎瘻穿刺・PNLを行うこともある。また、すべてを開脚腹臥位で行うグループもある。

内視鏡操作・砕石操作
- 灌流液の水圧をできるだけ低くして内視鏡観察を行う。
- 硬性腎盂鏡を使用する際は、超音波砕石が主体となり、吸引しながらの砕石になる。
- 砕石と抽石が終了したら、各腎杯内を観察する。
- 腎盂壁に裂傷があり、後腹膜腔内に灌流液が流出するようであれば、可及的すみやかに手術操作を終了し、残った結石は次回のPNLで取り出すようにする。
- 結石が硬い場合、Lithoclast®で砕石し、異物鉗子や把持鉗子で抽石していく方法もある。

合併症
- 多数の症例を経験している施設でも、輸血を必要とするような出血が0.8％、敗血症が1.3％程度に生じる。
- 上記の他、重篤な合併症として気胸・水胸（1％）や腸管穿孔（0.06％）などが、比較的軽度な合併症として腎盂尿管穿孔（1.6％）が生じる[2]。

ケア・観察のポイント
- 血流豊富な腎実質に腎瘻を作成するため、まず、出血に関係する観察が重要になる。血尿の有無だけでなく、腎瘻周囲の血腫の有無に注意する。
- 隣接臓器損傷の有無の判断も必要である。気胸、血胸、胸水貯留について観察を怠らない。
- 消化器損傷の可能性があることを十分に認識し、腹膜刺激症状などに注意する。
- 感染を伴う結石では、菌血症・敗血症に注意を怠ってはならない。体温・血圧・尿量の観察が重要である。

（奴田原紀久雄）

文献
1. Preminger GM, Assimos DG, Lingeman JE, et al. Report on the management of staghorn calculi (2005). http://www.auanet.org/content/guidelines-and-quality-care/clinical-guidelines/main-reports/staghorncalculi/preface.pdf
2. Duvdevani M, Razvi H, Soffer M, et al. Contemporary percutaneous nephrolithotripsy: 1585 procedures in 1338 consecutive patients. *J Endourol* 2007; 21: 824-829.

Part 4 ナースが知っておきたい手術

上部尿路の手術②
経尿道的尿管砕石術
transurethral ureterolithotripsy：TUL

> **Point**
> - 経尿道的尿管砕石術（TUL）は、尿道から尿管鏡を挿入し、結石を破砕する手術で、尿管結石・腎結石に対して行われる。
> - 砕石装置には、硬性尿管鏡を用いるballistic砕石装置（Lithoclast®）と、硬性尿管鏡・軟性腎盂尿管鏡のどちらも使用可能なHo:YAGレーザー砕石装置がある。
> - 起こりうる合併症には、発熱、尿路感染症、敗血症、尿管損傷、尿管狭窄などがある。

経尿道的尿管砕石術（TUL）とは

- 尿道から挿入した尿管鏡を尿管や腎の内部に進め、結石を破砕する手術である（図1）。

適応

- 従来、TULの適応は尿管結石に限定されていた。しかし、軟性腎盂尿管鏡の発展に伴ってf-TUL（flexible TUL）が行われるようになり、ESWL（extracorporeal shock wave lithotripsy：体外衝撃波砕石術）抵抗性結石や下腎杯結石などの腎結石にも適応範囲が拡大された。
- 一般に、腎結石にはf-TUL、中部尿管結石や下部尿管結石には硬性尿管鏡によるr-TUL（rigid TUL）が行われる。
- 上部尿管結石に関しては、r-TULとf-TULの両方が行われるが、腎内に結石が戻ってしまった場合には軟性腎盂尿管鏡（f-TUL）で対応する。
- TULは、従来、尿管砕石に用いた術式を現していたので、f-TULでの腎結石の治療に適応していない。そこで、最近では「URS（urethroscope：尿管鏡手術）による砕石治療」という呼び方が出てきている。

術式

使用する器材

1. 尿管鏡
- 最近の硬性鏡は、先端外径が6～8Fr程度で、視野の明るさを保ちながら、尿管内への挿入性が向上している。
- 軟性腎盂尿管鏡は、耐久性が向上したこと、操作孔内径を変えずに細径化と弯曲角度の向上が計られたことにより、下腎杯にも容易に到達できるようになった。
- 近年では、電子スコープが開発され、画質が著しく向上している。

2. 砕石装置
- 現在、わが国で多く使用されている砕石装置は、ballistic砕石装置（Lithoclast®（リソクラスト））とHo:YAG（Holmium: Yttrium Aluminium Garnet：ホルミウムヤグ）レーザー砕石装置である。
- Ho:YAGレーザー砕石装置は軟性腎盂尿管鏡にも使用できるが、Lithoclast®は硬性尿管鏡でないと使用できない。

図1　TULの概要

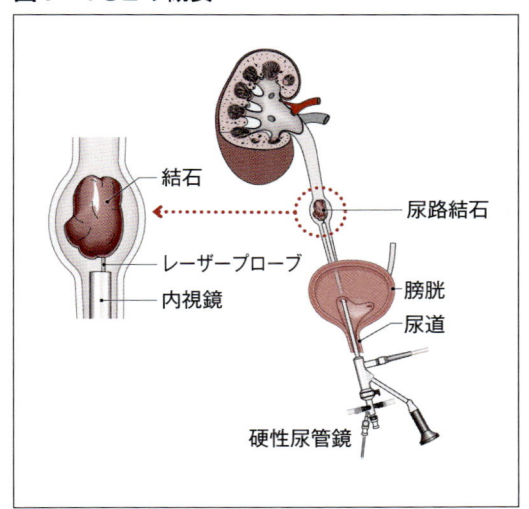

図2　r-TULの実際

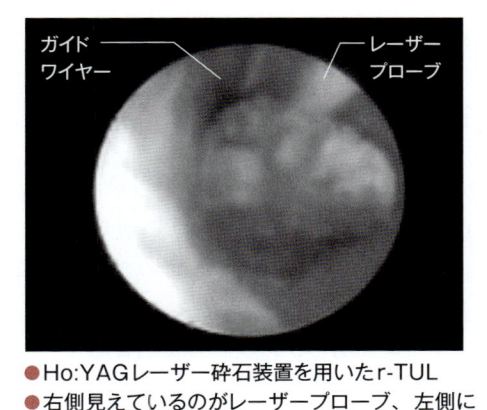

- Ho:YAGレーザー砕石装置を用いたr-TUL
- 右側見えているのがレーザープローブ、左側に見えているものがガイドワイヤー

術前準備
- 上部尿路の走行や狭窄の有無を判断できる排泄性尿路造影、CT、MRU（MR Urography：MRウログラフィ）のいずれかを施行する。
- 上部尿路感染症の合併がある場合には、術前に適切な抗菌薬投与を行う。

手術室・麻酔・手術体位
- 砕石位のとれる手術台と、X線透視装置、内視鏡モニタが見られる手術室にて行う。
- 麻酔は、全身麻酔、硬膜外麻酔、腰椎麻酔を症例に合わせて選択する。
- 手術体位は砕石位とする。

実際の手技
1．尿管鏡の挿入
- **硬性尿管鏡の場合**：膀胱鏡を行いて、逆行性操作でガイドワイヤーを尿管内に留置する。このガイドワイヤーをワーキングガイドワイヤーとして利用し、尿管鏡を尿管口に挿入する。操作に慣れた術者においては、ガイドワイヤーの脇から直接尿管鏡を挿入する場合もある。
- **軟性腎盂尿管鏡の場合**：尿管鏡の出し入れが多くなる場合は、術中の腎盂内圧上昇防止効果を期待して、アクセスシースを留置して軟性腎盂尿管鏡を挿入する。硬性尿管鏡と同様にガイドワイヤーを使用する方法もある。

2．尿管鏡の尿管内の進め方
- 尿管口の通過後は、尿管の中心と内視鏡の視野の中心が一致するようにし、尿管鏡を結石のほうに進めていく。

3．砕石と抽石の実際
- **Lithoclast®の場合**：結石の中心にプローベを当てると、結石が腎へ挙上してしまうため、結石の辺縁より砕石していく。結石挙上を予防する処置器具（バスケットカテーテルやStone Cone™）を併用する場合もある。
- **Ho:YAGレーザー砕石の場合**：尿管壁に広範にレーザー照射が行われると尿管狭窄を起こすこと、内視鏡の近くでレーザー照射が行われると内視鏡自体が破壊されてしまうことから、レーザーファイバーの先端が内視鏡の視野の中心近くになるようにする（図2）。
- 砕石片を抽石するか否かは、一致した意見はない。しかし、抽石を行うと、術後の尿管ステント留置を省略できる症例があること、嵌頓結石では嵌頓部への砕石片の再嵌頓を防止できることなどの利点がある。
- 砕石後は、尿管全長にわたって、抽石が必要となる長径2mm以上の結石がないことを確認す

る。その後、ステント留置が必要な症例（尿路感染症など）では、ダブルJステントカテーテルを留置する。

合併症

- 尿管結石に対するTULの合併症として、発熱（5％）、尿路感染症（3％）、敗血症（2％）が報告されているが、ESWLでの合併症の頻度と大差がない。
- ESWLより明らかに多い合併症として、尿管損傷（2％）、尿管狭窄（1％）が見られるが、これらも尿管鏡の細径化に伴って減少してきている[1]。

ケア・観察のポイント

- 従来の開腹手術と異なり、術後の疼痛は軽微である。
- ステントによる膀胱刺激症状が強く見られる患者もいる。観察を十分に行い、早期抜去に協力する必要がある。
- 水圧をかけながらの手術になるため、尿路感染症を合併している症例では、術後菌血症やさらには敗血症を起こす危険性がある。これらをいち早く察知するために、体温・血圧をはじめとした理学的観察を注意深く行う必要がある。

（奴田原紀久雄）

文献
1. Wolf Jr JS. Treatment selection and outcomes: ureteral calculi. *Urol Clin N Am* 2007; 34: 421-430.

Part 4 ナースが知っておきたい手術

上部尿路の手術③
根治的腎摘除術、根治的腎尿管摘除術
radical nephrectomy, radical nephroureterectomy

> **Point**
> - 根治的腎摘除術は、腎細胞がんの標準術式である。ただし、小さな腫瘍や単腎などの場合には、腎部分切除が選択されることが多い。
> - 根治的腎尿管摘除術は、腎盂尿管腫瘍に対する標準術式である。
> - 術後には、後出血、創部感染、無気肺、肺炎、縫合不全などが起こりうる。ドレーン排液の状況や、バイタルサインを含めた患者の状態を十分に観察する必要がある。

根治的腎摘除術とは

- 腎臓は後腹膜に存在し、周囲を脂肪被膜で覆われ、腹側に腹膜、背側に腰部の筋肉（腰方形筋、大腰筋）、頭側に脂肪被膜に包まれた副腎が接している（図1）。
- 根治的腎摘除術は、Gerota（ゲロタ）筋膜に包まれた状態で腎を摘出する手術である。
- 麻酔は全身麻酔となる。症例に合わせて、硬膜外麻酔などを併用する。

適応
- 腎細胞がんの手術には、根治的腎摘除術と腎部分切除がある。
- 腎部分切除は小さな腫瘍や単腎などの場合に適応となり、これら以外では根治的腎摘除術が標準術式である。
- 転移のある症例、隣接臓器に浸潤のある症例、下大静脈に進展した症例でも、手術が選択される場合がある。最近では、時代の変遷とともに、ロボット補助を含めた腹腔鏡手術へと変化しつつある。

図1　腎臓（右側）

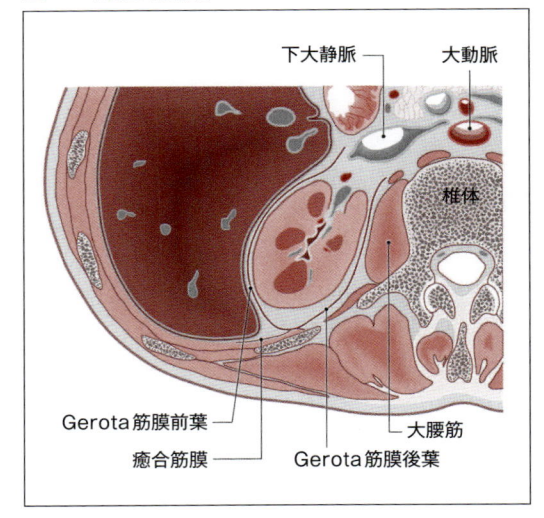

（下大静脈、大動脈、椎体、Gerota筋膜前葉、癒合筋膜、大腰筋、Gerota筋膜後葉）

術式①:開創手術の場合
1．経腹膜的根治的腎摘除術
- 腎周囲組織を剥離することなく腎茎部に到達して腎動静脈を処理できること、また、腎を触ることによるがん細胞の血管内播種を防げることがメリットである。
- 腹腔内で手術を行うため術後腸閉塞の危険性があること、また、将来、腹腔内臓器の手術を行う際に癒着のため難渋することがデメリットである。
- 体位は、仰臥位ないしは患側を上にした半側臥

位をとる。
- 皮膚切開は、正中切開、横切開あるいは逆L字状切開（正中切開と横切開を組み合わせた方法）が用いられる（図2）。
- 手順の概略を以下に示す（図3）。
  ①腹腔内到達
  ②結腸を内側に脱転
  ③Gerota筋膜前葉と腹膜間の剥離
  ④腎動静脈の結紮、切断
  ⑤尿管切断
  ⑥Gerota筋膜後葉の剥離展開
  ⑦副腎の処理
  ⑧摘出

2．経後腹膜的根治的腎摘除術

- 体位は、患側を上にした側臥位をとる（図4）。
- 腹腔内は経由しないため、術後腸閉塞の恐れがなく、腎周囲の剥離操作をほとんど行わずに腎動脈に到達できるのがメリットである。
- 手術の概略を以下に示す。
  ①第11または12肋骨直上の後腋窩線部から臍に向けて腹直筋外縁までの皮膚切開
  ②Gerota筋膜後葉の剥離展開
  ③腎動静脈の結紮切断
  ④副腎の処理
  ⑤尿管の切断
  ⑥腎摘出

3．経胸腹的根治的腎摘除術

- 患側を上にした半側臥位で、腰部を折り、ジャックナイフをかけ、腹部を過進展させる。

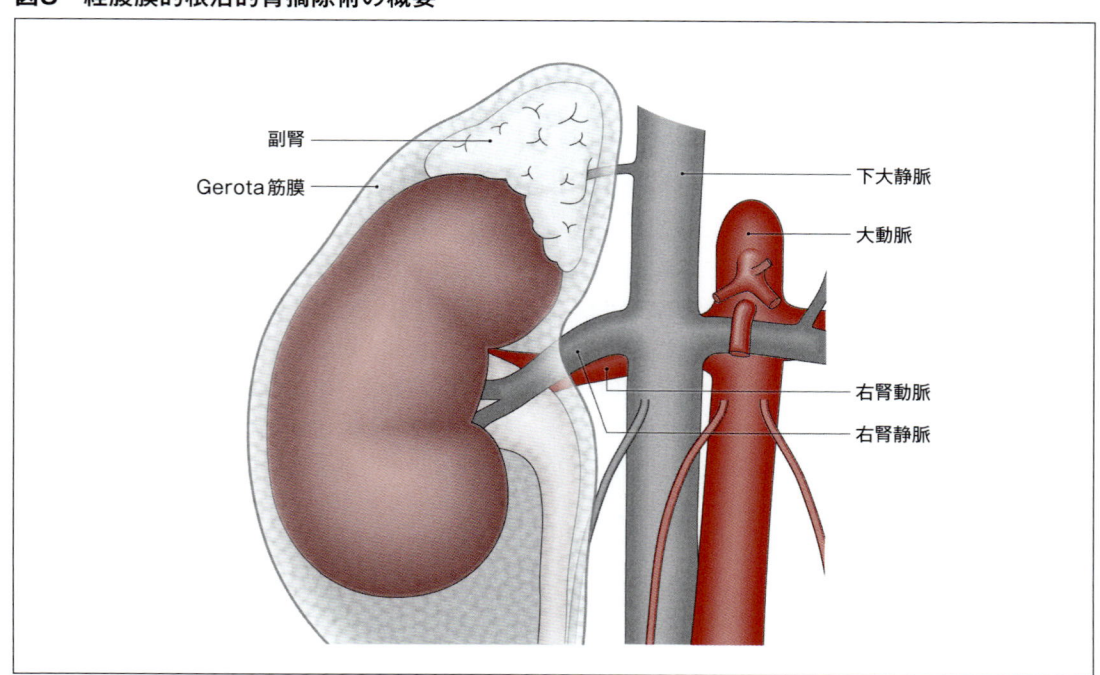

図2　経腹膜的根治的腎摘除術の皮膚切開

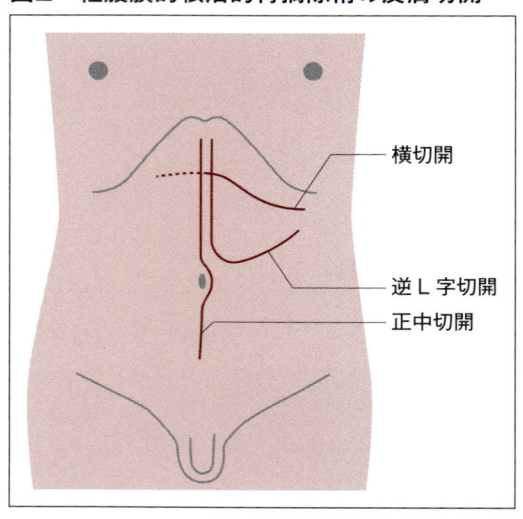

図3　経腹膜的根治的腎摘除術の概要

- 広い視野を得ることができ、大きな上極の腎がんや下大静脈内腫瘍塞栓の症例に行われることがある。
- 通常、第9肋骨の中腋窩線部から正中に向かう斜切開で腹直筋外縁までの皮膚切開（図5）に続いて開腹し、さらに横隔膜を切開して開胸する。腹腔内での腎摘の手順は、経腹膜的アプローチの場合とほぼ同様である。

4．開創手術の合併症
- 術中合併症としては、出血、横隔膜や胸膜の損傷、腎周囲臓器（肝臓、膵臓、脾臓、腸管）の損傷が起こりうる。
- 術後は、後出血、腸閉塞、創部感染、無気肺、肺炎などが起こりうる。
- 術後腎摘除部にはドレーンが留置されており、バイタルサインを含めた患者の状態を十分に観察する必要がある。

術式②：腹腔鏡手術
- 腹腔鏡手術は、開創手術に比べ、離床が早く、術後の疼痛も軽い。
- 根治的腎摘除術に対しても、内視鏡を用いた低侵襲手術が、腹腔鏡手術、ミニマム創内視鏡下手術として広く普及している。

1．経腹膜的アプローチ
- 体位は、患側を上にした側臥位とする。
- トロカーポートから内視鏡および操作器具を挿入し、モニター画面を見ながら開放手術の根治的腎摘除術と同様な手順で、腎を遊離する（図6）。

2．経後腹膜的アプローチ
- 体位は、患側を上にした側臥位とする。
- 手術の概略を以下に示す。
    ①トロカールの挿入（図7）
    ②バルーンダイセクタなどによる後腹膜腔の拡張
    ③外側円錐筋膜の切開、腎背面の展開

図4　経後腹膜的根治的腎摘除術の体位

第12肋骨

図5　経胸腹膜的根治的腎摘除術の皮膚切開

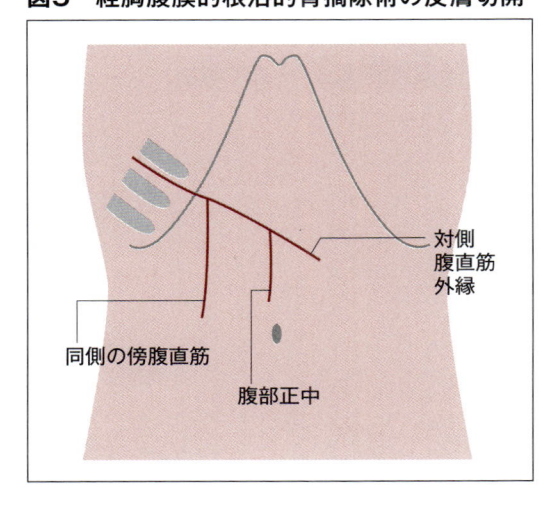

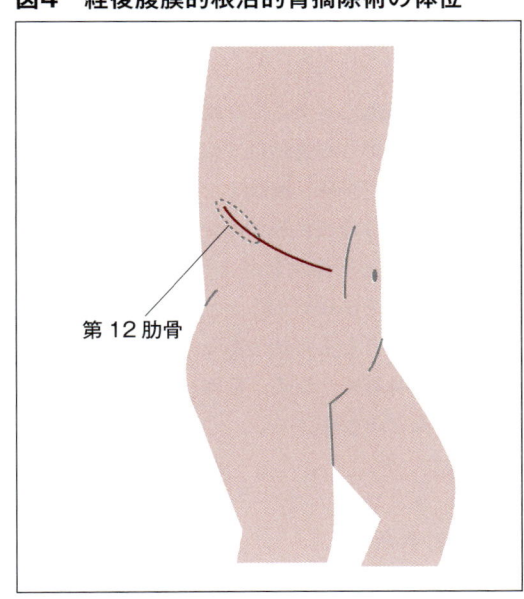

同側の傍腹直筋
腹部正中
対側腹直筋外縁

図6　経腹膜到達法における腹腔鏡下右腎摘除術時のトロカールの位置

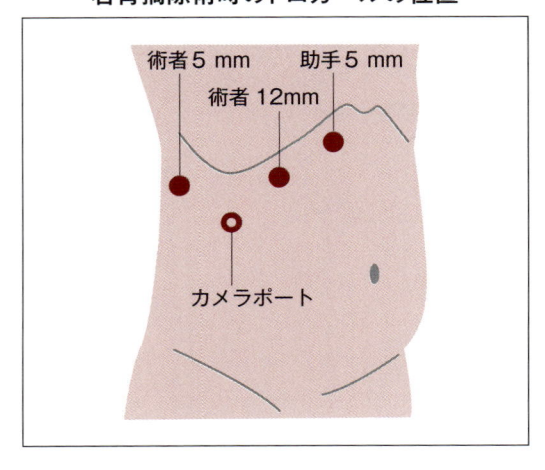

術者5 mm
助手5 mm
術者12mm
カメラポート

④腎動脈の同定後、腎動脈を血流遮断・切断
⑤腎上極背面の剥離
⑥腎前面を腹膜から剥離、展開
⑦腎上極で横隔膜からの切離、副腎の処理
⑧腎下極・尿管の処理、腎の遊離

3. 腹腔鏡手術の合併症
- 開創手術と同様の合併症が起こりうる。
- 皮下気腫や空気塞栓が腹腔鏡手術に特有ではあるが、塞栓症などの発生頻度は低い。

根治的腎尿管摘除術とは

適応
- 腎盂尿管腫瘍に対する標準術式である。
- 腎摘除における到達法は、経腰的到達法で行われ、下部尿管摘除、膀胱カフ状切除は下腹部正中切開または傍腹直筋切開で行われることが多い。これらの切開は分けて行うことが多いが、腎摘除術と下部尿管摘除を一連の後腹膜到達法により行うことも可能である（図8）。
- 麻酔は全身麻酔となる。症例に合わせて、硬膜外麻酔などを併用する。

術式
1. 開創手術
- 患側を上にした側臥位で、腰部を折り、ジャックナイフをかけ、腹部を過進展させる。
- 第11肋骨を切除し、後腹膜に至る。その後の腎摘除は、後腹膜的根治的腎摘除と同様である。腎の遊離後は、体位を仰臥位とし、皮膚切開後、下部尿管を剥離する。
- 膀胱壁内尿管まで剥離を進め、尿管口を含めた粘膜まで切除する。切開した粘膜、筋層は吸収糸にて縫合閉鎖する。
- 腎摘除部と膀胱縫合部に、ドレーンを立てる。

2. 腹腔鏡手術
- 一般的には、腹腔鏡下腎摘除術における後腹膜的アプローチで腎を遊離する。その後は、下腹部正中切開ないしは傍腹直筋切開で、下部尿管、

図7 後腹膜的アプローチにおける腹腔鏡下右腎摘除術時のトロカールの位置

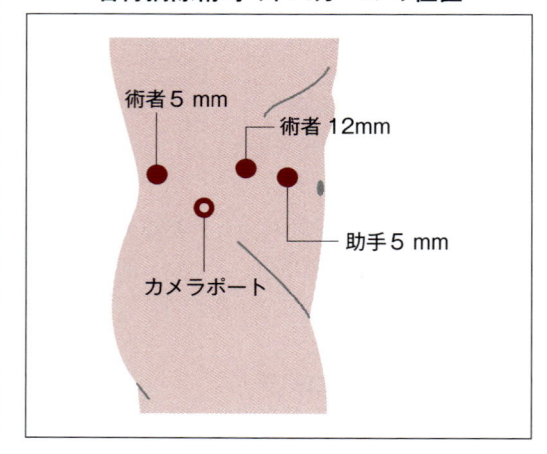

（術者5mm、術者12mm、カメラポート、助手5mm）

図8 根治的腎尿管摘除術のアプローチ法

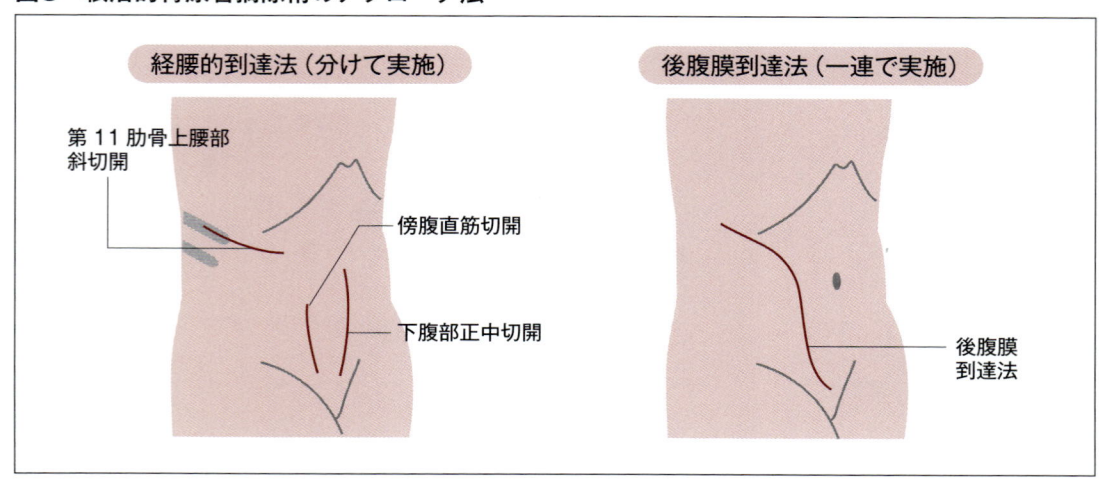

経腰的到達法（分けて実施）
- 第11肋骨上腰部斜切開
- 傍腹直筋切開
- 下腹部正中切開

後腹膜到達法（一連で実施）
- 後腹膜到達法

膀胱カフ状切除を行う。
- 腎摘除部と膀胱縫合部に、ドレーンを立てる。

合併症
- 術中合併症としては、出血、横隔膜や胸膜の損傷、腎周囲臓器（肝臓、膵臓、脾臓、腸管）の損傷が起こりうる。
- 術後は、後出血、創部感染、無気肺、肺炎、縫合不全などが起こりうる。
- 術後腎摘除部と膀胱縫合部には、ドレーンが留置しており、バイタルサインを含めた患者の状態を十分に観察する必要がある。

ケア・観察のポイント

術前
- 担がん状態という、身体的・心理的・社会的な苦痛を理解し、手術について理解できるような援助が必要である。
- 手術、麻酔に対するリスク（心疾患、呼吸機能、既往歴）をアセスメントする。

術後

1．出血
- ドレーンからの排液の性状、量を観察する。
- 血圧低下や貧血、腹部膨満などの症状にも注意する。

2．無気肺
- 呼吸音の聴診、自覚的呼吸困難の有無、酸素飽和度などを観察する。排痰の援助や早期離床を促す。

3．創部痛
- 疼痛が強いと、呼吸の抑制や離床の遅れへとつながり、他の合併症を引き起こす可能性もある。
- 必要に応じて鎮痛薬の投与を検討する。

（原秀彦）

下部尿路の手術①
経尿道的膀胱腫瘍切除術
transurethral resection of bladder tumor:TUR-Bt

> **Point**
> - 経尿道的膀胱腫瘍切除術（TUR-Bt）は、膀胱がんの病理診断・病期を確定する目的で行われる。
> - TUR-Btの結果、筋層非浸潤性膀胱がん（T1以下）であれば本手術が治療を兼ねるが、筋層浸潤性膀胱がん（T2以上）であれば膀胱全摘術が考慮される。
> - 合併症としては、TUR反応（低ナトリウム血症）、閉鎖神経刺激などが挙げられる。

経尿道的膀胱腫瘍切除術（TUR-Bt）とは

適応

- 膀胱がんは、筋層非浸潤性膀胱がんと、筋層浸潤性膀胱がんに分類される。TUR-Btは、まず、病理学的に、がんの分化度を含めた上記の分類（病期分類、深達度分類）を確定する目的で行われる。
- すなわち、TUR-Btは、膀胱鏡で膀胱がんと診断されたものに対して、病理学的診断をつけるためにまず行われる検査・治療である。十分な切除が行われていて病理がT1以下であれば「治療も兼ねた」ということになるし、T2以上であればその診断をもとに膀胱全摘術が考慮される。

術式

- 器具は、TUR-P（transurethral resection of prostate：経尿道的前立腺切除術）と同様に、切除ループを装着できる膀胱尿道鏡が用いられる。
- 体位：硬膜外麻酔下に砕石位で行う。
- 手術の概要を図1に示す。

- なお、本手術において腫瘍が筋層浸潤しているか否かを見ることはきわめて重要である。そのため、腫瘍存在部では筋層を含めた切除を行うことや、切除断端に腫瘍残存がないか、切除辺縁部や根部の生検や追加切除標本の提出が重要になる。

合併症

- モノポーラ電極を用いる場合、灌流液としてD-ソルビトールないしD-マンニトール溶液が使用される。そのため、長時間手術では、TUR反応（低ナトリウム血症）に注意する。
- 切除電流が閉鎖神経を刺激し、大腿内転筋の急激な収縮から下肢が大きく動くことがある。このとき、電気メスに電流が流れていると、膀胱壁を深く切開して膀胱穿孔を起こすことがある。これを予防するために、手術時閉鎖神経ブロックを同時に行うこともある。
- 最近では、バイポーラ電極を用いて生食灌流で行える機器も市販され、TUR反応と閉鎖神経刺激の発生率が減少している。

ケア・観察のポイント

- 術中には、低ナトリウム血症や血圧低下に注意

図1 T1腫瘍のTUR-Bt

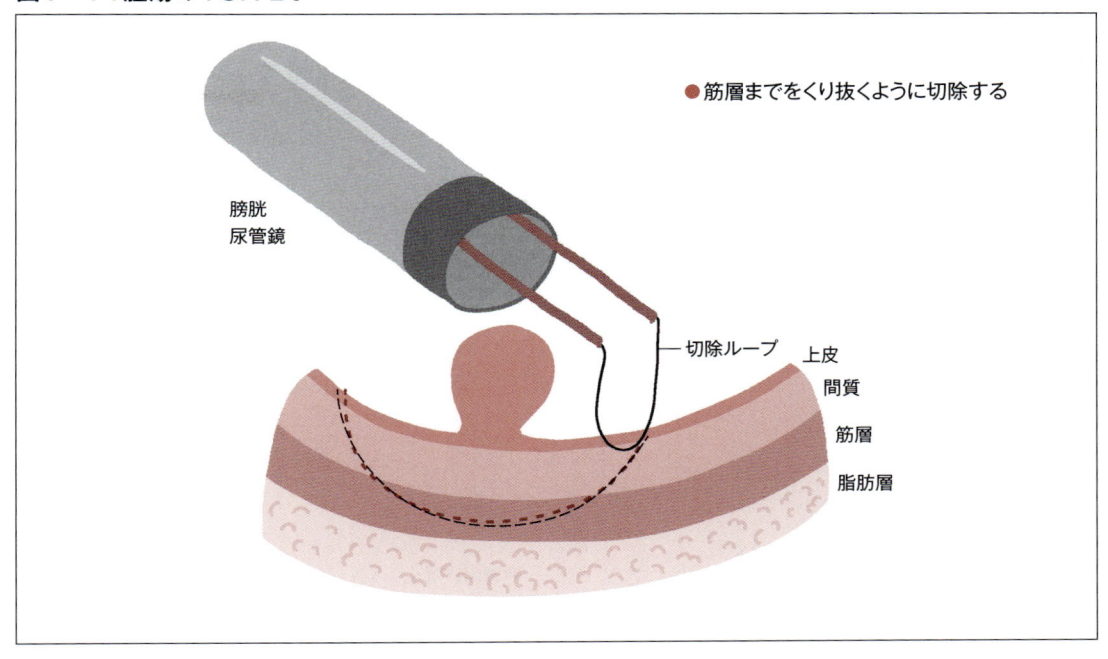

- 筋層までをくり抜くように切除する

膀胱尿管鏡／切除ループ／上皮／間質／筋層／脂肪層

する。
- 術後は、血尿の程度に注意し、必要があれば膀胱内持続灌流を行う。
- 出血による貧血やショックにも注意する。
- 術後には、尿の流出状態に、常に注意をはらう。

（奴田原紀久雄）

Part 4 ナースが知っておきたい手術

下部尿路の手術②
根治的膀胱全摘除術
radical cystectomy

> **Point**
> - 根治的膀胱全摘除術は、筋層浸潤膀胱がん（T2以上）に対して行われる。
> - 一般的に、骨盤内リンパ節郭清、男性では膀胱・前立腺・精嚢の切除、女性では膀胱・子宮・腟壁の一部の切除が同時に行われる。
> - 尿道が残っている場合は回腸新膀胱の造設が検討されるが、尿道も切除された場合には、尿路変向術（回腸導管、尿管皮膚瘻術）を同時に行う。

根治的膀胱全摘除術とは

適応
- 根治的膀胱全摘除術は、筋層浸潤をきたした膀胱がん（T2以上）に対して施行される。
- 膀胱がんは、一般的にhigh grade-high stage, low grade-low stageといわれ、筋層浸潤を起こしている膀胱がん（T2以上）は、分化度も悪く、転移をきたしやすい。そのため、膀胱全摘術の適応となることが多い。

術式
- 開腹手術、腹腔鏡下手術のどちらも行われる。
- 前立腺部尿道に浸潤していれば、尿道全摘も併せて施行する（この場合は、経会陰からの開放手術となる）。
- 一般には、骨盤内リンパ節郭清（内外・総腸骨動静脈周囲リンパ節、閉鎖リンパ節）も併せて行うことが多い。
- 男性では、膀胱・前立腺・精嚢を合併切除する（図1）。女性では、膀胱と子宮、腟壁の一部を合併切除する。
- 膀胱摘除後の尿路変向術として、回腸導管（図2）や尿管皮膚瘻術が行われる。
- 尿道が残っている場合は、自排尿可能な回腸新膀胱が造設されることもある。回腸新膀胱を作成する場合には、外尿道括約筋を損傷しないことが大切である。
- 直腸壁と膀胱前立腺間に存在する勃起神経を温存すると、勃起機能は保たれる。

合併症
- 出血や尿路変向に伴う腹腔内臓器損傷が起こりうる。また、閉鎖神経損傷も起こりうる。
- 術後は、後出血のみならず、創部感染やイレウスが起こりうる。

ケア・観察のポイント
- 術後は、全身状態を観察し、後出血や脱水に注意する。
- 尿管にステントカテーテルが挿入されてくることが多い。尿の流出状態に注意する。
- 腸の動きに注意し、イレウスの発症に備える。

（奴田原紀久雄）

図1　膀胱全摘除術の概要（男性患者の場合）

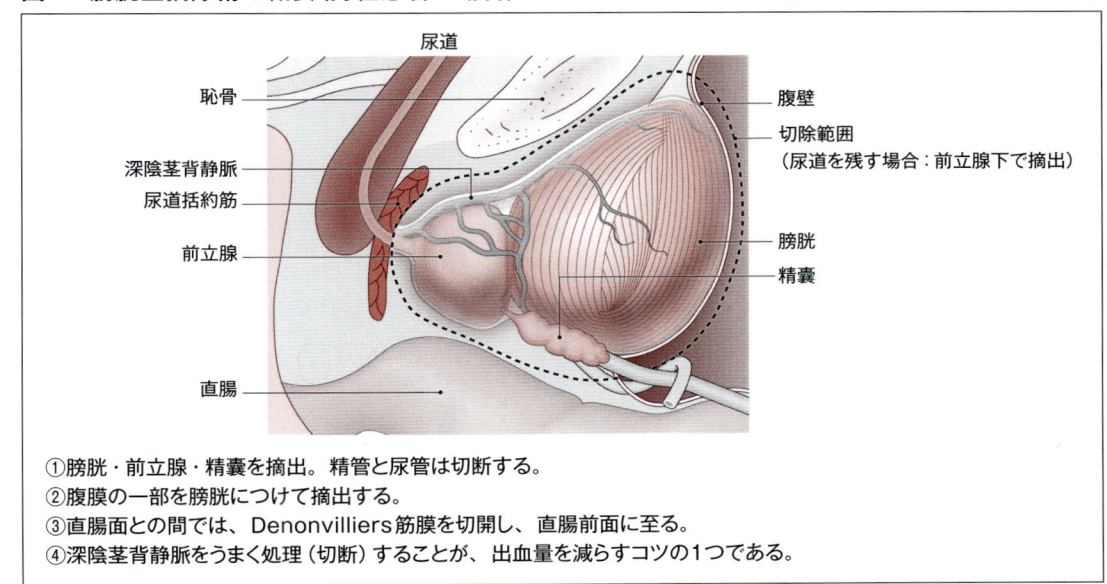

①膀胱・前立腺・精嚢を摘出。精管と尿管は切断する。
②腹膜の一部を膀胱につけて摘出する。
③直腸面との間では、Denonvilliers筋膜を切開し、直腸前面に至る。
④深陰茎背静脈をうまく処理（切断）することが、出血量を減らすコツの1つである。

図2　回腸導管（ileal conduit）

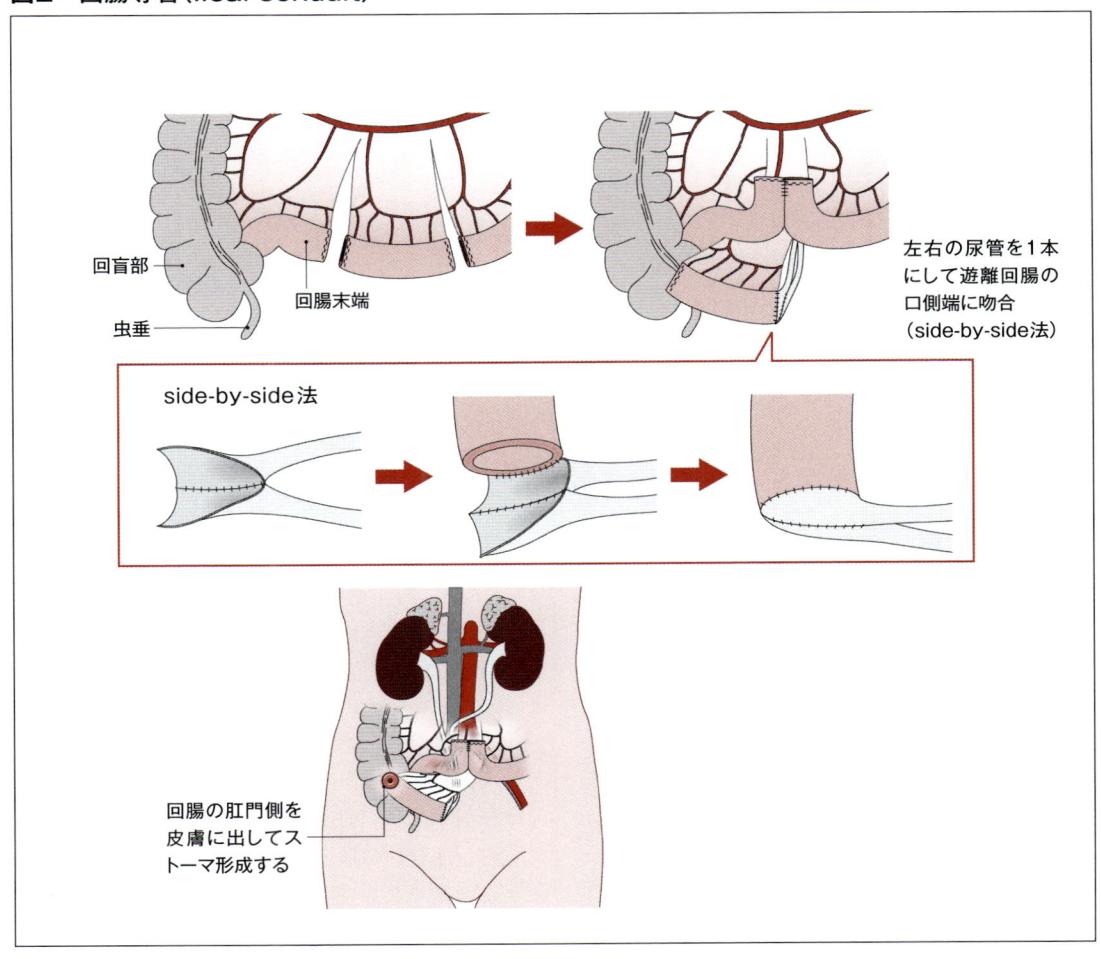

左右の尿管を1本にして遊離回腸の口側端に吻合（side-by-side法）

side-by-side法

回腸の肛門側を皮膚に出してストーマ形成する

根治的膀胱全摘除術

Part 4 ナースが知っておきたい手術

下部尿路の手術③
膀胱尿管逆流症（VUR）防止術
vesicoureteral reflux: VUR

> **Point**
> - 手術の絶対適応は、保存的治療にコントロール不良な尿路感染を伴う症例。
> - 手術方法については開腹術、内視鏡的注入療法、腹腔鏡下膀胱内手術が行われている。
> - 術後は長期のフォローアップが必要である。

膀胱尿管逆流症（VUR）防止術とは

- 下記適応疾患に対し、VURが消失し、かつ閉塞による水腎症がない状態をめざして行われる手術である。

適応

- **絶対的適応**：抗菌薬の予防投与にもかかわらず、腎盂腎炎をコントロールできない。
- **相対的適応**：腎機能障害（腎シンチグラフィで腎瘢痕を評価）、高度のVUR（Grade 5）、永続的高度VUR（Grade 4以上）、服薬コンプライアンス不良、自然消失しにくい年齢（8〜9歳）など。

術式

開腹手術

- 下腹部に小さな横切開を行い、尿管と膀胱をつなぎなおし、しっかりした粘膜下トンネルをつくる手術となる。
- 成功率は95％以上であり、現時点では最も確実な治療法である。
- 膀胱を開く手術として、Cohen法（図1）、Politano-Leadbetter法などがある。
- 膀胱を開かない方法として、Lich-Gregoir法（図

図1　Cohen法

尿管を剥離

粘膜下トンネルに尿管をくぐらせて吻合

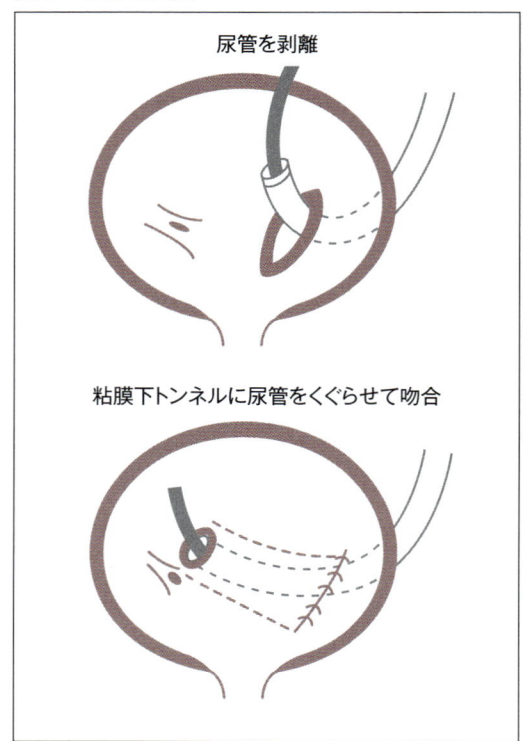

2）などがある。

内視鏡手術

- 尿管口周囲に注入剤（コラーゲンなど）を注入し、尿管口の形を変えることにより逆流を止める手術である（図3）。
- 傷が残らず、手術時間も短いため、早期退院が

図2　Lich-Gregoir法

膀胱尿管移行部を剥離　→　上方に粘膜が露出するまで切開　→　筋層内に尿管を埋め込み、縫合

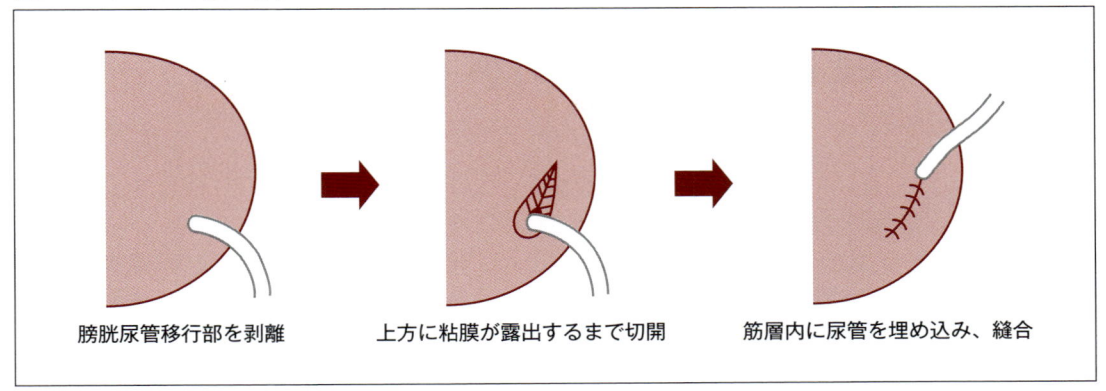

可能である。ただし、逆流消失率は、開腹手術よりも劣る（70〜80％程度）。

腹腔鏡下手術
- 開腹手術を腹腔鏡で行うものである。一部の施設で行われている。

合併症

開腹手術の場合
- テネスムス（→p.207）：術後最も患者の訴えが多い。数日間続く。
- 肉眼的血尿：膀胱を開く術式で見られる。術後数日続く。
- その他：嘔吐、発熱・尿路感染症、体側尿管へのVUR出現、腸閉塞、尿路閉塞などがある。

内視鏡手術の場合
- 排尿痛・肉眼的血尿：膀胱鏡操作によるもの。年長男児で生じやすい。
- その他：排尿困難・尿閉・尿意切迫感・尿路閉塞などがある。

ケア・観察のポイント

- 尿道あるいは尿管カテーテルの管理、時間尿量・飲水量のインアウトバランス、尿の性状、疼痛対策が重要となる。
- 退院後も水分は多くとり、排尿や排便をがまんしないように指導する。

図3　内視鏡手術

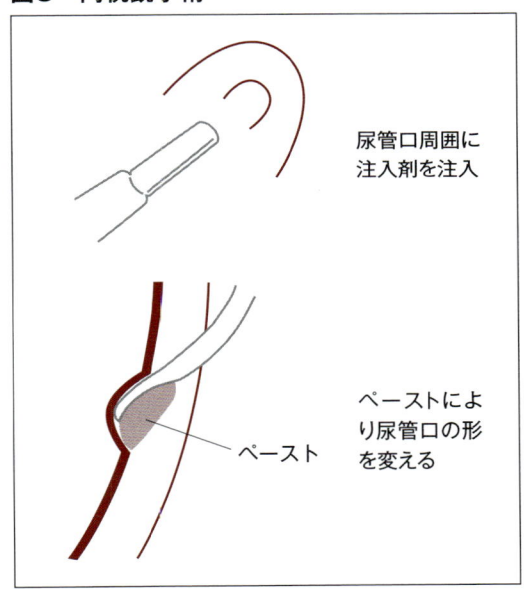

尿管口周囲に注入剤を注入

ペーストにより尿管口の形を変える

ペースト

（野間康央）

文献
1. 吉田修：新図説泌尿器科学講座 第5巻小児泌尿器科学，女性泌尿器科学．メジカルビュー社，東京，1999：138-150．
2. 中井秀郎：原発性VURの正体と最新の対応．日本小児腎臓病学会雑誌 2013；26(2)：205-212．
3. 古賀紀子，松岡啓：膀胱尿管逆流症．医学と薬学 2013；70(2)：213-218．
4. 鯉川弥須宏，山口孝則，此元竜雄：膀胱尿管逆流症．臨床泌尿器科2013；67(4増刊号)：84-85．
5. 坂井清英：膀胱尿管逆流症．泌尿器ケア2006；11(6)：584-587．

Part 4 ナースが知っておきたい手術

生殖器の手術①
経尿道的前立腺切除術
Transurethral resection of the prostate：TURP

> **Point**
> - 経尿道的前立腺切除術（TURP）は、尿道内に挿入した切除鏡先端の電極に高周波電流を流し、肥大した前立腺腺腫を削る手術で、現在、前立腺肥大症の標準術式とされている。
> - 前立腺切除後に尿道カテーテルを留置し、術後は生理食塩水で膀胱内を持続灌流する。
> - 術中に使用する灌流液（電解質を含まないもの）の影響で、TUR症候群（電解質異常）が生じうるため、術後はバイタルサインをこまめに観察する必要がある。

経尿道的前立腺切除術（TURP）とは

適応

- 内科的治療により、下部尿路症状ならびに尿流量（1秒あたりに出る尿の量・尿の勢い）や残尿量が改善されない、あるいは、難治性・再発性の尿閉、前立腺肥大症に伴う重篤な合併症（持続する血尿、膀胱結石、再発性尿路感染症など）を呈する症例に対しては、外科的治療が考慮される。
- ただし、明らかな尿閉症例や合併症のない患者においては、前立腺が明らかに腫大しており、閉塞を解除することで症状の改善が期待できる症例に対してのみ推奨される。
- 治療の適応を決定するうえでは、自覚症状が最も重要視される。
- 前立腺肥大症の標準術式は経尿道的前立腺切除術（TURP）であり、今なお広く行われている。
- 新たな治療としてHoLEP(holmium lasor enuculation of the prostate：ホルミウムレーザー前立腺核出術）、TUEB（transurethral enucleation with bipolar：経尿道的前立腺核出術）、PVP（photoselective vaporization of the prostate：光選択性前立腺蒸散術）などがあり、より低侵襲で合併症が少なく、短い入院期間での治療が可能であるといわれる。

術式

- 多くは腰椎麻酔下で行われるが、腰椎麻酔困難な場合には全身麻酔下で行われる。
- 術中体位は、砕石位をとる。
- 手術時間は、前立腺容積などにより多少異なるが、約1～1.5時間である。

手術の概要

- まず、尿道内に切除鏡（直径24～26Fr＝8～9mmの内視鏡）を挿入し、先端の半円形の切除用電極に高周波電流を流し、肥大した前立腺腺腫を内側から切除していく（図1）[1]。
- 視野の確保のため、非電解質溶液を灌流しながら手術を行う。切除後は前立腺切片を膀胱外に吸引除去し、十分に切除面を止血した後、20～24Frの尿道カテーテルを、固定水30～60mLに膨らませた状態で留置する。
- 術後は、必要によりカテーテルを牽引固定することで切除部の圧迫止血を行い、生理食塩水で膀胱内を持続灌流する。

図1　TURPの実際

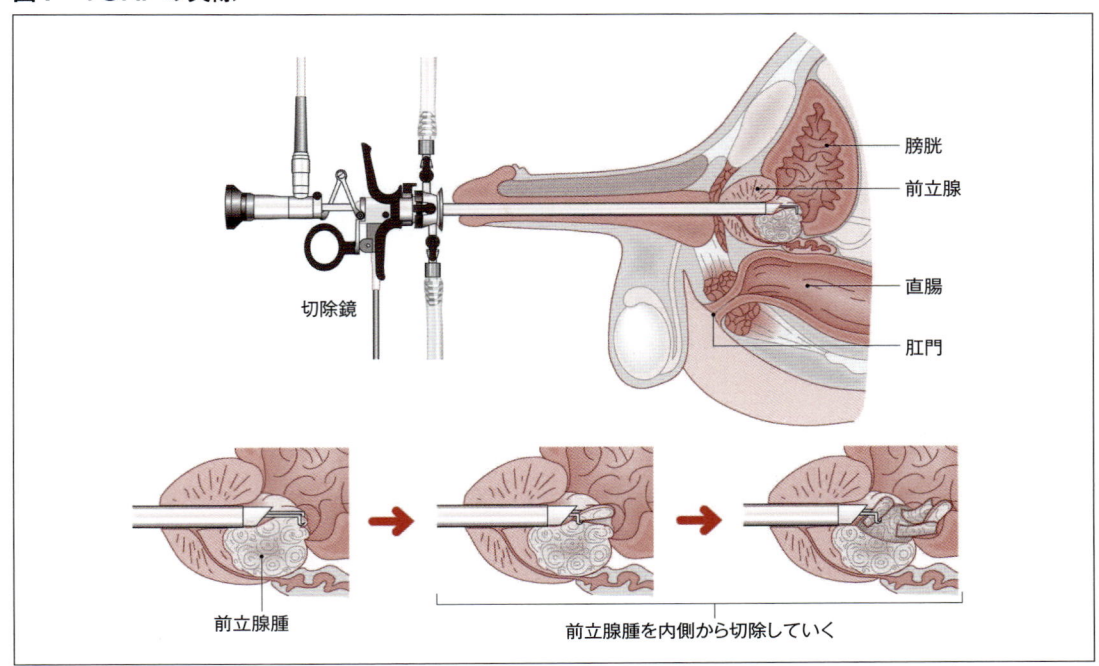

膀胱／前立腺／直腸／肛門

切除鏡

前立腺腫　→　前立腺腫を内側から切除していく

- 術後カテーテル留置期間は施設により異なるが、多くは3～5日程度であり、術前入院期間を含めて約7～10日間の入院が多い。

合併症

出血・血尿

- 前立腺を切除するため、出血は必ず起こる。周術期における輸血の可能性は約10％程度である。
- 出血が多くなる要因には、前立腺重量と手術時間の長さがあり、50～60g以上、手術時間60～90分以上の場合に出血量が多くなり、輸血の頻度が増すといわれている[2,3]。

穿孔およびTUR症候群

- 前立腺の切除が深くなりすぎると、前立腺外側の被膜外に穿孔を起こす場合がある。
- TUR症候群とは、術中に使用された電解質を含まない灌流液が被膜外穿孔や開存した静脈洞などから体内に吸収され、血液が希釈されることで低ナトリウム血症をきたすことをいう。
- 症状としては、あくび、冷汗、悪心・嘔吐、徐脈、血圧低下などがあり、重篤な場合は意識障害をきたす。

発熱

- 術前の残尿多量症例や、カテーテル留置期間の長い症例では、尿路感染のリスクが高く、術後やカテーテル抜去後に急性前立腺炎や急性精巣上体炎を発症することがある。
- どちらも38℃以上の発熱を呈することが多く、急性精巣上体炎では陰嚢内の精巣上体が腫大し、圧痛を認める。

尿閉

- カテーテル抜去後、一部の症例で尿閉が見られる。一時的に自己導尿やカテーテル留置を必要とする場合もあるが、多くは自然経過で徐々に改善する。
- カテーテル抜去後、残尿感や排尿困難感の訴えがある場合は、超音波で残尿量などを評価する必要がある。

テネスムス

- カテーテルが太く、固定水の量が多めであり、

図2　血尿スケール（イメージ）

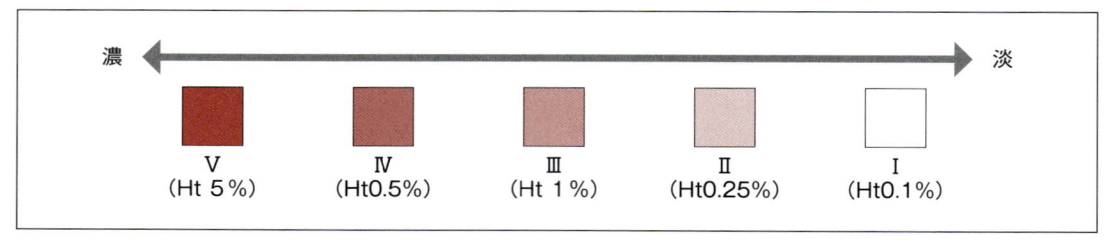

濃 ←――――――――――――――――――――――→ 淡

V（Ht 5%）　IV（Ht0.5%）　III（Ht 1%）　II（Ht0.25%）　I（Ht0.1%）

カテーテルの牽引固定が影響し、膀胱が刺激され、強い尿意や痛みを訴えることがある。

尿失禁
- 前立腺手術の際に尿道括約筋を損傷することで、カテーテル抜去後に、腹圧性尿失禁（重いものを持ったときや、くしゃみをすることで失禁する）を呈する場合がある。
- 時間経過とともに改善する場合が多い。

ケア・観察のポイント

- 術後は、バイタルサインをこまめに確認し、TUR症候群の有無に注意する。
- 血尿や切除片でカテーテルが閉塞する場合があり、閉塞が疑われる場合はミルキングや洗浄吸引を行う。
- 血尿は、血尿スケール[4]などを参考に、凝血塊が生じないよう生理食塩水の灌流の速度を調節する。
- テネスムスによる刺激で、いきむと血尿が増悪するため、適宜鎮痛薬を使用して対応することが重要である。
- 下腹部緊満が生じた場合、テネスムスによるものか、カテーテル閉塞によるものかの判断が難しいときもある。カテーテル内の尿の色や時間当たりの排尿量などを注意深く観察する必要がある。
- 退院後は、10日～1か月程度は再出血の可能性があるため、飲酒や便秘、長時間のドライブやサイクリングは避けるよう指導する。

（中村雄）

文献
1. 関成人：経尿道的前立腺切除術（TURP）．泌尿器ケア2008；13（2）：154-159．
2. Uchida T, Ohori M, Soh S, et al. Factors influencing morbidity in patients undergoing transurethral resection of the prostate. *Urology* 1999; 53（1）: 98-105.
3. 古谷聖兒,古谷亮兒,小椋啓,他：単独医による4,031例の経尿道的前立腺切除の検討：学習曲線、手術成績と術後合併症．泌尿器科紀要2006；52（8）：609-614．
4. 加藤琢磨：TURP, HoLEPの観察ポイントとその根拠．泌尿器ケア2012；17（10）：994-997．

生殖器の手術②
根治的前立腺全摘術
radical prostatectomy

> **Point**
> - 根治的前立腺全摘術は、前立腺がんに対して行われる手術である。
> - 開腹手術と腹腔鏡を用いた手術に大別されるが、近年では、ロボット支援下腹腔鏡下前立腺全摘術が普及してきている。
> - 術後合併症として尿失禁と勃起機能障害が挙げられるが、ロボット支援下手術の普及に伴い、減少しつつある。

根治的前立腺全摘術とは

- 根治的膀胱全摘術で示した図（→p.203）を見るとわかるが、①膀胱を残すこと、②尿管を切断しないこと、③失禁防止のためある程度長めに尿道を残すことを除けば、根治的前立腺全摘術と根治的膀胱全摘術は似ている。
- ただし、根治的前立腺全摘術では、膀胱を摘出しないので、膀胱前立腺の移行部を切断し、精嚢を含め前立腺を摘出した後、膀胱尿道吻合を行うということになる。
- リンパ節郭清は閉鎖リンパ節を中心に行う。

適応
- 前立腺がんに対して行われる。

術式

- 開腹手術としての根治的前立腺全摘術は、アプローチ法によって、恥骨後式と会陰式に分かれる。
- 上記の他に、腹腔鏡下前立腺全摘術とロボット支援下腹腔鏡下前立腺全摘術がある。
- 腹腔鏡を用いた手術は、開腹術における恥骨後式に類似する。前立腺と精嚢・精管膨大部を一塊として摘出し、膀胱と尿道を吸収糸で吻合する。この操作がロボット支援下手術では著しく容易になる。

ロボット支援下腹腔鏡下前立腺全摘術の概要

- 当院におけるロボット支援下腹腔鏡下前立腺全摘術の手順の概要を示す（p.210図1）。
  ① トロカーを置き、頭低位とし、ロボットのアームをこれにドッキングさせる。
  ② ３Ｄ内視鏡と鉗子や電気メスをアームに装着する。
  ③ 直腸膀胱窩を展開し、膀胱後面に付着した腹膜を切開し、精管・精嚢を剥離する（図1-1）。
  ④ Denonvilliers筋膜を開けて直腸と前立腺の間を剥離する（図1-2）。
  ⑤ 正中臍策を切開してRetzius腔に入り、この部を展開した後、壁側骨盤筋膜を切開し、尿道の前面にあるサントリーニ静脈叢を集簇結紮する（図1-3）。前立腺と膀胱の移行部を切開し膀胱頸部に至り、これを切開して膀胱後面に達する（図1-4）。
  ⑥ はじめに剥離した精管・精嚢を確保し、前立腺と直腸間に存在するlateral pedicleを切開切離する（図1-5）。
  ⑦ 前立腺の背面の剥離が尿道尖部に至ったら、再度前立腺の前面に視野を移し、サントリーニ静脈叢を切開し、尿道前面を展開する。ここで尿道を切開離断し、前立腺を遊離する。

図1　当院におけるロボット支援下前立腺全摘術の概要

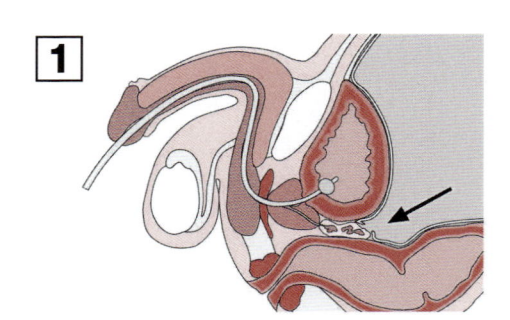

1　腹膜を切開し、精管・精嚢を剥離

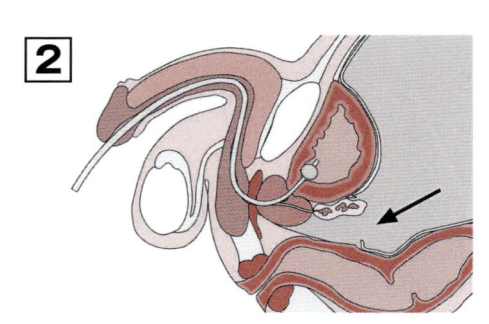

2　直腸と前立腺の間を剥離

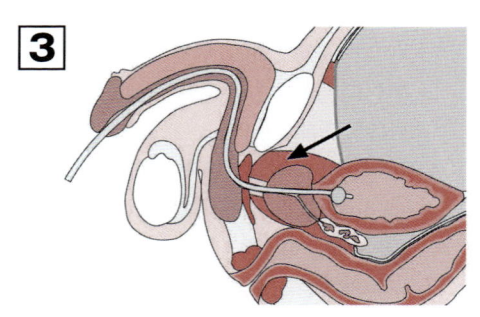

3　Retzius腔を展開

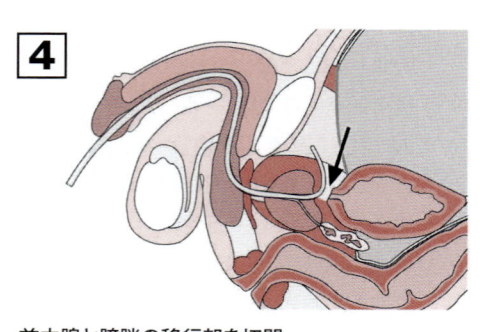

4　前立腺と膀胱の移行部を切開

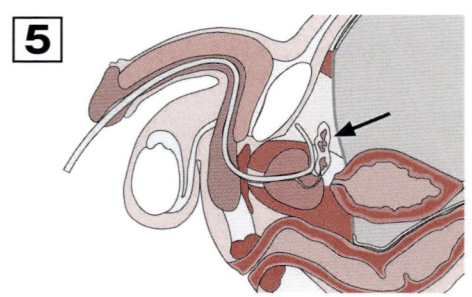

5　剥離した精管・精嚢を確保

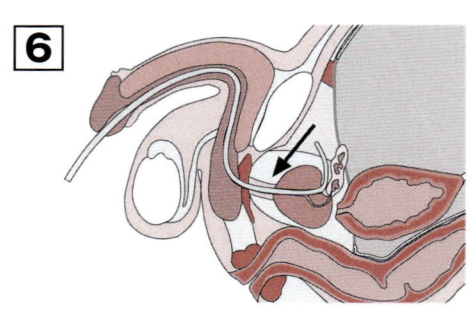

6　前立腺と直腸の間にあるlateral pedicleを切開切離

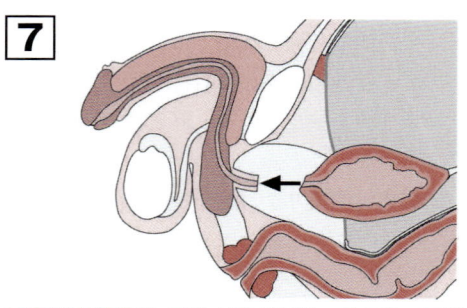

7　尿道を切開離断して前立腺を遊離。その後、尿道断端と膀胱頸部を吻合

⑧両側閉鎖リンパ節の郭清を行う。
⑨膀胱と尿道の吻合を行い、ドレーンを留置し前立腺を体外に取り出す。

合併症

- 術後合併症として尿失禁と勃起機能障害が挙げられるが、ロボット支援下手術になり、減少しつつある。

ケア・観察のポイント

- ドレーンからの排液に注意する。排液が多い場合は、これが尿由来のものなのかを検査する。
- 尿道カテーテル抜去後に、一過性の尿失禁をきたすことが多い。骨盤底筋体操を指導し、カテーテル抜去後の尿失禁を少なくするように努める。

（奴田原紀久雄）

生殖器の手術③
根治的精巣摘除術
orchiectomy

> **Point**
> - 精巣腫瘍患者に対して原発巣である精巣を摘除する標準術式が高位精巣摘除術、化学療法後の残存腫瘍（最多は後腹膜リンパ節）に対して行うのが後腹膜リンパ節郭清術である。
> - 高位精巣摘除術では、精巣だけでなく精索も深鼠径輪までさかのぼって摘出する。
> - 後腹膜リンパ節郭清術では、術後の射精障害を防ぐため、できる限り腰内臓神経（射精神経）の温存に努める。

根治的精巣摘除術とは

適応
- 一般的に、精巣腫瘍患者に対し施行される手術である。
- 原発巣である精巣を摘除する手術を「高位精巣摘除術」という。また、化学療法後の残存腫瘍（最多は後腹膜リンパ節）に対しても切除術を行う場合があり、これを「後腹膜リンパ節郭清術」という。

術式

高位精巣摘除術（図1）
- 精巣腫瘍は精索内を通って転移するため、精巣だけでなく精索も深鼠径輪まで摘出する。これが「高位」と呼ばれる理由である。
- 高位精巣摘除術は、精巣腫瘍の確定病理診断かつ治療の双方の意味を併せもつ。

1. 術前準備
- 術前に、超音波検査や腫瘍マーカーをはじめとする採血をすませておく。
- CT・MRIや骨シンチグラフィなどで、遠隔転移の有無も検索しておく。

2. 手術室・麻酔・手術体位
- 脊椎麻酔または硬膜外麻酔が一般的だが、全身麻酔で行うこともある。精巣の痛みを完全に除去するためには、第11胸椎レベルまで麻酔が必要である。
- 手術体位は仰臥位とする。

3. 手術の実際
① 触診で精索を確認後、精索に沿って6〜10cm皮膚を切開する（図1-2a）。
② 浅鼠径輪から鼠径管の前面を切開し、精索を確認し、術中操作による転移を防ぐために精索をネラトンカテーテルなどで結紮・阻血する（図1-2b）。
③ その後、腹膜が見える深鼠径輪に向かって鼠径管を切開する。
④ 腹膜の見える高さで精管を精索より剥離し、結紮・切断する。その後、動脈と静脈も結紮・切断する。
⑤ 陰嚢皮膚を手で圧迫しながら、精巣を創部から脱転する。精巣と陰嚢の間の結合組織の剥離を進め、精巣導帯を結紮・切断し、精巣を体外に摘出する。

図1　高位精巣摘除術

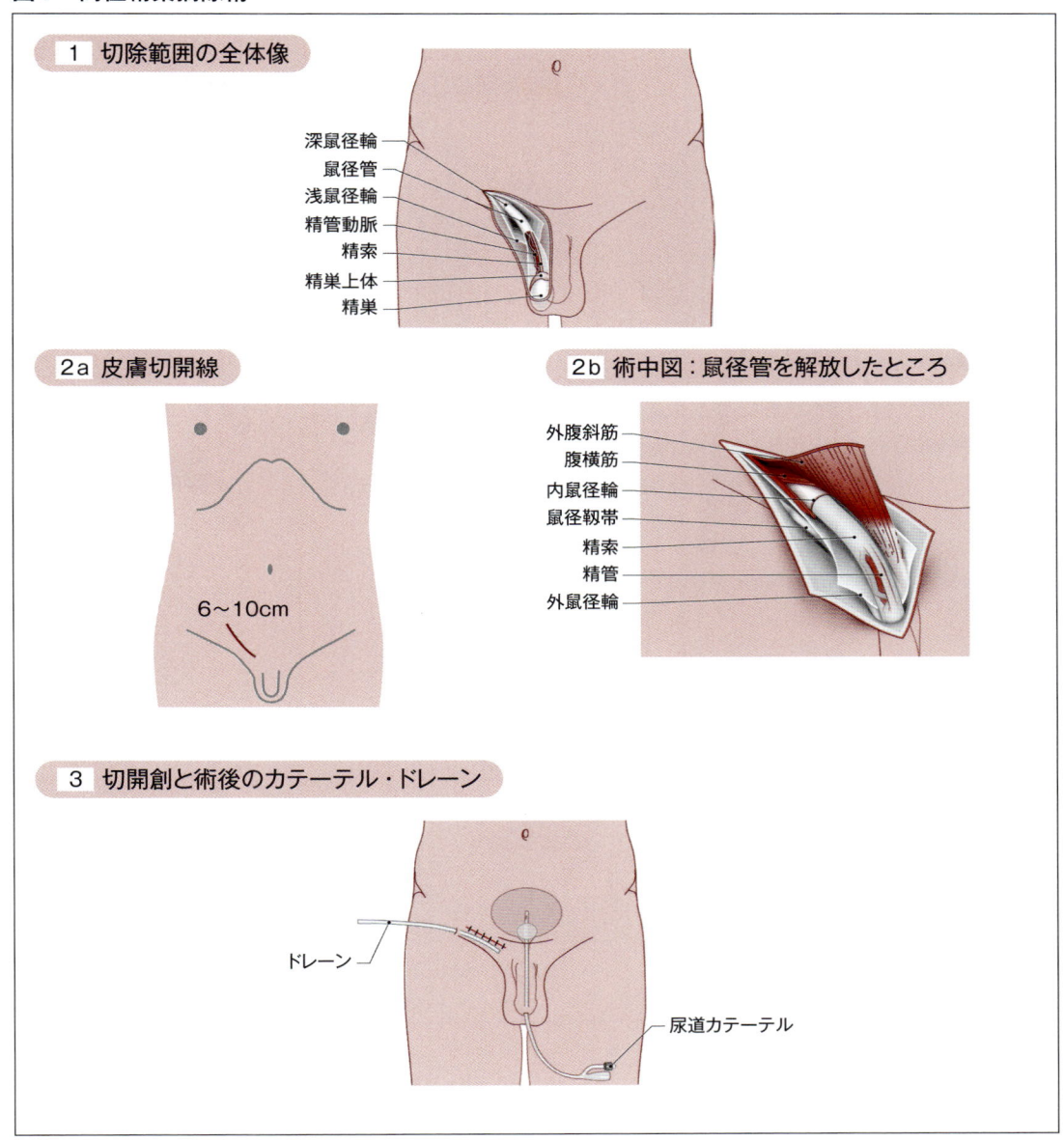

1　切除範囲の全体像

- 深鼠径輪
- 鼠径管
- 浅鼠径輪
- 精管動脈
- 精索
- 精巣上体
- 精巣

2a　皮膚切開線

6～10cm

2b　術中図：鼠径管を解放したところ

- 外腹斜筋
- 腹横筋
- 内鼠径輪
- 鼠径靱帯
- 精索
- 精管
- 外鼠径輪

3　切開創と術後のカテーテル・ドレーン

- ドレーン
- 尿道カテーテル

⑥鼠径管内や陰囊内に出血がないことを確認後、ドレーンを陰囊内に留置する。
⑦鼠径管・皮下・皮膚を縫合して閉創する。

後腹膜リンパ節郭清術

- 一般に化学療法後の残存腫瘍に対して行われる。適応に関する詳細については、本書Part 3「精巣腫瘍」の項（→p.127）も参照されたい。

1．術前準備

- 手術3日前より低残渣食、前日は流動食とする。
- 手術前日や当日には、ニフレック®およびグリセリンなどで下剤処置し、腸管内容を空虚にしておく。
- 挙児希望の患者には精液検査を施行し、妊孕の可能性があれば、希望により治療前に精子の凍結保存を計画する。

図2 後腹膜リンパ節郭清術

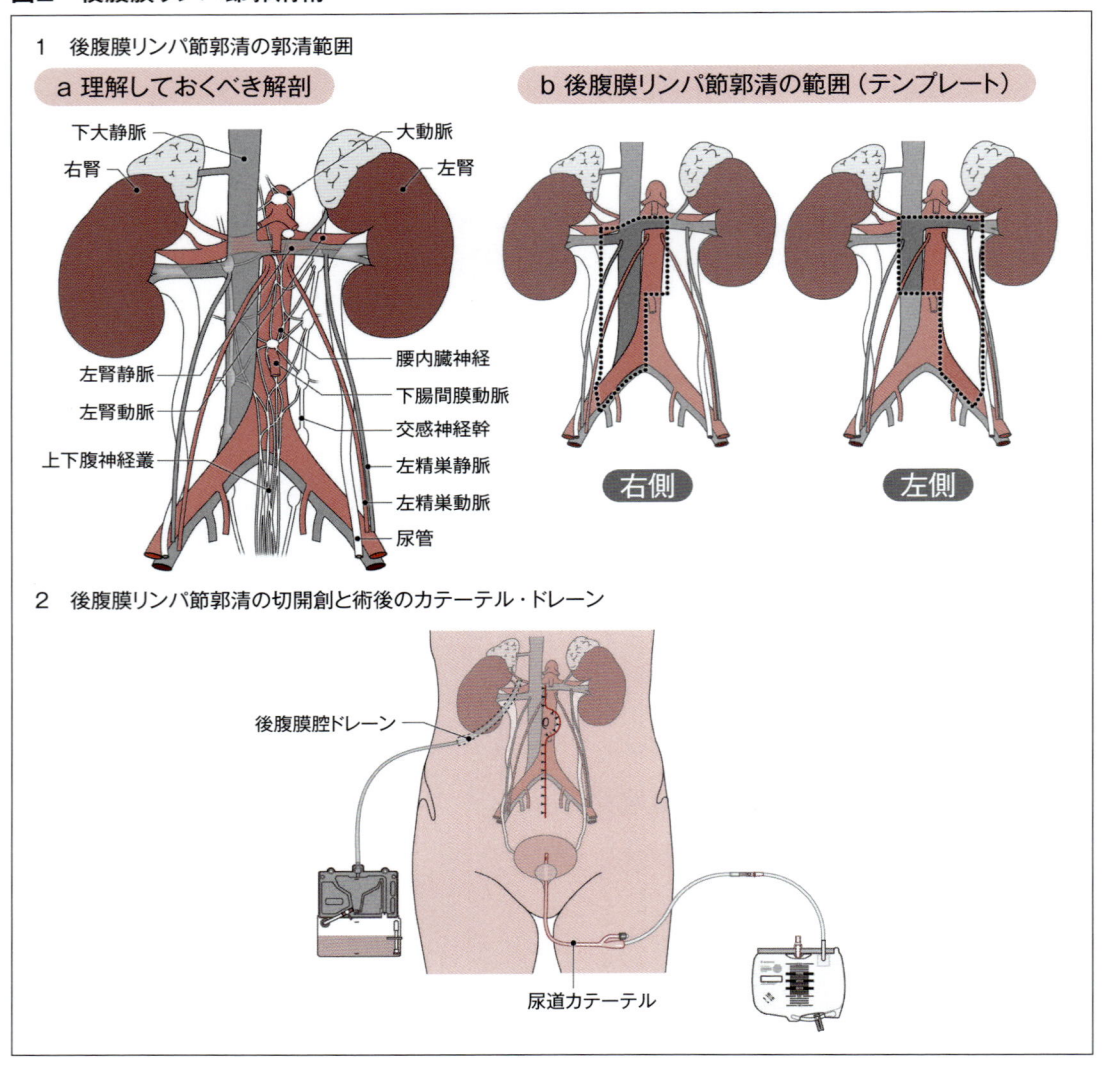

1　後腹膜リンパ節郭清の郭清範囲

a 理解しておくべき解剖

ラベル：下大静脈、大動脈、右腎、左腎、左腎静脈、左腎動脈、上下腹神経叢、腰内臓神経、下腸間膜動脈、交感神経幹、左精巣静脈、左精巣動脈、尿管

b 後腹膜リンパ節郭清の範囲（テンプレート）

右側　　左側

2　後腹膜リンパ節郭清の切開創と術後のカテーテル・ドレーン

ラベル：後腹膜腔ドレーン、尿道カテーテル

2．手術室・麻酔・手術体位
- 全身麻酔で行う。
- 手術体位は仰臥位とする。

3．切除範囲
- 図2-1bに定型的なリンパ節郭清の範囲（テンプレート）を示す。両側とも、上縁は腎動静脈上部、下縁は内外腸骨動脈分岐部、外側縁は左右尿管である。
- 大動脈周囲には、射精にかかわる腰内臓神経が走行している。腰内臓神経の左右どちらかの少なくとも一本を温存すれば射精機能が温存できるため、残存腫瘍のある側のみを郭清して反対側を温存する。

4．手術手技の実際
①剣状突起から恥骨結合直上までを皮膚切開する。
②Treitzの下方から腸間膜付着部に沿って壁側腹膜を切開してゆき、腸管を脱転する。これらの操作中に、尿管・精巣静脈を確保しておく。
③腸管を袋に収めて術野を展開し、左右腎静脈の高さから、下方に向かって下大静脈前面を剥離する。
④右腰内臓神経を、剥離された動静脈間の血

管周囲脂肪組織のなかから同定し、交感神経管との連続性も確認しておく。
⑤腎動脈の高さから下方に向かって大動脈前面を剥離する。
⑥左の尿管を確保し、腸腰筋前面で椎体左側に存在する交感神経節および交感神経管を同定し、その交感神経管から末梢に伸びてくる腰内臓神経を同定した後、大動脈全周を剥離する。
⑦左右腰内臓神経について、さらに末梢側へ線維の剥離を進めていく。この際、下腸間膜動脈を確保し、その背側の線維性組織（このなかに上下腹神経叢が含まれている）を温存する。この板状のテンプレートをさらに末梢まで剥離し、内外腸骨動静脈分岐部まで血管を剥離する。
⑧後面を剥離する際に、適宜、結紮・切断する。
⑨患側精巣静脈の摘除を行う。
⑩壁側腹膜の修復を行う（実施しない場合もある）。
⑪ドレーンを大動静脈間の腎門部あたりと膀胱直腸窩に置き、腹膜・筋層、さらに皮下を縫合して閉創する。

合併症

高位精巣摘除術の合併症
- 出血（精索血管、陰嚢内出血）、腸骨下腹神経と腸骨鼠径神経の損傷、術後鼠径ヘルニアなどが生じうる。

後腹膜リンパ節郭清術の合併症
- **リンパ嚢腫・乳び腹水、腸閉塞**：これらが生じた場合、腹痛や腹部膨満を訴えるため注意する。
- **無気肺・肺動脈塞栓症**：呼吸困難、急激な胸痛、動悸などの訴えがあったら、緊急処置が必要である。
- **深部静脈血栓症**：予防として、術後に弾性ストッキングや間欠的空気圧迫装置などを使用するが、歩行開始前は下肢のしびれやうっ血、浮腫などに注意する。歩行開始後は、肺塞栓症にも注意する。
- **bulky腫瘍**（5cm以上の大きなリンパ節転移）：bulky腫瘍が存在すると、腫瘍が周辺臓器や血管に浸潤している場合があるため、周囲臓器の損傷・修復や合併切除が必要になる。

ケア・観察のポイント

- 出血予防のため、術中の止血操作を確実に行うことが大切である。また、手術終了時、ガーゼを患部に厚めに当て、弾力テープで圧迫するように固定することにより、術後の出血を予防できる。
- 手術創の状態に気をつける。術直後は出血の有無について、その後は創部の発赤や排膿の有無について確認する。
- 術後はドレーンや尿道カテーテルなどが挿入されている（図1-3、2-2）。その他、末梢静脈ラインをはじめ、症例によっては硬膜外チューブ・経鼻胃管なども挿入されることから、多数のカテーテル・チューブが存在することになる。そのため、混線しないように整理する、どのカテーテル・チューブにも屈曲や緊張がかからないようにする、接続部を確実に固定する、などの点に留意する。
- ドレーンからの排液の色や量、また尿の性状や量について観察する。

（山口剛）

─本書に出てくる略語─

	略語・用語	英文	日本語
A	ACE	angiotensin converting enzyme	アンジオテンシン変換酵素
	ACTH	adrenocorticotropic hormone	副腎皮質刺激ホルモン
	ACP	acid phosphatase	酸性ホスファターゼ
	ADPKD	autosomal dominant polycystic kidney disease	常染色体優性多発性囊胞腎
	AFB	acetate free biofiltration	無酢酸透析
	AFP	α-fetoprotein	αフェトプロテイン（α-胎児性タンパク）
	ANCA	anti-neutrophil cytoplasmic antibody	抗好中球細胞質抗体
	APA	aldosterone-producing adenoma	アルドステロン産生腺腫
	APD	automated peritoneal dialysis	自動腹膜透析
	ARB	angiotensin II receptor blocker	アンジオテンシンII受容体拮抗薬
	ASK	antistreptokinase	抗ストレプトキナーゼ
	ASO	antistreptolysin O	抗ストレプトリジンO
	AWS	antiandrogen withdrawal syndrome	抗アンドロゲン薬中止症候群
B	BCG	bacillus Calmette-Guerin	結核菌の弱毒化ワクチン
	BPO	benign prostatic obstruction	腫大した前立腺による閉塞
	BPE	benign prostatic enlargement	前立腺腫大
	BUN	blood urea nitrogen	血中尿素窒素
C	Ca	calcium	カルシウム
	cAMP	cyclic adenosine monophosphate	サイクリックAMP
	CAPD	continuous ambulatory peritoneal dialysis	連続持続携行式腹膜透析
	CAVH	continuous arteriovenous hemofiltration	持続的動静脈血液濾過
	CAVHD	continuous arteriovenous hemodialysis	持続的動静脈血液透析
	CAVHDF	continuous arteriovenous hemodiafiltration	持続的動静脈血液濾過透析
	Ccr	creatinine clearance	クレアチニンクリアランス
	CHD	continuous hemodialysis	持続緩徐式血液透析
	CHDF	continuous hemodiafiltration	持続的血液濾過透析
	CHF	continuous hemofiltration	持続的血液濾過
	CIC	clean intermittent catheterization	清潔間欠的自己導尿
	CKD	chronic kidney disease	慢性腎臓病
	Cl	chloride	クロール。塩素
	Cr	creatinine	クレアチニン
	CRF	corticotropin releasing factor	副腎皮質刺激ホルモン放出因子
	CRP	C-reactive protein	C反応性タンパク

	略語・用語	英文	日本語
C	CVVH	continuous venovenous hemofiltration	持続的静静脈血液濾過
	CVVHD	continuous venovenous hemodialysis	持続的静静脈血液透析
	CVVHDF	continuous venovenous hemodiafiltration	持続的静静脈血液濾過透析
	CZ	central zone	中心域
D	DIC	disseminated intravascular coagulation	播種性血管内凝固症候群
	DIP	drip infusion pyelography	点滴静注腎盂造影検査
	DRE	digital rectal examination	直腸(内指)診
E	eGFR	estimated glomerular filtration rate	推定糸球体濾過量
	ELISA	enzyme-linked immunosorbent assay	酵素免疫吸着測定法、ELISA法
	EPS	encapsulating peritoneal sclerosis	被嚢性腹膜硬化症
	ESA	erythropoiesis stimulating agent	赤血球造血刺激因子
	ESWL	extracorporeal shock wave lithotripsy	体外衝撃波砕石術
F	FDA	Food and Drug Administration	アメリカ食品医薬品局
G	GFR	glomerular filtration rate	糸球体濾過量
	GH	growth hormone	成長ホルモン
H	hCG	human chorionic gonadotropin	ヒト絨毛性ゴナドトロピン
	HD	hemodialysis	血液透析
	HDF	hemodiafiltration	血液濾過透析
	HF	hemofiltration	血液濾過
	HIFU	high intensity focused ultrasound	ハイフ。高密度焦点式超音波治療法
	HoLEP	holmium laser enucleation of the prostate	経尿道的ホルミウムレーザー前立腺核出術。ホーレップ
	Ho:YAG	Holmium: Yttrium Aluminium Garnet	ホルミウム：ヤグ
I	ICS	International Continence Society	国際禁制学会
	IgA	immunoglobulin A	免疫グロブリンA
	IGCCC	International Germ Cell Consensus Classification	国際胚細胞腫瘍予後分類
	IHA	idiopathic hyperaldosteronism	特発性アルドステロン症
	IMRT	intensity modulated radiation therapy	強度変調放射線照射療法
	I-PSS	international prostate symptom score	国際前立腺症状スコア
	IVU	intravenous urography	排泄性尿路造影
K	K	kalium	カリウム
	KUB	plain film of kidney, ureter and bladder	腎尿管膀胱部単純X線撮影
L	LDH	lactic acid dehydrogenase	乳酸脱水素酵素
	LDL	low density lipoprotein	低比重リポタンパク
	LSC	laparoscopic sacrocolpopexy	腹腔鏡下仙骨腟固定術

	略語・用語	英文	日本語
L	LUTS	lower urinary tract symptoms	下部尿路症状
M	MAB	maximal androgen blockade	最大アンドロゲン除去療法
N	Na	natrium	ナトリウム
	NIH	National Institutes of Health	アメリカ国立衛生研究所
	NPD	nocturnal peritoneal dialysis	夜間腹膜透析
	NSAIDs	non-steroidal anti-inflammatory drugs	非ステロイド性消炎鎮痛薬
	NSF	nephrogenic systemic fibrosis	腎性全身性線維症
O	OABSS	overactive bladder symptom score	過活動膀胱症状スコア
P	P	phosphate	リン
	PAC	plasma aldosterone concentration	血漿アルドステロン濃度
	PCR	polymerase chain reaction	ポリメラーゼ連鎖反応
	PD	peritoneal dialysis	腹膜透析
	PET	peritoneal equilibration test	腹膜平衡試験
	PET-CT	positron emission tomography-CT	陽電子放出断層撮影CT
	PNL	percutaneous nephrolithotripsy	経皮的腎砕石術
	POP	pelvic organ prolapse	骨盤臓器脱
	POP-Q	pelvic organ prolapse quantitation	骨盤臓器脱評価法
	PRA	plasma renin activity	血漿レニン活性
	PRL	prolactin	プロラクチン
	PSA	prostate specific antigen	前立腺特異抗原
	PUBS	purple urine bag syndrome	パープルユーリンシンドローム
	PVP	photoselective vaporization of the prostate	光選択性前立腺蒸散術
	PVR	post-void residual urine	排尿後残尿
	PZ	peripheral zone	辺縁域または末梢域
R	RAA	renin-angiotensin-aldosterone	レニン・アンジオテンシン・アルドステロン
	RAS	renin-angiotensin system	レニン・アンジオテンシン系
	RFA	radiofrequency ablation	ラジオ波焼灼術
	RI	radioisotope	ラジオアイソトープ、放射線同位元素
S	STD	sexually transmitted disease	性感染症
	SQOAB	Screening Questionnaire for Overactive Bladder	過活動膀胱スクリーニング質問票
T	TAB	total androgen blockade	最大アンドロゲン除去療法
	TAE	transcatheter arterial embolization	経カテーテル動脈塞栓療法
	TMA	thrombotic microangiopathy	血栓性微小血管症

	略語・用語	英文	日本語
T	TSH	thyroid stimulating hormone	甲状腺刺激ホルモン
	TUEB	transurethral enucleation with bipolar	経尿道的前立腺核出術。チューブ経尿道的バイポーラ前立腺核出術
	TUL	Transurethral ureterolithotripsy	経尿道的尿管砕石術
	TURBT (TUR-Bt)	transurethral resection of bladder tumor	経尿道的膀胱腫瘍切除術
	TURP (TUR-P)	transurethral resection of the prostate	経尿道的前立腺切除術
	TVM	tension-free vaginal mesh	骨盤臓器脱メッシュ手術の一種
	TZ	transition zone	移行域
U	UFM	uroflowmetry	尿流測定
	URS	Ureteroscopy	尿管鏡検査・手術
V	VCUG	voiding cystourethrography	排尿時膀胱尿道造影
	VMA	vanillylmandelic acid	バニリルマンデル酸
	VUR	vesicoureteral reflux	膀胱尿管逆流症
その他	3D-CRT	three-dimensional conformal radiation therapy	三次元原体照射

索引

和文

あ
アキシチニブ 116
悪性褐色細胞腫 134
悪性腎硬化症 180
あくび 207
亜硝酸塩 85
圧痛 138,141,207
圧のゼロ調整 80
圧迫固定 102
アドレナリン 92,133
アビラテロン 125
アミノグリコシド 138
アミノ酸 63
アミラーゼ 85
アミロイド腎 172
アルカローシス 131
アルドステロン 92
──────拮抗薬 131
──────産生腺腫 131
αフェトプロテイン 127
アルブミン 169
アレルギー 104,167
アンジオテンシンⅡ受容体拮抗薬 163,170
アンジオテンシン変換酵素 ix
──────────阻害薬 170,178,181,186
安静 139,168
アンドロゲン 124

い
イオン交換樹脂 186
息切れ 70
いきみ 79
移行上皮がん 117
易骨折性 91
意識障害 98,182,185,207
意識レベル 106
萎縮腎 180
萎縮膀胱 141
異所性ACTH産生腫瘍 131
易打撲症 91
一時閉鎖創 38
1回排尿量 74
溢流性尿失禁 35,149,153
遺伝子・相談 163

遺尿 159
易疲労感 91
イホスファミド 129
イレウス 202
──────抵抗性 180
インターフェロン 116
インターロイキン-2 116
陰嚢水腫 172
陰嚢超音波 94
陰部洗浄 9
陰部痛 167

う
内シャント 68
うつ傾向 91,139
ウロゼプシス 137
ウロダイナミクス 146
ウロビリノゲン 85
ウロフロー 34
運動障害 150
運動性切迫性尿失禁 148

え
会陰式前立腺全摘術 124
会陰部痛 139
壊死 70
エストラムチンリン酸エステルナトリウム水和物 125
エトポシド 129
エプレレノン 131
エベロリムス 116
エリスロポエチン製剤 186
エリスロマイシン 163
遠位尿細管 vii
遠隔転移 115,126
エンザルタミド 125
塩分・水分制限 63

お
嘔気 72,98,182
嘔吐 69,72,98,129,143,166,205,207
悪寒戦慄 137
悪心 129,143,207

か
外照射療法 125
開窓術 163
回腸導管 44,119,203
下位排尿中枢 x

潰瘍 7,70
解離性大動脈瘤 177
化学療法 119,128,141
過活動膀胱 81,150
核医学検査 99
核酸増幅法 140
下肢の脱力 92
下垂感 154
下垂体Cushing症候群 131
下垂体照射 132
下垂体腺腫 131
肩こり 64
褐色細胞腫 92,133
括約筋筋電図 146
カテーテル交換 28
カテーテル出口部のケア 55
カテーテルの破損・抜去 25
カテーテル閉塞 16
カテコールアミン 92,133
──────────合成阻害薬 134
カプトプリル負荷試験 130
下部尿路機能障害 148
下部尿路結石 144
下部尿路症状 146
下部尿路通過障害 74,78
下部尿路閉塞 145
カラードプラー検査 115
カリウム ix,86,89,131
カルシウム 89
──────拮抗薬 131
カロリー制限 63
肝機能障害 124
間欠的自己導尿 149,153
肝硬変 88
間質性肺炎 124
間質性膀胱炎 136
感染結石 142
感染症 72,104,169,173,182
感染尿 37
眼底所見 180
肝嚢胞 162
肝不全 124
感冒症状 105
γナイフ 132
顔面蒼白 98
乾酪性病変 141

き

- 奇異性尿失禁……149
- 気管支カルシノイド……131
- 気胸……191
- 奇形腫……127
- 気腫性腎盂腎炎……137
- 機能性尿失禁……34,150
- 逆行性腎盂造影……120
- 救済化学療法……129
- 急性細菌性前立腺炎……138
- 急性腎盂腎炎……143
- 急性腎炎症候群……168
- 急性腎障害……112
- 急性腎不全……172,179,182
- 急性精巣上体炎……207
- 急性前立腺炎……138,207
- 急性単純性腎盂腎炎……137
- 急性単純性膀胱炎……136
- 急性腹症……144
- 急速進行性腎炎症候群……169
- 胸水……54,172
- 胸痛……92,215
- 胸部CT検査……115
- 局所熱感……69
- 去勢抵抗性前立腺がん……124
- 起立性低血圧……69
- 近位尿細管……vii
- 禁煙……179,181
- 緊急血液浄化……68
- 筋けいれん……72
- 筋電図……156
- 筋力低下……173

く

- 偶発がん……114
- クッシング症候群……91,131
- グッドパスチャー症候群……169
- クモ膜下出血……163
- グラフト……68
- クラミジア……86,139
- ──尿道炎……140
- グリソンスコア……122
- グルタラール製剤……84
- クレアチニン……85,169
- クレアチニンクリアランス（Ccr）……viii,88
- クレンブテロール塩酸塩……148
- クロール……89

け

- 経口吸着剤……186
- 痙性神経因性膀胱……x
- 経蝶形骨洞下の下垂体腺腫摘出術……132
- 経直腸式前立腺生検……104
- 頸椎損傷……150
- 経尿道的前立腺切除術……16,36,145,153,206
- 経尿道的尿管砕石術……144,192
- 経尿道的膀胱腫瘍切除術（TUR-Bt）……16,119,200
- 経尿道的ホルミウムレーザー前立腺核出術……16,36,145
- 経皮的腎砕石術……22,190
- 経皮的腎動脈形成術……179
- 経腹的超音波検査……156
- けいれん……72
- 外科的去勢術……124
- 下血……107
- 血圧管理……170,186
- 血圧低下……72,98,107,199,207
- 血液浄化療法……138,184
- 血液透析……66,163
- 血液培養……137
- 血液濾過……67
- 血液濾過透析……67
- 血塊……14,26
- 結核菌……21,141
- 結核性膿腎症……141
- 月経異常……132,173
- 血行再建術……178
- 血腫……103,179
- 血漿レニン活性……90
- 血小板減少……124
- 血性……61
- 血清PSA……153
- 血精液症……107
- 血清クレアチニン……87
- 血清総タンパク……88
- 血性排液……54
- 結石……22,143
- ──分析……111
- 血栓症……172
- 血栓性微小血管症……181
- 血糖管理……175,186
- 血尿……14,16,25,107,114,122,143,164,168,207
- ──スケール……208
- 血便……107
- ケトン体……85
- 下痢……69,126
- 減塩食……162
- 嫌色素性腎細胞がん……114
- 献腎移植……67
- 懸垂腹……91
- 顕性腎症……174
- 原尿……viii
- 原発性VUR……159
- 原発性アルドステロン症……92,130
- 原発性副甲状腺機能亢進症……142
- 原発性副腎結節性過形成……131
- 顕微鏡的血尿……120,143

こ

- 高LDH血症……114
- 抗アルドステロン薬……131
- 抗アンドロゲン薬……125
- ──中止症候群……125
- 高位排尿中枢……x
- 口渇……169
- 高カリウム血症……182,185
- 高カルシウム血症……114
- 高カルシウム尿症……142
- 抗がん化学療法……125
- 抗凝固薬……105,170,173
- 抗菌化学療法……137
- 高血圧……92,130,159,162,168,173,180,182,185
- 抗血小板薬……170
- 高血糖……70,133
- 抗コリン薬……148
- 高コレステロール血症……172,180
- 高脂血症……64,172
- ──改善薬……173
- 高シュウ酸尿症……142
- 後出血……199,202
- 甲状腺刺激ホルモン……90
- 甲状腺髄様がん……134
- 甲状腺ホルモン……90
- 硬性鏡……82
- 高線量率組織内照射……125
- 酵素洗浄剤……84
- 行動療法……150
- 高尿酸血症……180
- 高尿酸尿症……142
- 高尿素窒素血症……182
- 高拍出性心不全……70
- 広汎子宮全摘……148
- 後腹膜リンパ節郭清……128,213
- 高ホモシステイン血症……180
- 抗ムスカリン薬……148
- 肛門出血……107,126
- 呼吸困難……98,185,199,215
- 骨シンチグラフィ……115,118,122,127
- 骨髄抑制……116,129
- 骨折……122
- 骨粗鬆症……173
- 骨痛……122
- 骨転移……122
- 骨軟化症……72
- 骨盤臓器脱……76,154
- 骨盤底筋訓練……156
- 骨盤底筋体操……36,148
- 骨盤内炎症性疾患……140
- 誤抜去……9
- こむらがえり……72

コルチゾール……91,131	失禁……147,153	腎盂鏡……22
混合性尿失禁……149	──装具……36	腎盂形成術……165
昏睡……72	──体操……126	腎盂腫瘍……115
根治的腎摘除術……115,195	漆喰腎……141	腎盂腎炎……137,159,164
根治的腎尿管摘除術……195	自動腹膜透析……67	腎盂洗浄……26
根治的精巣摘除術……212	紫斑病性腎炎……168	腎盂尿管がん……119
根治的前立腺全摘除術……126,209	シプロキサシン……163	腎盂尿管穿孔……191
根治的膀胱全摘除術……202	耳鳴……129	腎盂尿管内視鏡……120
さ	シャント音……69	腎盂バルーンカテーテル……29
災害時の対応……65	シャント狭窄……69	腎盂破裂……26
再感染……138	シャント閉塞……69	腎炎……168
細菌感染……37,107	集合管……vii	心外膜炎……182
細菌尿……136	──がん……114	腎がん……114
砕石装置……145	重症肝障害……88	腎機能検査……85
最大アンドロゲン除去療法……125	重炭酸ナトリウム……186	腎クリアランス……viii
最大尿流率……74	絨毛がん……127	神経因性膀胱……30,146
最大膀胱容量……81	手根管症候群……72	神経温存……124
サイトカイン……114	手指の冷感……70	神経損傷……30
再燃がん……124	腫脹……55,69	腎結核……141
錯乱……72	出血……33,41,55,72,103,191,207,215	腎血管筋脂肪腫……115
左室肥大……180	──傾向……182	心血管系合併症……124
ざ瘡様皮疹……173	──性ショック……101	腎血管性高血圧症……99,177
鎖膀胱尿道造影……148	──性膀胱炎……136	腎血腫……101
酸性無菌性膿尿……141	術後菌血症……194	腎結石……144
残尿……x,30,74,81,156	術後出血……41	腎硬化症……180,185
残尿感……117,136,143,152,154	術後鼠径ヘルニア……215	腎梗塞……99
残尿測定……34,74,110,146,153,156	術創管理……38	人工膀胱……44
し	腫瘍マーカー……127	腎後性腎不全……122,153,182
視覚障害……92	上位排尿中枢……x	心室細動……89
弛緩型神経因性膀胱……x,149	漿液性……41	滲出液……22,38,55
時間尿量の確認……18	消化器症状……116,129,143	浸潤性膀胱がん……118
子宮頸管炎……140	消化性潰瘍……173	腎小体……vii
糸球体……vii	上行性感染……136	腎静脈血栓症……172
糸球体濾過量……viii,87	常染色体優性多発性嚢胞腎……162	腎シンチグラフィ……99,164
子宮脱……76,154	小児VUR……138	腎髄質……vii
シクロスポリン……173	上皮内がん……117	──がん……114
シクロホスファミド水和物……173	上部尿路結石……138,143	腎性急性腎不全……100
試験紙法……174	上部尿路腫瘍……119	腎生検……100,169,182
自己導尿……30,148	上部尿路閉塞……164	腎性骨異栄養症……54,72,176
四肢振戦……72	情報のドレナージ……39	腎性腎不全……182
脂質管理……186	食塩制限……179	腎性全身性線維症……178
脂質代謝異常……54	食事療法……63,70,170,173,	腎性貧血……64,176
四肢麻痺……92	175,181,184,186	腎前性腎不全……182
シスプラチン……129	食欲不振……129,185	新鮮尿……85
持続緩徐式血液透析……67	女性化乳房……124,127	腎臓超音波……94
持続的血液濾過透析……67	女性ホルモン製剤……124	心臓病……72
持続的静静脈血液透析……67	ショック……72,107,134,182	腎損傷……99
持続的静静脈血液濾過……67	初尿……86	腎摘除術……141,165
持続的静静脈血液濾過透析……67	初発尿意……81	腎動脈解離……179
持続的少量抗菌薬予防投与……160	徐脈……107,207	腎動脈狭窄症……177
持続的動静脈血液透析……67	視力障害……72	腎動脈血栓症……179
持続的動静脈血液濾過……67	腎萎縮……138	腎動脈造影……178
持続的動静脈血液濾過透析……67	腎移植……67,99	腎動脈瘤……101
	腎盂……vii	腎動脈瘻……101
	──外溢流……26	浸軟……37

腎尿管全摘出術	120
腎尿管膀胱部単純X線撮影	96
腎尿細管性アシドーシス	99,142
腎囊胞	115
腎瘢痕	99,138,160
腎皮質	vii
心負荷の増大	70
深部静脈血栓症	103,172,215
心不全	72,178,182
腎不全	67,99,159,169
腎部鈍痛	164
腎部分切除術後	40
新膀胱	14,119
蕁麻疹	98
腎瘻	22,26,182

す

水牛様脂肪沈着	132
水胸	191
推算糸球体濾過量	87
随時尿	86
水腎症	22,119,122,138,156
水分・塩分制限	168
頭蓋内出血	163
頭蓋内動脈瘤	163
スキントラブル	37,50
スチール症候群	70
頭痛	72,92,98,133
ステロイド	173,182
――――パルス療法	169
――――補充療法	133
――――ホルモン	90
ストーマサイトマーキング	44
ストレステスト	34,110
スニチニブリンゴ酸	116
スピロノラクトン	130
スペクチノマイシン塩酸塩水和物	140

せ

性感染症	140
精上皮腫	127
精神症状	173
性生活	65
精巣腫瘍	127,139,212
精巣上体炎	107,139
精巣摘出術	128
精巣捻転	139,166
生体腎移植	67
成長ホルモン	90
生理食塩液負荷試験	131
脊髄	x
赤血球造血刺激因子	64
切迫性尿失禁	35,148
セフェム	136
セフォジジムナトリウム	140
セフトリアキソンナトリウム水和物	140
セミノーマ	127
線維筋性異形成	177
線維性骨炎	72
遷延性排尿	149
苒延性排尿	149
潜血	85,169
全骨盤内照射	125
穿刺部感染	101
穿刺部痛	102
穿刺部の止血困難	70
全身倦怠感	72,91,159,182
疝痛発作	143
先天性形成不全	159
先天性水腎症	164
全尿	86
前立腺炎	107
前立腺がん	30,121
前立腺限局がん	125
前立腺生検	104,122
前立腺全摘術	36,39,122
前立腺肥大症	122,138,145,149,152,206

そ

造影CT	115,164
造影剤	98,118
早期がん	122
臓器脱出	154
造血障害	185
巣状糸球体硬化症	172
創傷治癒遅延	91
造精機能障害	129
早朝尿	86
創部感染	199,202
創部ドレッシング	38
瘙痒感	23,72,98
続発性VUR	159
組織内照射療法	125
ソラフェニブトシル酸塩	116

た

ダイアライザ	67
体液異常	182
体外衝撃波砕石術	144
胎児性がん	127
代謝亢進	92,133
代謝性アシドーシス	182,186
代謝性アルカローシス	130
体重管理	71
台上診	76
耐性菌	136
大腸菌	136
大動脈炎症候群	177
大動脈瘤	179
代用膀胱造設術	14
大量除水	69
多剤耐性菌	140
脱血	66
脱水	202
脱力	91
多囊腎	162
多囊胞化萎縮腎	162
多発性硬化症	148
多発性単純性腎囊胞	162
多発性内分泌腺腫瘍	134
多発性囊胞腎	162
ダブルストーマ	49
多房囊胞性腎細胞がん	114
淡血性	41
単純性腎盂腎炎	163
単純性尿路感染症	135
男性化徴候	132
淡々血性	41
タンパク尿	100,159,168,174,185
タンパク漏出性胃腸炎	88
淡明細胞型腎細胞がん	114

ち

知覚性切迫性尿失禁	148
知覚麻痺型神経因性膀胱	148
蓄尿	86
蓄尿障害	146
蓄尿症状	152
恥骨後式前立腺全摘術	124
腟脱	76,154
中間尿	86
昼間頻尿	152
中心性肥満	91,132
注排液不良	54
超音波ガイド下腎生検	100
超音波検査	94,115,120,127,156,164
腸管穿孔	191
長期カテーテル留置	14
腸骨下腹神経・腸骨鼠径神経損傷	215
腸閉塞	205,215
聴力障害	129
直腸（内指）診	104,138
直腸内圧	79
直腸瘤	76,154
治療的ドレナージ	39

て

手足のつり	72
低圧蓄尿高圧排尿	146
低アルブミン血症	169
低栄養	69
低カリウム血症	130
低クエン酸尿症	142

低血圧 134	乳び混濁 54	尿路感染症
低酸素血症 72	乳び腹水 215	135,150,159,163,194,205
低タンパク血症 54,88,172	尿意切迫感 148,152,205	尿路奇形 138
低ナトリウム血症 200,207	尿管異所開口 150	尿路結石 142,150
低補体血症 168	尿管狭窄 141,194	尿路ストーマ 44
出口部感染 54	尿管鏡手術 144	尿路閉塞 205
テトラサイクリン 139	尿管結石 144	尿路変向術 119,141,202
テネスムス 205,207	尿管ステント 49,182,202	妊娠高血圧症候群 88
テムシロリムス 116	尿管性尿失禁 150	認知症 150
電解質異常 131,182,185	尿管損傷 194	
点滴静注腎盂造影検査 96	尿管皮膚瘻 44,119	**ね**
	尿管部分切除後 40	ネガティブフィードバック 131
と	尿検査 34,85,150,162	ネフローゼ症候群 88,100,
動悸 70,92,98,215	尿混濁 25,136	170,172,174
凍結療法 115	尿細管 vii	ネフロン vii
透析アミロイドーシス 72	尿細胞診 119	粘膜損傷 2
透析中の静脈圧の上昇 70	尿酸 88,169	
透析療法 172,176	尿失禁 x,11,34,126,146,	**の**
疼痛 55,69,103,106,	152,154,208,211	脳血管障害 72,150,162
143,165,166	尿臭 53	脳梗塞 162
導入化学療法 129	尿性状 8,14,18,23,107	膿腎症 137,143,165
導尿 11,149	尿勢低下 152	膿性分泌物 140
糖尿病 30,148,168,173	尿線中絶 144	脳脊髄疾患 78
糖尿病性糸球体硬化症 172	尿線途絶 152	脳動脈瘤 162
糖尿病性腎症 71,169,174,185	尿線分割・散乱 152	脳内出血 163
頭部CT・MRI 132	尿素窒素 72,87,169	膿尿 136,143
頭部MRA 162	尿タンパク 180	囊胞穿刺 163
動脈硬化 72,179	尿沈渣 85,162,169	囊胞内感染 163
動脈塞栓 179	尿定性検査 85	ノルアドレナリン 92,133
動脈表在化 68	尿定量検査 85	
動脈閉塞性疾患 179	尿道炎 139	**は**
動脈瘤 177	尿道括約筋筋電図 80,160	パーキンソン症候群 148
ドーパミン 92	尿道カルンクラ 158	パープルユーリンシンドローム 10
特発性アルドステロン症 131	尿道がん 158	排液混濁 54
ドセタキセル水和物 125	尿道狭窄 126	排液性状 41
突然死 186	尿道結石 145	敗血症 69,107,165,191,194
ドップラーエコー 178	尿道灼熱感 140	肺小細胞がん 131
トルバプタン 163	尿道損傷 7	肺水腫 178,182
ドレーン管理 39	尿道内圧測定 146	排泄性腎盂造影 120,160
トンネル感染 55	尿道留置カテーテル管理 2	排泄性腎盂尿管造影 118
	尿道留置カテーテル関連尿路感染 9	排泄性尿路造影 141,143,156,164
な	尿道留置カテーテル抜去 13	肺動脈塞栓症 172,215
内圧尿流検査 146	尿毒症症状 182,185	排尿回数 30
内診 76,154	尿の混濁 14,53	排尿機能障害 74,146,153
内分泌活性腫瘍 130	尿の酸性化 53	排尿筋無反射 148
内分泌療法 124	尿の生成 viii	排尿後症状 146,152
───再燃がん 125	尿培養 86	排尿後滴下 152
ナトリウム 89	尿閉 2,107,138,144,148,	排尿困難 x,2,74,122,144,154,205
軟性鏡 82	182,205,207	排尿時間 30
	尿流測定 34,74,110,146,153,160	排尿時不快感 139
に	尿量 14,18	排尿終末滴下 152
肉眼的血尿 101,117,169,205	───減少 25,185	排尿障害 74,78,117,
二分脊椎 30	尿路・性器結核 141	122,139,146,155
ニューキノロン 136,163	尿路悪性腫瘍 150	排尿症状 152
乳頭状腎細胞がん 114	尿路感染 2,33,142,207	排尿遅延 152

排尿中枢………………………………x	副腎皮質がん………………………131	膀胱機能障害………………………159
排尿痛………………107,117,136,205	副腎皮質刺激ホルモン………………90	膀胱鏡…………………………141,145
排尿日誌…………………………30,37	副腎皮質ステロイド薬……………170	――検査…………………………82,145
排便困難……………………………155	副腎皮質腺腫………………………131	膀胱訓練……………………………150
白濁……………………………………61	副腎ホルモン検査……………………90	膀胱結核……………………………141
パクリタキセル……………………129	腹水…………………………………172	膀胱結石……………………………145
バスキュラアクセス管理……………68	腹痛………………………102,114,127	膀胱砕石術…………………………145
パゾパニブ塩酸塩…………………116	腹部CT・MRI……………………132	膀胱刺激症状……………136,144,194
発汗過多………………………92,133	腹部骨盤部単純ヘリカルCT……144	膀胱持続灌流…………………………16
バッグ交換………………………57,62	腹部腫瘤………………………114,127	膀胱腫瘍……………………………145
白血球減少…………………………124	腹部超音波検査……………………150,162	膀胱切石術…………………………145
白血球増多…………………………137	腹部膨満………………………102,107,199	膀胱洗浄………………………………14
パッドテスト………………34,108,148	腹膜炎…………………………………54	膀胱全摘・回腸導管術後……………39
発熱…………………25,33,114,135,143, 164,194,205,207	腹膜透析…………………………54,67,162	膀胱全摘出術………………………119
バッファロー様肩……………………91	腹膜平衡試験…………………………54	膀胱腟瘻……………………………150
バルーン固定液………………………6	浮腫………………42,168,172,176,182,185	膀胱内圧……………………………xi,78
反射性尿失禁………………………149	不整脈………………………72,182,186	――曲線……………………………78
斑状出血………………………………91	腹腔鏡下腎盂切石…………………144	――検査………………34,78,146,160
	腹腔鏡下仙骨腟固定術……………156	膀胱摘出手術………………………118
ひ	腹腔鏡下尿管切石術………………144	膀胱内視鏡…………………………118
皮下溢血……………………………132	腹腔内臓器損傷……………………202	膀胱内注入……………………19,119
皮下カテーテルの観察………………55	不妊症………………………………141	膀胱尿管逆流症…………139,159,204
非セミノーマ………………………127	不眠……………………………103,173	――防止術………………………204
日常生活指導……………………53,70	フレアアップ………………………125	膀胱尿管新吻合術…………………165
非特異性尿路感染症………………135	ブレオマイシン塩酸塩……………128	膀胱尿道造影………………………156
ヒト絨毛性ゴナドトロピン……90,127	プレクリニカルCushing症候群……134	膀胱の過伸展…………………………11
被囊性腹膜硬化症……………………54	フロセミド立位負荷試験…………131	縫合不全…………………14,50,199
皮膚障害………………………………37	プロラクチン…………………………90	膀胱部分切除術………………………14
皮膚症状……………………………116	吻合部狭窄…………………………124	膀胱容量………………………………78
皮膚線条……………………………132	分子標的薬…………………………116	膀胱瘤…………………………76,154
皮膚損傷………………………………48	分腎機能……………………………160	傍糸球体装置…………………………vii
皮膚トラブル…………………………8	分杯尿…………………………………86	放射線性膀胱炎……………………136
皮膚の脆弱化…………………………42		放射線療法…………………………125
肥満……………………………64,114	**へ**	乏尿…………………………………168
表在性膀胱がん………………19,117	閉鎖式導尿システム…………………2	ボーマン囊……………………………vii
びらん…………………………………23	閉鎖神経刺激………………………200	勃起障害………………………91,124
微量アルブミン検査………………174	閉鎖神経損傷………………………202	発疹……………………………………98
微量アルブミン尿……………174,185	閉塞性尿路疾患………………………99	発赤………………………23,55,69,98
ビリルビン……………………………85	$β_2$-マイクログロブリン…………85	ホルモン療法………………………124
貧血………64,72,103,114,169,176,185,199	$β_3$受容体作動薬…………………148	
頻尿………………x,117,136,143,154	$β$刺激薬……………………………148	**ま**
頻脈……………………………………98	ペッサリー…………………………156	膜性腎症……………………………172
	ヘリカルCT………………………178	膜性増殖性糸球体腎炎……………172
ふ	ヘルニア………………………………54	マクロライド……………………139,163
フィブリン……………………………61	返血……………………………………66	末期腎不全………………67,160,174
封入体細胞……………………………85	扁桃炎………………………………168	末梢循環障害…………………………70
不均衡症候群…………………………72	便秘……………………………………92	末梢神経炎…………………………129
腹圧性尿失禁………35,76,148,208	扁平上皮………………………………85	末梢神経障害…………………………78
腹圧排尿………………………149,152	ヘンレ係蹄……………………………vii	満月様顔貌………………91,132,173
副甲状腺機能亢進症………………134		慢性骨盤痛症候群…………………139
複雑性尿路感染症…………………135	**ほ**	慢性細菌性前立腺炎………………139
副腎腫瘍……………………………130	膀胱・前立腺超音波…………………94	慢性糸球体腎炎……………………185
副腎静脈サンプリング……………131	膀胱炎…………………………117,136	慢性腎炎………………………………99
副腎摘除術…………………………131	膀胱拡張術…………………………141	慢性腎炎症候群……………………169
	膀胱がん……………………………117	慢性腎臓病…………85,87,181,185

慢性腎不全 88,138,159,185	卵黄囊腫瘍 127	AWS（抗アンドロゲン薬中止症候群） 125
慢性肉芽腫性特異感染症 141		A群β溶連菌 168
慢性尿毒症 153	**り**	
慢性複雑性腎盂腎炎 138	利尿薬 173,186	**B**
慢性複雑性膀胱炎 136	粒子線治療 125	BCG 19,119
	両性界面活性剤 21	BEP療法 128
み	良性腫瘍 158	BPE（前立腺の腫大） 152
密封小線源永久挿入法 125	緑内障 173	BPO（下部尿路閉塞） 152
ミラベグロン 148	リン 86,89	buffalo hump 132
	淋菌 86,140	bulkey腫瘍 215
む	淋菌性咽頭炎 140	BUN（尿素窒素） 87
無機能腎 141	淋菌性精巣上体炎 140	
無気肺 199,215	淋菌性尿道炎 140	**C**
無菌尿 11	リングペッサリー 76,156	CAPD（連続持続携行式腹膜透析） 54,67
無形性骨 72	リン酸マグネシウムアンモニウム結石 142	CAVH（持続的動静脈血液濾過） 67
無月経 91	淋疾 140	CAVHD（持続的動静脈血液透析） 67
無酢酸透析 67	リンパ囊腫 215	CAVHDF（持続的動静脈血液濾過透析） 67
無症候性・炎症性前立腺炎 139	リンパ漏 41	Ccr（クレアチニンクリアランス） viii,88
無症候性タンパク尿・血尿症候群 170	**る**	CHD（持続緩徐式血液透析） 67
無抑制収縮 147	ループス腎炎 168,172	CHDF（持続的血液濾過透析） 67
		CKD（慢性腎臓病） 85,87,181,185
め	**れ**	CPR（Cペプチド） 90
迷走神経反射 107	冷汗 98,106,207	Cr（クレアチニン） 87
メチラポン試験 132	レッグバッグ 24,51	CRF試験 132
免疫グロブリン 88	レニン ix	CRP（C反応性タンパク） 114,137
免疫抑制薬 138,182	レニン・アンジオテンシン・アルドステロン系 ix	CT 118,122,127,134,162
免疫抑制療法 169,173	レノグラム 164	CTウログラフィ 164
免疫療法 116	連続持続携行式腹膜透析 54,67	Cushing症候群 91,131
		CVVH（持続的静静脈血液濾過） 67
や	**ろ**	CVVHD（持続的静静脈血液透析） 67
夜間頻尿 122,152	瘻孔 141	CVVHDF（持続的静静脈血液濾過透析） 67
薬剤感受性試験 136	肋骨脊柱角の叩打痛 164	
薬剤性膀胱炎 136	ロボット支援下腹腔鏡下前立腺全摘術 124,209	**D**
薬物の去勢術 124		DIP（点滴静注腎盂造影検査） 96
やせ 92	**欧文その他**	DVT（深部静脈血栓症） 103
ゆ	**A**	**E**
有痛性炎症性ポリープ 158	ACE阻害薬 178,181,186	eGFR（推算糸球体濾過量） 87,185
	ACTH（副腎皮質刺激ホルモン） 91,131	EP療法 129
よ	AFB（無酢酸透析） 67	EPS（被囊性腹膜硬化症） 54
腰椎転移 122	AFP（αフェトプロテイン） 127	ESA（赤血球造血刺激因子） 64
腰痛 54,102	AKI（急性腎障害） 112	ESWL（体外衝撃波砕石術） 144
腰背部の叩打痛 122	ANCA関連血管炎 169	
腰背部の鈍痛 143	APA（アルドステロン産生腺腫） 131	**G**
腰背部の張り 25	APD（自動腹膜透析） 67	GFR（糸球体濾過量） viii,87,174
溶連菌感染後急性糸球体腎炎 168	ARB（アンジオテンシンⅡ受容体拮抗薬） 163,178,181,186	GH（成長ホルモン） 90
ヨードアレルギー 143	ASK（抗ストレプトキナーゼ） 168	
予防的スキンケア 37	ASO（抗ストレプトリジンO） 168	
予防的ドレナージ 39		
ら		
ラジオアイソトープ 99		
ラジオ波焼灼術 116		
ラテントがん 126		

H

hCG（ヒト絨毛性ゴナドトロピン）
　……………………………………127
HD（血液透析）……………………66
HDF（血液濾過透析）………………67
HF（血液濾過）……………………67
HoLEP（経尿道的ホルミウム
　レーザー前立腺核出術）…16,36,145

I

I-PSS（国際前立腺症状スコア）
　……………………………………153
ICS分類………………………………148
IgA腎症………………………………168
IGCCC（国際胚細胞腫瘍予後分類）
　……………………………………128
IHA（特発性アルドステロン症）…131
IMRT（強度変調放射線治療）……125
IVU（排泄性尿路造影）……………143

K

KUB（腎尿管膀胱部単純
　X線撮影）……………………96,143

L

LH-RHアゴニスト…………………125
LH-RHアンタゴニスト……………125
LUTS（下部尿路症状）……………152

M

MAB（最大アンドロゲン除去療法）
　……………………………………125
McNealの分類………………………121
MRA…………………………………178
MRI……………115,118,122,127,134,162

N

N-アセチル-β-グルコサミニダーゼ
　………………………………………85
NIH（アメリカ国立衛生研究所）…138

O

OABSS（過活動膀胱症状スコア）
　……………………………………150

P

PAC（血漿アルドステロン濃度）
　……………………………………130
paraganglioma………………………133
PD（腹膜透析）………………………67
PET（腹膜平衡試験）………………54
PET-CT（陽電子放出断層撮影CT）
　……………………………………115
PNL（経皮的腎砕石術）…22,144,190
POP（骨盤臓器脱）…………76,154
POP-Q（骨盤臓器脱評価法）………154
PRA（血漿レニン活性）………90,130
PRL（プロラクチン）………………90
PSA（前立腺特異抗原）…104,122,138
PUBS（パープルユーリン
　シンドローム）……………………10

Q

QOLスコア…………………………153

R

RFA（ラジオ波焼灼術）……………116
RI（ラジオアイソトープ）…………99

S

Sipple症候群………………………134
STD（性感染症）……………………140
ST合剤…………………………139,163

T

TAB（最大アンドロゲン除去療法）
　……………………………………125
TAE（経カテーテル動脈塞栓療法）
　……………………………………163
TH（甲状腺ホルモン）………………90
TIP療法……………………………129

TNM分類……………………………122
TSH（甲状腺刺激ホルモン）………90
TUL（経尿道的尿管砕石術）…144,192
TUR-Bt（経尿道的膀胱腫瘍切除術）
　…………………………16,119,200
TURP（経尿道的前立腺切除術）
　………………………16,36,145,153,206
TUR症候群…………………………207
TUR反応……………………………200
TVM手術……………………………156
TVT手術……………………………148

U

UFM（尿流測定）……………………74
URS（尿管鏡検査・手術）…………144

V

VCUG（排尿時膀胱尿道造影）……159
VHL病………………………………114
VIP療法……………………………129
VUR（膀胱尿管逆流症）…138,159,204

X

X線検査………………………………96

その他

10% disease…………………………133
^{123}I-MIGBシンチグラフィ………134
^{125}I………………………………125
^{131}I-アドステロール副腎
　シンチグラフィ…………………132
^{131}I-MIGBシンチグラフィ………134
^{192}Ir………………………………125
24時間蓄尿……………………………86
24時間の尿量…………………………86
3D-CRT（三次元原体照射）………125
5Hないし6H………………………133
5α還元酵素阻害薬…………………153
^{99}Tc-DMSA腎シンチグラフィ……159

見てわかる 腎・泌尿器ケア
看護手順と疾患ガイド

2015年6月3日　第1版第1刷発行	監　修	道又　元裕
2023年6月10日　第1版第6刷発行	編　集	奴田原紀久雄
		山田　　明
		坂口　真紀子
		則竹　敬子
	発行者	有賀　洋文
	発行所	株式会社　照林社
		〒112-0002
		東京都文京区小石川2丁目3-23
		電話　03-3815-4921（編集）
		03-5689-7377（営業）
		http://www.shorinsha.co.jp/
	印刷所	大日本印刷株式会社

- 本書に掲載された著作物（記事・写真・イラスト等）の翻訳・複写・転載・データベースへの取り込み、および送信に関する許諾権は、照林社が保有します。
- 本書の無断複写は、著作権法上での例外を除き禁じられています。本書を複写される場合は、事前に許諾を受けてください。また、本書をスキャンしてPDF化するなどの電子化は、私的使用に限り著作権法上認められていますが、代行業者等の第三者による電子データ化および書籍化は、いかなる場合も認められていません。
- 万一、落丁・乱丁などの不良品がございましたら、「制作部」あてにお送りください。送料小社負担にて良品とお取り替えいたします（制作部　☎0120-87-1174）。

検印省略（定価はカバーに表示してあります）
ISBN978-4-7965-2351-6
©Yukihiro Michimata, Kikuo Nutahara, Akira Yamada, Makiko Sakaguchi,
Keiko Noritake/2015/Printed in Japan